Volker Reinhardt

DIE MACHT DER SEUCHE

Volker Reinhardt

DIE MACHT DER SEUCHE

Wie die Große Pest die Welt veränderte

1347–1353

C.H.Beck

Mit 25 Abbildungen und 1 Karte

1. Auflage. 2021
2. Auflage. 2021
3. Auflage. 2021

www.chbeck.de
Umschlaggestaltung: Rothfos & Gabler, Hamburg
Umschlagabbildung: Pesttafel mit dem Triumph des Todes.
Solche Warntafeln wurden an den Hauswänden angebracht, in diesem Fall wahrscheinlich in Augsburg während der Pestepidemie von 1607 bis 1636.
Deutsches Historisches Museum, Berlin. © akg-images
Satz: Fotosatz Amann, Memmingen
Druck und Bindung: CPI – Ebner & Spiegel, Ulm
Gedruckt auf säurefreiem, alterungsbeständigem Papier
(hergestellt aus chlorfrei gebleichtem Zellstoff)
Printed in Germany
ISBN 978 3 406 76729 6

myclimate
klimaneutral produziert
www.chbeck.de/nachhaltig

Inhalt

EINLEITUNG

ERSTER TEIL

DIE PEST UND DIE MENSCHEN

ZWEITER TEIL

DIE MENSCHEN UND DIE PEST

DRITTER TEIL

DIE MENSCHEN NACH DER PEST

159

ANHANG

EINLEITUNG

Zeiten der Verunsicherung, einst und heute

Dieses Buch handelt von der großen Pest, die in den Jahren 1347 bis 1353 durch Europa zog: von ihren Ursachen, von ihrer Ausbreitung, von den Verwüstungen, die sie anrichtete, und von ihren unmittelbaren wie langfristigen Folgen. Doch vor allem geht es um die Anstrengungen der Menschen, die Pest nicht nur physisch unbeschadet zu überstehen, sondern die verstörenden Geschehnisse auch zu verstehen, um sie psychisch zu bewältigen und Sinn aus dem scheinbar Sinnlosen zu filtern. Mit dieser Blickrichtung lädt die Schilderung einer fernen Vergangenheit zu einem vergleichenden Blick auf die Corona-Pandemie des Jahres 2020 ein. Nichts liegt näher, nichts ist legitimer als ein solcher Vergleich, stechen doch die großen Ähnlichkeiten über die Distanz von fast siebenhundert Jahren deutlich genug ins Auge.

Die Krankheit, die ab dem Herbst 1347 ihren unaufhaltsamen Siegeszug von Osten nach Westen und dann von Süden nach Norden antrat, war unbekannt – wie 2020 –, und das Unbekannte weckt Urängste. Sie wurden dadurch weiter geschürt, dass es zur Bekämpfung der plötzlich hereinbrechenden Seuche keine Heilmittel gab – wie 2020 –, und Hilflosigkeit steigert die Angst. Zudem gingen die Prognosen der Experten, was den Verlauf und die Folgen der Ansteckung betraf, weit auseinander – wie 2020 –, und das Nichtwissen derjenigen, die es wissen sollten, erzeugt Panik. Auf besonders intensive Resonanz stießen schon im vierzehnten Jahrhundert die Szenarien, die vom Schlimmsten ausgingen und zugleich eine erfolgreiche Gegenwehr und Abwendung des Unheils in letzter Minute in Aussicht stellten – wie 2020, als zeitweise von einer siebzigprozentigen Durchseuchung ganzer Nationen die Rede war und Hamsterkäufe die Regale der Supermärkte leerten. Die Pest, die in den Jahren 1348 und 1349 ihren Höhepunkt erreichte, diskreditierte in den Augen kritischer Beobachter den Berufsstand der Ärzte auf Dauer; ob die Folgen ab 2021 für die Virologen und andere «Experten» ähnlich ausfallen, bleibt abzuwarten.

Die Liste der Vergleichbarkeiten zwischen 1348/49 und 2020 lässt sich stichpunktartig vervollständigen. Beide Pandemien veränderten kollektive und individuelle Verhaltensweisen im Zeichen der Angst, die die Ratio als Gradmesser des Handelns weitgehend verdrängte. Beide Pandemien hatten weitreichende Auswirkungen auf die Kommunikation und das soziale Gefüge. Konkret hieß das: Bestimmte Bevölkerungsgruppen – 1348/49 die Angesteckten, 2020 die Ansteckungsgefährdeten – wurden gemieden, Lebensmittel wurden vor Haustüren deponiert, Generationen auseinandergerissen. Beide Pandemien erzeugten eine Atmosphäre des Misstrauens, mit allem, was dazugehört: ungehemmte Lust an der Denunziation, heftiges Wuchern von Feindbildern, das Aufkommen abstruser Verschwörungstheorien und eine Flut von Schuldzuweisungen. Diese Anklagen fielen besonders heftig aus, weil beide Seuchen globale Dimensionen annahmen und sich von Osten nach Westen ausbreiteten, also damals wie heute aus nicht geheurer Ferne und Fremdheit in eine vertraute Lebenswelt eindrangen, deren Ungeschütztheit und Verwundbarkeit sie dadurch brutal offenbarten.

Beide Pandemien wurden zudem eine Belastungsprobe für die Politik und ihre Akteure. Diese mussten Handlungsbereitschaft und Handlungsfähigkeit und damit ihre Existenzberechtigung unter Beweis stellen. Diesem Druck gaben sie überwiegend durch ostentativen Aktionismus nach, der sich in ungehemmter Reglementierungswut niederschlug. So steigerte sich in den Pestjahren von 1347 bis 1353 der ohnehin schon hohe Gesetzesausstoß städtischer und fürstlicher Obrigkeiten nochmals um ein Vielfaches – die Übereinstimmung mit den Beschränkungen der Corona-Zeit auszuführen, erübrigt sich. Damals wie 2020 schrieben sich die politisch Verantwortlichen die vermeintlichen Erfolge im Kampf gegen die Seuche zu, die Schuld an Rückschlägen hingegen verorteten sie bei anderen. Damals wie 2020 brachen Konflikte darüber aus, wie viele wirtschaftliche Einschränkungen und Einbußen in Kauf genommen werden sollten, um Menschenleben zu retten.

Schließlich waren während der großen Pest wie auch 2020 die Erwartungen hoch, dass nach dem Ende der Pandemie vieles besser werden würde; besonders kühne Optimisten hofften sogar auf einen geläuterten, hilfreicheren und edleren Menschen an und für sich. Umso größer war nach der Mitte des vierzehnten Jahrhunderts die Enttäuschung, als für die meisten Pest-Überlebenden dieser moralische Reinigungseffekt nicht nur ausblieb, sondern die Welt sogar noch viel schlechter zu werden schien. Nur für sehr wenige Beobachter, die besonders abgeklärt und oft mit größerem Zeitabstand urteilten, zeichnete sich ab, dass zwar mancherlei Verschiebungen in Gesellschaft und Wirtschaft, seltener auch im Machtgefüge, zu bilanzieren waren, die Menschen jedoch ihrem Wesen nach gleich geblieben waren und auch weiter bleiben würden. Damit ist aller Erfahrung nach auch 2021 und später zu rechnen.

Ein Vergleich zwischen der Pest des vierzehnten Jahrhunderts und der Corona-Pandemie von 2020 liegt nahe und ist legitim, aber zugleich gefährlich, ja in die Irre führend. Schließlich stechen die großen Unterschiede über die Distanz von fast siebenhundert Jahren nicht weniger deutlich ins Auge als die Ähnlichkeiten. In den Jahren von 1347 bis 1353 war die Ursache der Pandemie unbekannt, kein Arzt des christlichen und muslimischen Europa kam ihr mit seinen Theorien auch nur nahe. Der tatsächliche Auslöser des Massensterbens, das Pestbakterium, wurde erst ganz am Ende des neunzehnten Jahrhunderts identifiziert. Im Gegensatz dazu war das Coronavirus SARS-CoV-2, das die Krankheit Covid-19 auslöst, 2020 nicht nur sehr schnell bekannt, sondern auch sicher nachweisbar. Die größten Unterschiede aber zeigen sich in den Sterblichkeitsquoten. Über die zentrale Frage, wie viele Menschen der Pest bei ihrem ersten Parcours durch Europa ab dem Herbst 1347 zum Opfer fielen, herrscht bis heute in der Forschung keinerlei Einigkeit. Allerdings würden nur sehr wenige Historiker die durchschnittliche Mortalitätsrate für diesen Zeitraum unter fünfundzwanzig Prozent ansetzen – unter fünfundzwanzig Prozent der Gesamtbevölkerung wohlgemerkt, und das hieß, dass im Mittel mindestens jeder vierte Mensch des Kontinents, bei sehr großen Unterschieden im Einzelnen, dieser Seuche zum Opfer fiel. Dagegen nimmt sich der entsprechende Bevölkerungsverlust im Europa des Jahres 2020 geradezu vernachlässigbar niedrig aus, vorausgesetzt, man betrachtet ihn mit der Mitleidlosigkeit und Blindheit für das Einzelschicksal, die Statistiken nun einmal an sich haben.

Die Liste der Unterschiede zwischen einst und jetzt lässt sich stichpunktartig erweitern: Im Gegensatz zu den «Peak-Jahren» 1348 und 1349, als die Chancen der Erkrankten, die Pest zu überleben, minimal waren, überstieg 2020 die Zahl der Genesenen die der Verstorbenen schnell um ein Vielfaches. Zudem stellte die Pharmaforschung 2020 für die nähere Zukunft die Entwicklung von Medikamenten und Impfstoffen in Aussicht. Solche Silberstreifen am Horizont fehlten 1348 und 1349 hingegen völlig. Nicht zuletzt gab es 2020 einen weit ausgebauten Behördenstaat, der versuchte, durch enorme öffentliche Verschuldung die tief einschneidenden wirtschaftlichen Pandemie-Folgen, die er zum großen Teil durch seine Anordnungen mit ausgelöst hatte, aufzufangen. Im Gegensatz dazu waren um die Mitte des vierzehnten Jahrhunderts allenfalls erste bescheidene Ansätze einer solchen Staatlichkeit zu beobachten.

Ein weiterer gravierender Unterschied zwischen den beiden Pandemie-Zeiten liegt in der Öffentlichkeit und Verbreitung des damit verbundenen Geschehens. In den Zeiten der Pest gab es an Medien nur das gesprochene Wort, von der Kanzel und innerhalb der Nachbarschaft, die auf Papier geschriebene und auf dem Kurierweg verbreitete Nachricht sowie einige wenige nicht-verbale Signale, unter denen das Glockenläuten das wichtigste war. In einigen Städten wurde es auf dem Höhepunkt der Pest sogar verboten, weil es als Begleitung nicht enden wollender Begräbnisse Angst schürte. 2020 war es umgekehrt. Der Fülle von «Informationen» zu allen nur erdenklichen Aspekten der «Coronakrise» konnte sich niemand entziehen. Welche Wirkungen die Dauerberieselung zu diesem Thema erzielt hat, wird die spätere Forschung aufzuarbeiten haben. Vieles spricht dafür, dass sich die Medien und ihre Macher 1347 bis 1353 und 2020 in einem wesentlichen Punkt gleichkamen – sie heizten Ängste an und wunderten sich gleichzeitig über die Unvernunft der Massen, die sie selbst in beträchtlichem Maße mit hervorgebracht hatten.

So spricht vieles für und vieles gegen einen Vergleich der Pandemien von einst und jetzt. Erlaubt, wissenschaftlich korrekt und zugleich erhellend ist er dann, wenn er über die angeführten Ähnlichkeiten und Unterschiede im Einzelnen hinaus die grundlegende Andersartigkeit, ja Fremdartigkeit dieser fernen Vergangenheit deutlich macht. Die Menschen zur Zeit der ersten großen Pest lebten in anderen Weltbildern, wörtlich und übertragen verstanden: Für sie war der Kosmos um ihren Planeten, die Erde, angeordnet, und sie sahen sich als Mittelpunkt der Schöpfung und als Objekte eines Schöpfers, der ihnen die Epidemie mit Vorzeichen ankündigte und sie durch ihren Vollzug für ihre Sünden strafte. So verkündeten es zumindest die Theologen in ihrem Ringen um die Deutungshoheit über das Geschehen. Vor allem gab es damals keine exakte Naturwissenschaft und erst recht keine im heutigen Sinne wissenschaftliche Medizin, und die heute klar gezogenen Grenzen zwischen Naturforschung und Magie waren fließend. So musste es für die überwältigende Mehrheit der Menschen eine höhere, im modernen Verständnis übernatürliche Ursache der Ansteckung geben, während heute von solchen Deutungsversuchen glücklicherweise überwiegend Abstand genommen wird. Zudem war im Gegensatz zum einundzwanzigsten Jahrhundert der Glaube an ein christlich geprägtes Jenseits mit Hölle, Fegefeuer und Paradies vorherrschend, was dem Sterben einen anderen Stellenwert und Sinn verlieh, die Angst vor dem Pesttod bemerkenswerterweise aber kaum vermindert haben dürfte.

So muss in den Vergleich zwischen dem vierzehnten Jahrhundert und unserer Gegenwart diese Andersartigkeit – gelehrt ausgedrückt: diese Alterität – gebührenden Eingang finden. Die Inspizierung des Pestszenariums der Jahre von 1347 bis 1353 wird so zu einer Reise in eine Fremdheit, die immer wieder auch irritierend vertraut wirkt. Zu diesem Zweck wird im ersten Teil dieses Buches gezeigt, auf welchen Wegen sich die Pest verbreitete, welche biologischen Ursachen sie hatte und wie die Krankheitssymptome aussahen. Dabei sind nicht wenige dieser scheinbar simplen

Fakten – so viel sei vorweggenommen – bis heute umstritten, auch das eine Parallele zum «Coronajahr» 2020. Noch sehr viel kontroverser wird bis heute diskutiert, welche Auswirkungen die Pest auf die Bevölkerungszahlen und die Wirtschaft sowie auf Kirche und Gesellschaft hatte. Vor diesem Hintergrund hält sich die folgende Darstellung vor allem an die Quellen und macht deutlich, wo und warum Fragen offenbleiben oder unterschiedlich beantwortet werden.

Der zweite, ausführlichste Teil des Buches handelt davon, wie die Menschen an den wichtigsten europäischen Schauplätzen des Pestgeschehens auf die Seuche reagierten. Hier ist erst recht eine Neubefragung der Quellen notwendig. Bringt man sie auf diese Weise zum Sprechen, so verraten sie, wie Menschen die Pest wahrnahmen und bewerteten, was sie betonten und ausblendeten, welche individuellen Überlebensstrategien sie entwickelten und nicht zuletzt, wie sie trotz allem vom Massensterben zu profitieren bestrebt waren und damit im scheinbar Sinnlosen einen ganz persönlichen Sinn zu finden suchten. Bei den meisten dieser «Pestberichte» ist zu bedenken, dass sie von Überlebenden stammen, die die Katastrophe aus einer mehr oder weniger sicheren, aber oft auch zutiefst frustrierten Distanz schildern. Die Leitmotive ihrer Darstellung sind daher häufig Hass, Ressentiment und Rachegelüste, Verzweiflung, Resignation und zähneknirschende Hinnahme; seltener, aber dafür stimulierender für uns heute sind sie von der Hoffnung auf Neuanfang, von Aufbruch und neuen Bildern vom Menschen und seiner Würde geprägt.

Die Inspektionstour durch das Europa der großen Pest konzentriert sich auf die «hotspots», auf die Orte mit den markantesten Reaktionen – Überlebensstrategien, Abwehrmaßnahmen und Schuldzuweisungen –, um deutlich zu machen, was allen gemeinsam war und wo markante Unterschiede liegen. Die Führer, die zu dieser Pest-Zeitreise anleiten, sind die Berichte der Zeitgenossen. Diese Quellen fließen am reichlichsten in Italien und am ergiebigsten in Florenz. Beides ist kein Zufall. Italien ist der wichtigste europäische Ausgangspunkt der Pandemie, und wo das Neue zuerst hervortritt, wird es in der Regel auch am intensivsten beobachtet und kommentiert. Zudem ist Florenz zwischen 1300 und 1500 das kulturelle Ausstrahlungszentrum des Kontinents, in dem alte und neue Ideen heftig aufeinandertreffen und die Debatten über die Pest ebenso wie deren Folgen besonders markant ausfallen. Italien und speziell Florenz sind daher der Ausgangs-, Orientierungs- und Vergleichspunkt der Pest-Reise. Von Florenz aus, wo Kaufleute und Literaten um die Deutungshoheit konkurrieren, führt sie weiter nach Rom, wo inmitten der Seuche eine Treppe zum Himmel wächst, nach Mailand, wo ein mächtiger Stadtherr die Pest mit brutaler Härte fernhält, nach Venedig, wo die Pest einen gescheiterten Staatsstreich provoziert, nach Avignon, wo sich ein Papst durch den Schutz der Juden unbeliebt macht, nach Paris, wo ein König um seine Legitimität ringt, – und in deutsche Städte, wo sich große Menschengruppen blutig geißeln und die Juden mit mörderischen Folgen zu Sündenböcken gemacht werden.

Der dritte Teil des Buches ist dem Leben der Menschen nach der Pest gewidmet. Er soll die sozialen, wirtschaftlichen, politischen und kulturellen Veränderungen nach dem Ende der Seuche brennpunktartig einfangen und handelt von neuen Familien, die plötzlich große Erbschaften antreten, von «neuen Männern», die in Ämter aufsteigen, von denen sie vorher nicht zu träumen gewagt hatten, und vom schnellen Ende dieser Träume durch das gezielte Mobbing der Etablierten. Er berichtet von höheren Löhnen und gestiegenem Selbstbewusstsein der kleinen Leute und von ihrem Drang zur Selbsthilfe, vom Brüchigwerden überkommener Autoritäten, vor allem in der Kirche, und von den Versuchen, neue Vermittlungen zwischen Gott und den Menschen zu finden, und zeigt die Reflexe der Pest in den Schriften der Humanisten sowie ihren Niederschlag in der bildenden Kunst.

Den Abschluss des Buches bilden zwei «Pest-Lebensläufe» der besonderen Art: Erzählt werden die Biographie einer Handwerkertochter, die im Zeichen der Pest Kardinälen und Päpsten Anweisungen erteilt und als Heilige verehrt wird, und das Leben eines Gastwirtssohns, der durch die Pest verwaist und danach zum reichsten Mann der Welt wird, ohne jemals seinen Frieden mit sich, seiner Angst, seinem Geld und der Welt zu machen. Ein Epilog verweist am Ende erneut auf Parallelen und Unterschiede zwischen der Pest in der Mitte des vierzehnten Jahrhunderts und der Pandemie von 2020 und lädt wie das ganze Buch zu einem Vergleich ein zwischen der Pest im Mittelalter und Covid-19 heute. Dabei ist es jeder Leserin und jedem Leser selbst überlassen, Schlüsse zu ziehen – und damit im Spiegel einer fernen Vergangenheit zugleich das eigene Verhalten in der Gegenwart zu betrachten, zu überprüfen und zu bewerten.

ERSTER TEIL

DIE PEST UND DIE MENSCHEN

1. *Herkunft und Ankunft*

Die Krankheit, die als die Große Pest in die Geschichte eingehen sollte, geriet zuerst in Sizilien ins Blickfeld Europas: «So geschah es also, dass im Monat Oktober des Jahres 1347, gegen Anfang des Monats Oktober, zwölf Galeeren der Genuesen, auf der Flucht vor der Rache, die Gott unser Herr wegen ihrer Unrechtstaten über sie verhängt hatte, im Hafen der Stadt Messina festmachten. Und sie trugen eine in ihren Knochen festgesetzte Krankheit mit sich, so dass derjenige, der mit einem von diesen gesprochen hatte, von dieser tödlichen Ansteckung ergriffen wurde und dem unmittelbar darauffolgenden Tod nicht entkommen konnte.»[1] Diese berühmten, immer wieder zitierten Sätze stehen in einer *Geschichte Siziliens (Historia sicula)*, die seit dem späten achtzehnten Jahrhundert einem Franziskaner namens Michele da Piazza zugeschrieben wird. Er hat diesen Text jedoch mit Sicherheit nicht verfasst, nicht zuletzt deshalb, weil es ihn mit größter Wahrscheinlichkeit nie gegeben hat – was seiner Beliebtheit als stets aufs Neue aufgerufener geistlicher Zeitzeuge jedoch bis heute keinen Abbruch tut. Die europäische Berichterstattung über eine der einschneidendsten Katastrophen der europäischen Geschichte beginnt also mit beträchtlichen Unsicherheiten hinsichtlich ihrer Authentizität, und das wird sich auch so fortsetzen.

Der unbekannte Verfasser stammte – darauf lässt die Auswertung seiner Chronik sicher schließen – aus Catania am Fuße des Ätna, das der Konkurrentin Messina mit tiefem und dauerhaftem Hass verbunden war, nicht zuletzt deshalb, weil die Nachbarstadt stärker vom internationalen Fernhandel mit dem Osten profitierte. Dieser wiederum wurde über die maritimen Kommerzmetropolen Venedig und Genua abgewickelt; kein Wunder also, dass die Genuesen als von Gott zu Recht bestrafte Unheilsbringer gebrandmarkt werden. Trotz aller Ressentiments und Feindbilder, die ausnahmslos in alle Pestdarstellungen der Zeit eingehen, darf die Nachricht des «Pseudo-Michele» über den Beginn der Seuche als glaubwürdig angesehen werden; das gilt auch für die Weiterverbreitung der Ansteckung auf der Insel: «Als die Einwohner Messinas erkannten, dass der plötzliche Tod wegen der Ankunft der genuesischen Galeeren in ihre Stadt Einzug hielt, vertrieben sie diese in höchster Eile aus ihrem Hafen und ihrer Stadt. Doch die besagte Seuche verblieb in der besagten Stadt, und aus ihr folgte eine ungeheure Sterblichkeit.» Diese beschränkte sich zuerst auf Messina, wo sich infolge der Ansteckung die soziale Ordnung und die familiäre Solidarität vollständig auflösten. Die Pest deckt die Schlechtigkeit der Menschen auf, auch das wird in nahezu allen Pestchroniken zum Leitmotiv.

Aber das Sterben beschränkte sich schon bald nicht mehr auf Messina: «In Anbetracht dieser grauenhaften und Furcht erregenden Vorkommnisse beschlossen einige Bewohner Messinas, ihre Stadt zu verlassen, um dort nicht hilflos zugrunde zu gehen. Sie wollten nicht nur nicht mehr in ihre Stadt zurückkehren, sondern nicht einmal in deren Nähe bleiben. Mit ihren Angehörigen bauten sie Unterkünfte auf Feldern und in Weinbergen. Die meisten aber wanderten nach Catania aus, weil sie darauf hofften, dass die heilige Jungfrau Agatha, die Schutzheilige Catanias, sie von der Krankheit befreien werde.» Mit dieser Übersiedlung wurde der Chronist zum Augenzeugen, denn jetzt verbreitete sich die Ansteckung auch in seiner Stadt wie ein Lauffeuer, was harsche Reaktionen gegen die Pestflüchtlinge aus der Nachbarstadt zur Folge hatte. Überall mit Misstrauen beäugt und vertrieben, irrten sie auf der ganzen Insel umher, stets von der tödlichen Infektion begleitet.

Alle diese Nachrichten dürfen – so sehr sie emotional eingefärbt sind – im Großen und Ganzen als harte Tatsachen betrachtet werden; dafür bürgt nicht nur die Tatsache, dass der Chronist hier selbst Augenzeuge war, sondern auch eine beträchtliche Anzahl gleich oder ähnlich lautender Berichte über Sizilien als Einfallstor der Seuche. Doch wo kam sie her?

Der Chronist Gabriele de Mussis aus Piacenza berichtet dazu: «Im

Jahr 1346 gingen im Orient zahlreiche Stämme der Tartaren und Sarazenen an einer unerklärlichen Krankheit und an einem plötzlichen Tod zugrunde. Ausgedehnte Regionen und Provinzen, großartige Königreiche, Städte, Burgen und Dörfer, bewohnt von zahlreichen Menschen, wurden von der Krankheit erfasst, und die Menschen starben binnen kurzer Zeit einen schrecklichen Tod. Denn ein zu Konstantinopel gehöriger, aber von den Tartaren beherrschter Ort namens Thanna, in dem viele Kaufleute aus Italien zusammenkamen, war nach Konflikten mit einer großen Menge von Tartaren eine Zeitlang belagert und schließlich verlassen worden. Dann geschah es, dass die gewaltsam vertriebenen Christen sich vor der Übermacht der Tartaren mit einem bewaffneten Schiff in den mit Mauern umgebenen Ort Caffa zurückzogen, den die Genuesen vor einiger Zeit errichtet hatten, und dort Schutz für sich und ihre Güter suchten.»[2]

Daraufhin wurde der genuesische Handelsstützpunkt Caffa auf der Krim (heute Feodossia) drei Jahre lang von den Tartaren vergeblich belagert, denn von der Seeseite wurden den Eingeschlossenen Lebensmittel geliefert. Dann kam laut dem Chronisten plötzlich durch den Willen Gottes die Pest ins Spiel: «Und siehe da, die Krankheit überfiel die Tartaren, lähmte ihr ganzes Heer und vernichtete jeden Tag viele Tausende von ihnen, als ob Pfeile vom Himmel fielen und den Hochmut der Tartaren ersticken wollten.»[3] Doch die Belagerer versuchten, das Unheil zu ihrem Vorteil zu nutzen: «Daraufhin ließen die Tartaren, die durch das Unglück und die Krankheit erschöpft, niedergedrückt und völlig ratlos waren und ohne Hoffnung auf Rettung nur noch den Tod erwarteten, die Leichen der Pesttoten, die sie mit Maschinen übereinander geschichtet hatten, in die Stadt Caffa schleudern, damit dort alle durch die unerträgliche Ausdünstung zugrunde gehen sollten.»[4] Diese Strategie hatte ungeahnten Erfolg. Kaum einer von tausend Kriegern konnte aus diesem Kampf entkommen, und trotzdem reichte diese geringe Anzahl von Flüchtlingen aus, um die ganze Welt anzustecken. So breitete sich die Seuche in Windeseile über ganz Asien bis nach China, Arabien, Nordafrika und Griechenland aus. Der Weg nach Westen verlief de Mussis zufolge auf diese Weise: «So entkam aus der genannten Stadt Caffa ein

Schiff, von wenigen Seeleuten gesteuert, die ebenfalls von der vergifteten Krankheit angesteckt waren, nach Genua, ein anderes nach Venedig.»[5]

De Mussis Bericht besitzt in der Pestforschung hohe Autorität, weil man ihm eine weitreichende, die Ausbreitung der Pest verfolgende Augenzeugenschaft zuschrieb. Doch diese beruht auf einer falschen Übersetzung aus dem holprigen Latein des Textes. Der Chronist erklärt dem Leser schlicht, dass er vernünftigerweise bei seiner Schilderung vom Osten in den Westen übergewechselt sei und schließlich in seiner Heimatstadt Piacenza Selbsterlebtes zu berichten habe,[6] und nicht, dass er gerade von Caffa nach Italien zurückgekehrt sei. Dass der Ursprungsort der drei Kontinente umspannenden Pandemie der kleine genuesische Handelsstützpunt Caffa gewesen sein soll, lässt sich getrost ins Reich der Legende verweisen. Es ist vielmehr eine typische Schuldzuweisung in Pestzeiten, wenn der Chronist berichtet, die Ansteckung habe durch göttliches Dekret zuerst die «Ungläubigen» getroffen, die dann den Spieß umdrehten und die Christen ansteckten. Belege hierfür gibt es nicht. Dass die Pest von der Krim auf genuesischen Schiffen ihren Siegeszug in Richtung Europa antrat, ist hingegen durch die mehr oder weniger übereinstimmenden (Zeit-)Angaben verschiedener Quellen zumindest sehr wahrscheinlich.

Den fernsten Ursprung der Seuche lokalisiert der muslimische Arzt und Gelehrte Ibn Khatima aus dem spanischen Almeria viel genauer: «Über den Anfang und das erste Auftreten dieses Ereignisses ist man sich nicht einig gewesen. Vertrauenswürdige Personen haben mir erzählt, dass nach dem Bericht christlicher Kaufleute, die zu uns nach Almeria gekommen sind, der Ursprung in China liegt, wie ich auch von gleichermaßen zuverlässigen und aufrichtigen Leuten aus Samarkand erfahren habe. China ist das Land im äußersten Osten, und so dehnte sich die Pest von dort über Persien und die türkischen Länder nach Westen aus.»[7] Diese Diagnose haben archäologische Forschungen seit der Mitte des zwanzigsten Jahrhunderts bestätigt. Demnach breitete sich die Pest ab 1331 im Reich der Mitte aus, dessen Bevölkerung dadurch von 125 Millionen auf 90 Millionen abgesunken sein soll. Um 1338 ist die Seuche auf den Hochebenen Zentralasiens nachweisbar, wo ab diesem Zeitpunkt eine deutlich erhöhte Sterblichkeitsrate belegt ist und auf Grabsteinen eine Seuche als Todesursache angegeben wird. Von dort aus setzte die Ansteckung ihren Vormarsch nach Westen fort, um in den 1340er-Jahren die Gestade des Schwarzen Meeres zu erreichen.

2. *Ausbreitung*

Von Caffa aus lässt sich der Weg der Infektion durch die Route der genuesischen Galeeren verfolgen. Diese legten einen Zwischenhalt in Pera, einem Vorort der Metropole Konstantinopel, ein. Dort zeichnete der regierende Kaiser Johannes Kantakuzenos im Rückblick die Wanderung der Seuche im Großen nach: «Von den hyperboräischen Skythen (= Nord-Russland) ausgehend, durchzog die Pest fast alle Gebiete der bewohnten Welt und vernichtete den Großteil ihrer Bewohner. Denn nicht das Schwarze Meer allein suchte sie heim sowie Thrakien und Mazedonien, sondern auch Griechenland und Italien sowie alle Inseln des Mittelmeers, Ägypten, Judäa und Syrien und im Kreis herum nahezu die gesamte Erde.»[8] Speziell für die Mächtigen war es unabdingbar, den globalen Charakter der Katastrophe zu betonen, um Schuldzuweisungen an die eigene Adresse zu vermeiden. In diesem Sinne schildert der Kaiser die Symptome der Krankheit mit größter Genauigkeit, um danach das düstere Bild aufzuhellen: «Viele jedoch, die von diesen Erscheinungen der Krankheit ergriffen wurden, genasen wider Erwarten.»[9] Der Höhepunkt der Seuche ist nach seinen Beobachtungen in Konstantinopel für die Monate November und Dezember 1347 anzusetzen. Von dort erreichte die Ansteckung die Ägäischen Inseln, das festländische Griechenland, Kreta, Zypern, Palästina, den Libanon, Syrien und das Niltal.

Zurück zur Route der genuesischen Galeeren! Nach ihrer Vertreibung aus Sizilien, wo die Pesterreger die enge Meeresstraße zum Festland mühelos überquerten und nach wenigen Wochen Reggio di Calabria erreichten, fuhren die Unheilsschiffe in Richtung ihres Heimathafens Genua. Dort wurden sie zwar abgewiesen, doch kam nach den Berichten lokaler Chroniken trotzdem ein Teil der Besatzung an Land, womit im Nordwesten der italienischen Halbinsel die Ausbreitung der Epidemie begann. Von Genua aus setzten die verzweifelten Seeleute ihre todbringende Fahrt nach Westen fort; am 1. November 1347 liefen sie im Hafen von Marseille ein, wo sich die Kunde von den schrecklichen Mitbringseln offenbar noch nicht verbreitet hatte und die Seuche daher in Ermangelung jeglicher Vorsichtsmaßnahmen verheerend wütete. Damit hatte sie ein Einfallstor nach Frankreich gefunden; nach Norden dehnte sie sich jetzt entlang der Rhone aus, der wichtigsten französischen Handelsroute der Zeit, nach Westen über den Seeweg. Im März 1348 erreicht die Pest Avignon, wie aus verlässlichen Quellen hervorgeht.

Der Vergleich zwischen den sicheren Daten in Marseille und Avignon wirft Fragen auf: Warum dauerte die Übertragung über eine Entfernung von etwas mehr als einhundert Kilometern vier bis fünf Monate? Eilkuriere konnten solche Distanzen an einem Tag bewältigen, Handelskonvois brauchten einige Tage mehr, doch bleibt so immer noch ein schwer erklärbares Intervall. An Sperren und anderen Schutzmaßnahmen kann es nicht gelegen haben, denn diese waren noch fast nirgendwo in Kraft. Eine ähnliche Differenz ergibt sich für Italien. Ob man die Ausbreitung der Epidemie von Süden, über Neapel, oder von Norden, über Genua und Venedig, ansetzt – und sie kam wahrscheinlich von beiden Seiten –, macht kaum einen Unterschied: Zwischen dem Herbst 1347, in dem sie in Sizilien und in den nördlichen Hafenstädten erscheint, und dem Frühjahr 1348, in dem sie in Rom und Florenz auftritt, klafft dieselbe Zeitspanne.

Spätestens von jetzt an wird die Chronologie der Infektion schwer überschaubar und noch schwerer erklärbar. Mit Sicherheit wurden Südwestfrankreich im Frühjahr 1348 und die Ile de France mit Paris im Sommer desselben Jahres erfasst. Ungefähr gleichzeitig traf sie spanische Städte, sofern diese durch ihre Häfen nicht sogar schon früher befallen waren. Kurz darauf erreichte die Seuche über den Ärmelkanal englische Städte. Auf dem Weg über die Rhone und weiter östlich über die Alpen erfasste die Ansteckung das Gebiet der heutigen Schweiz und Süd-

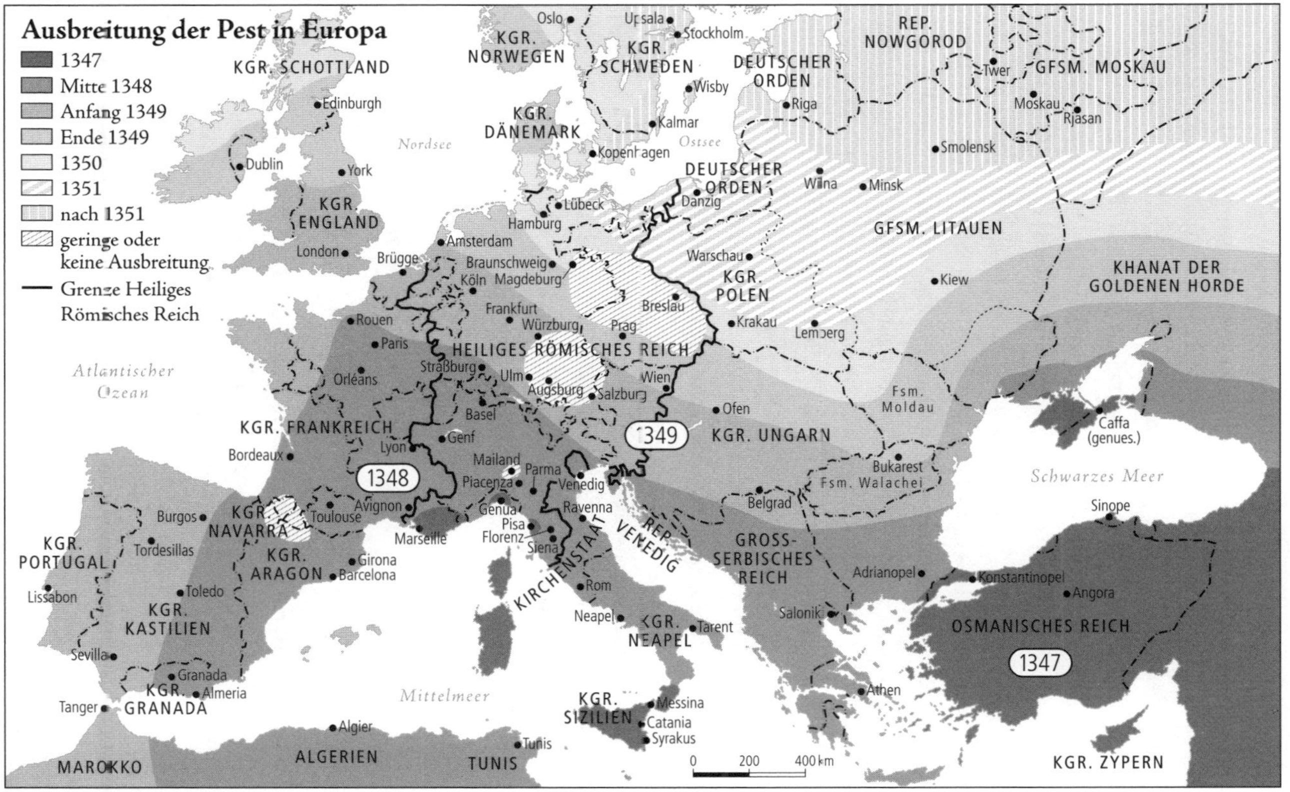
Ausbreitung der Pest in Europa
1347
Mitte 1348
Anfang 1349
Ende 1349
1350
1351
nach 1351
geringe oder keine Ausbreitung
Grenze Heiliges Römisches Reich
KGR. SCHOTTLAND
Edinburgh
Dublin
York
KGR. ENGLAND
London
Nordsee
Atlantischer Ozean
Oslo
KGR. NORWEGEN
Upsala
Stockholm
KGR. SCHWEDEN
Wisby
Kalmar
KGR. DÄNEMARK
Kopenhagen
Ostsee
DEUTSCHER ORDEN
Riga
REP. NOWGOROD
Twer
GFSM. MOSKAU
Moskau
Rjasan
Smolensk
DEUTSCHER ORDEN
Danzig
Wilna
Minsk
GFSM. LITAUEN
Lübeck
Hamburg
Amsterdam
Brügge
Braunschweig
Köln
Magdeburg
Warschau
KGR. POLEN
Kiew
KHANAT DER GOLDENEN HORDE
Breslau
Frankfurt
Würzburg
Prag
Krakau
Lemberg
Rouen
Paris
HEILIGES RÖMISCHES REICH
Straßburg
Ulm
Augsburg
Salzburg
Wien
Orléans
Basel
Ofen
Fsm. Moldau
KGR. FRANKREICH
Genf
Lyon
1349
KGR. UNGARN
Caffa (genues.)
Bordeaux
Mailand
Parma
1348
Piacenza
Venedig
Bukarest
Fsm. Walachei
Schwarzes Meer
Burgos
KGR. NAVARRA
Toulouse
Avignon
Genua
Ravenna
Belgrad
Sinope
Pisa
Florenz
Siena
Marseille
REP. VENEDIG
GROSS-SERBISCHES REICH
KGR. PORTUGAL
Tordesillas
KGR. ARAGON
Girona
Barcelona
Adrianopel
Konstantinopel
Angora
Lissabon
Toledo
KIRCHENSTAAT
Rom
KGR. KASTILIEN
Neapel
KGR. NEAPEL
Tarent
Salonik
OSMANISCHES REICH
Sevilla
1347
Granada
KGR. GRANADA
Almeria
Mittelmeer
Athen
Tanger
KGR. SIZILIEN
Messina
Catania
Syrakus
Algier
Tunis
MAROKKO
ALGERIEN
TUNIS
0
200
400 km
KGR. ZYPERN

deutschland, doch brach die Epidemie in den wichtigeren deutschen Reichsstädten und in den heutigen Niederlanden meist erst im späten Frühjahr und im Sommer 1349 aus – sofern diese erste Welle nicht weitgehend, manchmal sogar ganz an ihnen vorbeizog. Alle Versuche, eine durchschnittliche Verbreitungsgeschwindigkeit auf dem Landweg zu bestimmen, scheitern an diesen Phasenverschiebungen. Am ehesten lässt sich da, wo relativ präzise Datierungen vorliegen und keine «Zeitsprünge» auftreten, von einer Ausbreitung von ein bis zwei Kilometern pro Tag ausgehen. Ebenfalls schon 1349 ist die Pest in Schottland und Irland nachweisbar, im Jahr darauf in Skandinavien, wiederum auffällig spät. 1352/53 erreichte sie das Gebiet des heutigen Russlands und der Ukraine.

Noch erklärungsbedürftiger als die unterschiedlichen Geschwindigkeiten der Ausbreitung ist die Tatsache, dass einige Gebiete gar nicht oder nur mit sehr geringen Sterberaten von der Pest getroffen wurden. Dass bestimmte Gebirgsgegenden in den Pyrenäen ohne Ansteckung blieben, war schon für die Zeitgenossen unschwer durch die Ferne zu den Hauptverkehrswegen zu verstehen. Dass jedoch auch süddeutsche Handelsstädte und eine Metropole wie Mailand sowie ein Großteil des heutigen Polen weitestgehend verschont blieben, verlangte schon damals nach Erklärungen und stellt die Forschung bis heute vor Herausforderungen.

3. *Symptome und Ursachen*

Zwanzig Jahre nach dem ersten Auftreten der Pest in Europa beschrieb der päpstliche Leibarzt Guy de Chauliac ihre Merkmale in aller Knappheit so: «Sie trat in zwei Erscheinungsformen auf. Die erste hielt vor Ort zwei Monate an und war durch dauerhaftes Fieber und das Spucken von Blut gekennzeichnet. Und die davon Betroffenen starben innerhalb von drei Tagen. Die zweite Erscheinungsform dauerte die restliche Ansteckungszeit hindurch, ebenfalls mit permanentem Fieber und mit Ausschlägen und Beulen auf den äußeren Gliedmaßen, vor allem zwischen

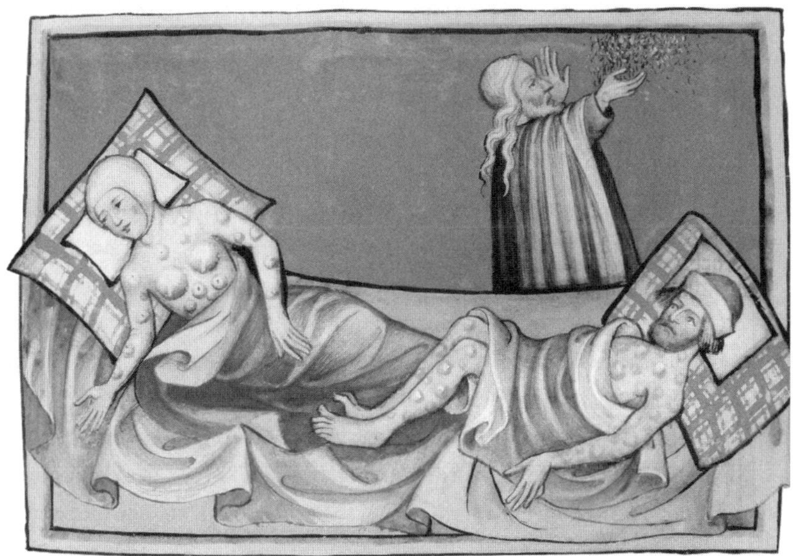

Die schwarzen Blattern, die Gott als Strafe über Ägypten verhängt, da der Pharao die Juden nicht ziehen lässt, sind in der Toggenburger Bibel von 1411 mit Symptomen der Beulenpest dargestellt. Nach den Beschreibungen der Zeitgenossen waren die Erscheinungen der Seuche allerdings um einiges schrecklicher als hier gemalt.

den Achseln und in der Gegend der Leisten.»[10] Ausführlicher, aber nicht weniger diagnostisch geprägt fiel die Schilderung des hochgebildeten byzantinischen Kaisers aus: «Die Krankheit war nicht bei allen von derselben Art. Einige starben nämlich sofort, noch am selben Tag oder sogar in einer einzigen Stunde. Diejenigen, bei denen es zwei oder drei Tage lang dauerte, wurden zuerst von sehr starkem Fieber befallen und konnten dann, als die Krankheit den Kopf erreichte, nicht mehr sprechen und fielen in eine Art tiefen Schlaf … Bei anderen aber schlug die Krankheit nicht auf den Kopf, sondern von innen auf die Lunge und verursachte stärkste Schmerzen in der Brust. Sie hatten einen blutigen Auswurf zur Folge und waren von einem ungewöhnlich stinkenden Atem begleitet, der aus dem Innern des Körpers kam. Der Rachenraum aber und die Zunge waren wie von Hitze ausgetrocknet, schwarz und blutig. Und es war einerlei, ob sie viel oder wenig tranken, sie litten an Schlaflosigkeit und hatten überall Schmerzen. Unten und oben an den Schultern, bei einigen auch am Kiefer, bei anderen an anderen Körperstellen, bildeten sich Ablagerungen von unterschiedlicher Größe, und daraus wuchsen schwarze Beulen hervor.»[11] Auch in dieser Beschreibung sind die beiden Haupttypen des Krankheitsverlaufs klar zu unterscheiden.

Der Arzt und der Kaiser waren von Berufs wegen zu nüchterner Darstellung verpflichtet, denn ihre Aufgabe war es, den Schrecken und seine Folgen in Grenzen zu halten. Das bespiellose Entsetzen, das beim Eintreffen der Pest rasch um sich griff, nährte sich aus der Neuheit und Unbekanntheit der Symptome und ihrer Ursachen, der unheimlich raschen Verbreitung, der völligen Rat- und Hilflosigkeit der Ärzte, der Unausweichlichkeit des Ausgangs, der Anonymität des seriellen Todes und, wohl am meisten, aus den grausigen Begleiterscheinungen des Sterbens.

Mit all diesen Merkmalen war die Seuche der perfekte Stoff für eindrucksvolle literarische Ausmalungen, wie die nachfolgende Passage aus der Feder des erfolgreichen Novellendichters Giovanni Boccaccio belegt: «Und sie (= die Pest) zeigte sich nicht wie im Orient, wo Nasenbluten das Zeichen eines unabwendbaren Todes war, sondern an ihrem Anfang entstanden bei Männern und Frauen gleichermaßen an den Leisten oder unter den Achseln gewisse Schwellungen, von denen einige bis zur Größe eines durchschnittlichen Apfels anwuchsen, andere die Form eines Eis annahmen, die einen mehr, die andere weniger; und diese Geschwülste wurden vom Volk Pestbeulen *(gavoccioli)* genannt. Und von den genannten Körperteilen breitete sich diese todbringende Beule in einem kurzen Zeitraum unterschiedslos überall hin aus. Und danach verwandelte sich das Erscheinungsbild der Krankheit in schwarze oder dunkelblaue Flecken, die an den Armen, Schenkeln und an anderen Stellen zahlreich wurden, bei dem einen groß und vereinzelt, beim anderen klein und zahlreich. Und wie schon die Beule ein ganz sicheres Anzeichen des nahen Todes gewesen war, so waren es auch die Flecken für jeden, der sie aufwies.»[12] So eindrucksvoll die Ausmalung der Seuche mit ihren physiologischen und psychologischen Folgen auch ist, so weist sie doch im Vergleich zu den Schilderungen des Arztes und des Kaisers zwei gravierende Mängel auf: Sie unterscheidet nicht zwischen der Lungen- und der Beulen-Form der Krankheit, und sie gibt die Reihenfolge von Hautflecken und Geschwulst falsch an.

Schrecken und heilsame Furcht will die Schilderung Gabriele de Mussis verbreiten: «Zuerst befiel sie (= die Pestkranken) eine eisige Steifheit, die den ganzen Körper ergriff, der sich wie von einer Lanze durchbohrt und von Pfeilspitzen gepeinigt anfühlte. Einige von diesen befielen am Gelenk der Schulter unter der Achsel, andere an der Leiste, zwischen Rumpf und Schenkel, harte und dicke Hautflecken; wenn sich diese vergrößerten, brachten sie schreckliche Anfälle mit sich. Diese steigerten sich rasch zu stärkstem Fieber und zu Fäulnis sowie zu heftigsten, alles beherrschenden Kopfschmerzen, bei einigen zu unerträglichem Gestank, bei anderen zu Blutspucken. Andere wiederum wiesen neue Geschwülste neben den alten und neue am Rücken, an der Brust und am Schenkel auf. Andere fielen in eine der Trunkenheit ähnliche Betäubung, aus der sie nicht wiedererweckt werden konnten. Das waren Zeichen des drohenden Gottes. Und diese alle gingen elend zugrunde.»[13]

Innerhalb des damit abgesteckten Spektrums bewegen sich die Beschreibungen der Krankheitssymptome in ganz Europa, die einen genauer beobachtend, die anderen phantasievoller ausgestaltend, aber alle mit ihren eigenen Zielsetzungen, Stoßrichtungen und Feindbildern. Die genauesten von ihnen entsprechen weitgehend den Klassifizierungen der Pest nach heutigem Kenntnisstand. Deren häufigste Erscheinungsform war – darin sind sich alle zeitgenössischen Berichte einig – die Beulen-Variante, die – auch das entging manchen Chronisten wie de Mussis nicht – bei aller Fürchterlichkeit der Symptome doch gewisse Überlebenschancen bot: «Gegen das Spucken des Blutes konnte kein Heilmittel verordnet werden. Diejenigen, welche in Schlaf gefallen und von der stinkenden Fäulnis befallen waren, entkamen dem Tod sehr selten; vor allem, wenn das Fieber sank, konnten sie gelegentlich vorm Tod bewahrt werden.»[14] Nach heutigen Schätzungen konnte ein Viertel der so Erkrankten mit einem glimpflichen Ausgang rechnen, wobei solche Quantifizierungen immer sehr unsicher ausfallen. Was die zweite Hauptform der Epidemie, die Lungenpest, betrifft, gibt die neuere Forschung de Mussis ebenfalls recht: Sie verlief ausnahmslos tödlich. Sie konnte sich aus einer Beulenpest entwickeln, aber auch direkt durch Ansteckung über eine infizierte Person übertragen werden. Auch die dritte Variante, die septische Pest, zeichnet sich in den Berichten der Zeit ansatzweise ab, wenn von Todesfällen innerhalb eines Tages oder in noch kürzeren Fristen berichtet wird. Eine solche Blutvergiftung konnte aus besonders heftigen Verläufen der beiden Haupttypen hervorgehen, kam aber nur sehr vereinzelt vor.

Zwischen der Tiefenschärfe der Symptom- und Verlaufsbeschreibungen und den Versuchen, das Auftreten und die Übertragung der Krankheit zu erklären, liegen Welten – alle Deutungsversuche von Ärzten, Astrologen und Theologen sagen mehr über Vorannahmen, Vorurteile und Mentalitäten der Zeit aus als über die tatsächlichen Ansteckungsmodalitäten und -mechanismen; sie gehören daher in die Kapitel, die dem Umgang der Menschen mit der Pest gewidmet sind. Hier genügt es – gewissermaßen als Kontrastmittel zu den Diagnosen des einundzwanzigsten Jahrhunderts –, festzuhalten, dass keiner der zahlreichen Pesttraktate, die im Zusammenhang mit der 1347 ausgebrochenen Seuche entstanden, den Ursachen und Übertragungswegen der Ansteckung auch nur ansatzweise näherkam. Dieses «Blindheitsphänomen» wiederum erklärt sich daraus, dass sich eine wissenschaftliche Humanmedizin im heutigen Verständnis erst spät und sehr langsam herausbildete und frühestens in der ersten Hälfte des neunzehnten Jahrhunderts den Standards entsprach, die Mathematik und Physik bereits lange zuvor erreicht hatten. Der Grund für diese Phasenverschiebung besteht ganz allgemein darin, dass Aussagen zur Beschaffenheit des menschlichen Körpers im Gegensatz zu Zahlen und Mechanik in viel höherem Maße theologisch und philosophisch besetzt waren, das heißt: mit Tabus und Denkverboten belegt und dadurch verfälscht wurden. Zudem war hier das Gewicht der antiken Autoritäten noch stärker spürbar als in Untersuchungen zu Tieren, Pflanzen und Steinen. Zusammengenommen ergab sich daraus eine undurchdringliche Phalanx von vermeintlich gesichertem Vorwissen, gegen die ein stärker empirisch ausgerichtetes Vorgehen, das sich gelegentlich mit der Sezierung von Pesttoten abzeichnete, keine Chance hatte.

Vor diesem Hintergrund fiel die «Ursachendiagnostik» im Europa des vierzehnten Jahrhunderts ungewöhnlich einheitlich aus: Die *causa remota*, die höchste Ursache der Pest wurde in unheilbringenden Konstellationen der Gestirne gesehen, von denen todbringende Luft auf die Erde geschickt wird. Die mentale Schranke oder Sperre, die eine genauere Untersuchung der Ansteckung verhinderte, bestand vor allem in einem Denkverbot: Der Gedanke, dass sich von Tieren, also niedrigen Lebewesen, todbringende Keime auf den Menschen, die Krone der Schöpfung, übertragen sollten, widersprach den fundamentalen Leitsätzen christlicher Theologie wie humanistischer Philosophie gleichermaßen.

So ist es kein Zufall, dass Laien oft wirklichkeitsnähere Ratschläge gegen die Ausbreitung der Seuche gaben als die damaligen Experten: Man solle sich so weit wie möglich aus dem Ansteckungsgebiet entfernen und sich am besten in absolute Einsamkeit zurückziehen. Nach der vorherrschenden medizinischen Theorie war das aussichtslos, weil die Verderben bringende Luft ja überall wehte, nach den Regeln des gesunden Menschenverstands aber war eine solche Flucht vor der Pest sehr wohl angebracht, wie die reine Erfahrung lehrte.

Die definitive Entschlüsselung des «Pest-Geheimnisses» fällt in die letzten Jahre des neunzehnten Jahrhunderts, als die bis heute letzte Pest-Pandemie in China wütete. 1894 identifizierte der westschweizerische Forscher Alexandre Yersin in Hongkong ein Bakterium als Pesterreger, das seit 1970 als Yersinia pestis seinen Namen trägt; als dessen Überträger bestimmte Yersin die Hausratte (*Rattus rattus*). Drei Jahre später fanden Masanori Ogata und Paul-Louis Simond in Bombay das *missing link* (oder genauer: *jumping link*) der Infektionskette: den Floh, der von der Ratte auf den Menschen übersprang. Damit waren, so schien es zumindest, die vier Stationen der Übertragung und ihre Reihenfolge ausgemacht: Das Bakterium befiel den Floh, der Floh die Ratte, und von der Ratte ging der infizierte Floh auf den Menschen über. Im zwanzigsten Jahrhundert konzentrierten sich die Untersuchungen auf die Stationen eins und zwei. Man entdeckte, dass das Bakterium Yersinia pestis etwa 20 000 Jahre alt war und sich in verschiedene Formen auffächerte, die sich durch die genetischen Veränderungen in diesem Zeitraum erklären. Von diesen besaß allein die Form, die passenderweise «mediaevalis», die mittelalterliche, genannt wurde, das Potential für Pandemien, wie sie Europa um die Mitte des sechsten Jahrhunderts während der (nach dem in Byzanz regierenden Kaiser benannten) Justinianischen Pest und ab 1347 erlebte.

Sehr viel kontroverser, ja nicht selten ideologisch aufgeladen gestaltete sich die Erforschung des Pest-Flohs. Als Überträger kamen vor allem drei Arten in Frage: Xenopsilla cheopis, der klassische «Rattenfloh», vor allem in wärmeren Gegenden, Nosopsyllus fasciatus, der Xenopsilla in kühleren Klimazonen «vertritt», und schließlich der «Menschenfloh», den sein wissenschaftlicher Erstbeschreiber Carl von Linné treffsicher Pulex irritans, den störenden Floh, getauft hatte. Von diesen drei «Hauptverdächtigen» wurde lange Zeit Xenopsilla cheopis für die Pest ab 1347 verantwortlich gemacht. Dagegen spricht jedoch, dass diese Art sehr kalte Winter, wie sie im Europa des vierzehnten Jahrhunderts häufig waren, kaum überlebt; Nosopsyllus fasciatus wiederum zieht Rattenblut dem Menschenblut eindeutig vor und saugt von letzterem nur bei akuten Versorgungsengpässen. Damit trat der «störende» Floh als Hauptakteur ins Blickfeld und die Hausratte entsprechend zurück, denn diese spielt als Wirt und damit Überträger von Pulex irritans keine Rolle. Folgt man dieser Theorie, dann hätten die genuesischen Seeleute, die aus dem belagerten Caffa flohen, keine mit Yersinia pestis infizierten Nagetiere, sondern nur die mit dem Bakterium belasteten Flöhe eingeschleppt.

Das stärkste Argument für den «Rattenfreispruch» ist, dass Rattus rattus selbst am Pesterreger zugrunde geht, vor der Menschenpest oder zumindest an deren Anfang also eine Rattenpest zu beobachten sein müsste, wie sie Albert Camus in seinem Roman *Die Pest* so eindrucksvoll geschildert hat. Nun berichten zwar nicht wenige Pest-Chronisten davon, dass die Seuche auch Tiere befallen habe, doch in diesem Zusammenhang werden Hunde und Schweine, nie aber Ratten erwähnt. Vielleicht spielt bei dem «Freispruch» der Ratten auch eine Rolle, dass sie seit unvordenklichen Zeiten «Nahrungsgenossen» des Menschen sind, also gewissermaßen zum Haus gehören; darum schienen sie für ein so exzeptionelles Ereignis wie die Pest nicht infrage zu kommen.

In jüngster Zeit neigt sich die Waage jedoch wieder zur «Rattentheorie», auch deshalb, weil neuere Pestfälle in der südlichen Hemisphäre eindeutig ohne Beteiligung des Menschenflohs nachgewiesen sind. Dass in den Quellen von keinen Rattensterben berichtet wird, ließe sich damit erklären, dass die überlebenstüchtigen Nager zum großen Teil in Speichern und auf Dachböden leben und überwiegend nachtaktiv sind. Ihr massenhafter Tod musste also nicht unbedingt ins Auge springen. Definitiv entschieden ist diese Kontroverse jedoch nicht. Darin kann, wer will, ein «Entlastungsargument» für die Mediziner des vierzehnten Jahrhunderts sehen, denn wenn die Naturwissenschaften des einundzwanzigsten Jahrhunderts sich in zentralen Aspekten der Infektionskette nicht einig sind, wie hätten Gelehrte vor der Erfindung erster, noch leistungsschwacher Mikroskope zu Beginn des siebzehnten Jahrhunderts dann auf die rettende Idee kommen sollen, zumal Flohbisse, von welcher Spezies auch immer, seit jeher zu den Selbstverständlichkeiten des Alltags breiter Schichten gehörten?

Einige Medizinhistoriker sind noch einen Schritt weiter gegangen und haben sogar Yersinia pestis als Pandemie-Erreger im vierzehnten Jahrhundert infrage gestellt; als Alternative schlugen sie virale Erkrankungen vor. Hier hat die «Archäobiologie» allerdings überzeugende Nachweise geliefert: In zahlreichen «Pestgräbern» des vierzehnten Jahrhunderts hat sich an den Skeletten der Toten, speziell an den Zähnen, Yersinia pestis sicher nachweisen lassen.

4. *Sterbeziffern und Bevölkerungsverluste*

Für den arabischen Gelehrten und Politiker Ibn Khaldun, der die Pest als Sechzehnjähriger in Tunis erlebte, waren ihre Auswirkungen für die Geschichte der Menschheit fundamental: «Im Osten wie im Westen erfuhr die Zivilisation einen verheerenden Einbruch, nämlich den der Pest, die die Nationen verwüstete und ganze Bevölkerungen vom Antlitz der Erde tilgte.»[15] Alle kulturellen Zugewinne, die die Menschheit im Laufe ihrer Geschichte zu verzeichnen hatte, waren durch das Massensterben aufs Höchste gefährdet, und vieles davon ging laut Ibn Khaldun auch dadurch verloren. Der Zahl der Opfer entsprachen also die Einbußen an Fortschritt und Menschlichkeit. Eine der wichtigsten Fragen an die Quellen zur Pest ab 1347 lautet demnach, wie viele Opfer sie tatsächlich gefordert hat. Das Problem, das sich in diesem Zusammenhang stellt, hängt ausnahmsweise nicht mit der Knappheit, sondern mit der Überfülle der Antworten zusammen, die die Chronisten der Zeit geben: «Spitzenwerte» werden mit der Auslöschung ganzer Dörfer und mit siebzig bis neunzig Prozent städtischer Bevölkerungen markiert; die Mitte ist bei ungefähr fünfzig bis sechzig Prozent erreicht; niedrigere Quoten von einem Drittel oder sogar nur einem Viertel sind seltener; Angaben von einem Zehntel und weniger kommen vereinzelt vor, fallen allerdings völlig aus dem Rahmen.

Es konnte auch gar nicht anders sein. In keiner europäischen Stadt des vierzehnten Jahrhunderts gab es Einwohnerregister; einzelne verlässliche «Volkszählungen» kamen erst im fünfzehnten Jahrhundert, zum Beispiel in Florenz, auf, blieben aber auch danach Ausnahmen. Dass unter dem Eindruck der Seuche die Angaben zum Blutzoll, den sie fordert, nach oben schießen, ist nur allzu verständlich. Sehr viel glaubwürdiger sind Quantifizierungen dieser Art, wenn sie kleinräumig ausfallen. So gibt es zahlreiche Angaben zu den Todesraten in Klöstern beiderlei Geschlechts und in Domkapiteln. Die extremste Notiz dieser Art ist der Eintrag des irischen Franziskanermönchs John Clyn aus Kilkenny: «Fast schon tot, mein Ende erwartend, habe ich mit Sorgfalt alles aufgeschrieben, was ich gehört und in Erfahrung gebracht habe. Damit aber meine Notizen nicht verlorengehen und das Werk nicht mit seinem Schöpfer verschwindet, lege ich Pergament für seine Fortsetzung bereit, falls zufällig in Zukunft jemand überlebt und ein Nachfahre Adams das von mir begonnene Werk zu Ende führen kann.»[16] Dass es gerade in Klöstern zu hohen Todesraten kam, erklärt sich aus dem engen Zusammenleben. Wenn die Pest erst einmal ein Mitglied einer mehrköpfigen Lebensgemeinschaft erfasst hatte, gab es für die Mitbewohner in der Regel kein Entrinnen mehr, darin sind sich fast alle Pestberichte einig. Relativ belastbar sind zudem übersichtliche Angaben von Pfarrern zu den Pesttoten eines Dorfes oder eines städtischen Quartiers. Doch das sagt noch nichts darüber aus, wie repräsentativ solche Informationen sind.

Daher gehen sowohl die Angaben für größere Räume als auch für einzelne Städte so weit auseinander, dass die Quantifizierungsversuche im Zusammenhang mit der Wahrnehmung der Pest durch die Menschen und als Teil ihres Umgangs mit ihr, also als Ausdruck subjektiver Befindlichkeit und Instrumentalisierung, näher zu betrachten sind. Hier soll vorerst eine Blütenlese neuerer Zahlenangaben genügen, die sich – analog zu einer im fernen Nachhall der Pest sehr beliebten Bildgattung – wie ein Totentanz historischer Statistik betrachten lassen. So sind die Gesamtverluste für die auf elf Millionen Menschen geschätzte Bevölkerung Italiens auf fünf Millionen, also nahezu die Hälfte, beziffert worden, während dieser Aderlass für die drei großen Hafenstädte Genua, Pisa und Venedig, die Einfallstore der Seuche, «nur» dreißig Prozent ausmachen soll; diese liegen damit knapp bei der Hälfte des Prozentsatzes, der für Florenz veranschlagt wurde. Es erübrigt sich hinzuzufügen, dass alle diese Zahlen auf mehr oder weniger willkürlichen Schätzungen beruhen, die im besten Fall von punktuell gesichertem Zahlenmaterial ausgehen und dieses dann kühn verallgemeinern.

Den Vogel schießt seit einigen Jahren eine «Berechnung» ab, die zwischen 1348 und 1353 von 80 Millionen Europäerinnen und Europäern 50 Millionen den Pesttod sterben lässt; dem steht gegenüber, dass viel sorgfältigere Hochrechnungen für das Gebiet des heutigen Deutschland eine Sterbequote von gerade einmal einem Zehntel veranschlagen. Wiederum in unüberbrückbarem Kontrast dazu stehen Kalkulationen für Hamburg und Bremen, die zu demographischen Einbußen von fünfzig bis siebzig Prozent führen. Solche Schätzungen kommen den Angaben zu Avignon nahe, wo eine Zahl von 30 000 Pesttoten im Raum steht. Bei einer plausiblen Gesamteinwohnerzahl von 40 000 wäre das ein wahrhaft mörderischer Tribut an Yersinia pestis, der jedoch, wie zu zeigen sein wird, von genaueren Einzelangaben ins Reich der Legenden verwiesen wird.

Ein alternativer Ansatz besteht darin, die kreative Elite einzelner Gegenden ins Auge zu fassen und auf ihre Sterberate in der Pestzeit zu untersuchen. Rechnet man dazu sämtliche durch Werke und biographische Notizen, also mit einigermaßen belastbaren Lebensdaten, bekannten Maler, Bildhauer, Architekten und Verfasser literarischer Texte, so ergibt sich für Italien eine Gruppe von vierundvierzig Namen.[17] Alle darin Aufgelisteten hatten im Krisenjahr 1348 das Erwachsenenalter erreicht und waren bereits mit eigener Produktion markant hervorgetreten; mindestens neununddreißig von ihnen waren zu diesem Zeitpunkt zumindest im regionalen Rahmen prominent. Von diesen Künstlern und «Intellektuellen» starben gerade einmal zwei, nämlich der sienesische Maler Ambrogio Lorenzetti und sein florentinischer Kollege Bernardo Daddi, mit einiger Wahrscheinlichkeit an der Pest. Ambrogios Bruder Pietro, der meistens ebenfalls zu den Pesttoten gerechnet wird, verschwindet bereits 1345 aus den Quellen. Und die beiden Pisaner Bildhauer Giovanni di Balduccio und Andrea Pisano, die gleichfalls häufig auf solchen «Verlustlisten» figurieren, lebten nach neueren Untersuchungen nachweislich beide noch im November 1349, also nach dem Ende der Seuche, an ihren jeweiligen Wirkungsorten.

Natürlich hat auch eine solche Berechnung nur eine begrenzte Aussagekraft. Sie berücksichtigt nicht den künstlerischen Nachwuchs, der sich noch nicht hervorgetan hat und daher namenlos stirbt. Für die «etablierten», in Zünften eingeschriebenen Repräsentanten der bildenden Künste und die meistens gehobeneren Schichten angehörigen «Literaten» aber ist der Yersinia pestis gezollte Tribut erstaunlich niedrig, ohne dass sich dafür spezifische Gründe anführen ließen. Maler und Bildhauer hatten Handwerker-Status und in der Regel nicht das Vermögen, um sich in Villen und an andere halbwegs isolierte Orte zurückzuziehen. Zudem ist vielfach bezeugt, dass auch in den intensivsten Pestmonaten Vergabe und Ausführung von Aufträgen für Fresken, Statuen und Kapellen weiterliefen.

Es versteht sich von selbst, dass die niedrige Mortalitätsrate in diesem Sektor nicht ohne Weiteres auf größere Bevölkerungsgruppen übertragen werden kann. Für andere Berufssparten wie Notare, die die Testamente der Moribunden aufsetzten, und natürlich die Geistlichen, die diesen mit

Trost und Sakramenten beizustehen hatten, sind in vielen europäischen Städten Todesraten von fünfzig bis siebzig Prozent sicher nachgewiesen. Eine heilsame Warnung, die extremen Sterblichkeitsangaben der Zeitgenossen und vieler Historiker mit Skepsis zu betrachten, ist die ausgeprägte Überlebensfähigkeit der kreativen Köpfe dennoch. Und sie widerlegt die häufig formulierte These, dass der Aderlass der Pest in Italien Stil-Stillstand oder sogar Rückfälle hinter zuvor erreichte Standards bewirkt habe.

Eine europäische Durchschnittsquote lässt sich also nur mit größter Vorsicht schätzen; insgesamt dürfte sie eher bei einem Viertel als bei einem Drittel der Gesamtbevölkerung gelegen haben. Diese «Redimensionierung» nimmt dem Massensterben nichts von seinem Schrecken, erklärt aber, dass es von Ausnahmen abgesehen nicht zum völligen Zusammenbruch der öffentlichen Ordnung gekommen ist, obwohl zahlreiche Pestberichte einen solchen Kollaps von Recht und Disziplin wortreich beschwören. Die meisten dieser Chroniken betonen darüber hinaus gemeinplatzartig, dass dieses neue, in seiner seriellen Häufung und Anonymität besonders schreckliche Sterben alle Bevölkerungsgruppen gleichermaßen erfasst und damit gleichgemacht habe. Manche Autoren glauben darüber hinaus, schwer erklärliche Häufungen in bestimmten Gruppen zu erkennen: Einmal holt der Tod bevorzugt schöne junge Mädchen, ein anderes Mal gezielt schwangere Frauen oder aber Männer häufiger als Frauen. Einige wenige, besonders scharfsichtige Beobachter konstatieren immerhin, dass auch im Massensterben soziale Ungleichheit herrschte, denn die einfachen Leute starben durchweg häufiger als die Angehörigen der höheren Gesellschaftsschichten. Gewiss, auch unter den gekrönten Häuptern ging der Sensenmann um. König Alfonso XI. von Kastilien und León war zwar der einzige regierende Monarch Europas, der der Seuche zum Opfer fiel, aber in der engeren Verwandtschaft so mancher regierenden Familien machte der Tod reiche Beute. So verlor König Pedro von Aragon innerhalb von sechs Monaten seine Frau, seine Tochter und eine Nichte durch die Pest.

Doch insgesamt vermochten sich die Eliten Europas effizienter zu schützen als die mittleren und unteren Schichten. Insofern kehrt Buffalmacos berühmtes Bild vom Campo Santo in Pisa, das einige Jahre vor der Pest entstand, die Sterbe-Relationen um. Auf dem Bild rufen die Bettler und Obdachlosen dem Tod verzweifelte Verwünschungen nach, weil er sich an den Schönen und Reichen gütlich tut, anstatt sie von ihrem elenden Erdendasein zu erlösen. In Wirklichkeit war es umgekehrt, was sich mühelos mit den unterschiedlichen Lebensverhältnissen erklären lässt. In der europäischen Stadt der Jahre 1347 bis 1353 lebten Oben und Unten zwar nicht getrennt, sondern Hütten grenzten an Paläste; doch die Hütten waren eng, die Ausweichmöglichkeiten gleich Null und die hygienischen Bedingungen katastrophal, am ehesten mit den Zuständen in südamerikanischen Favelas vergleichbar.

Diese Ungleichheit des Sterbens brachte zunächst keine Revolutionen hervor, vielleicht auch deshalb, weil die Verdammten dieser Erde weniger zu verlieren hatten als die Happy Few. Bei einer ohnehin sehr niedrigen Lebenserwartung von weniger als dreißig Jahren kam es für sie nicht so sehr darauf an, ob sie an Auszehrung und Krankheit oder an der Pest starben, die den Tod immerhin schnell herbeiführte. Den Mutigen bot sie zudem einmalige Chancen: Die Reichen ließen sich in ihrer Todesangst gute Dienste und Pflege eine Menge kosten. Wer das Risiko einging, «verpestete» Häuser zu betreten und Erkrankten näher zu kommen, konnte gutes Geld verdienen. Die große Stunde der kleinen Leute aber schlug danach: Diejenigen, die die Seuche überstanden hatten, hatten wesentlich bessere Lebensbedingungen als zuvor.

5. *Reich und Arm*

Fesselnd wird die Geschichte der Pest dann, wenn sie erzählt, wie Menschen mit ihr umgingen, sei es als Individuen oder in Interessengruppen, in Korporationen und als Angehörige einer Klasse. Dann erfährt man, wie die Menschen die Pest wahrnahmen und bewerteten, welche Personengruppen sie wegen der Pest ein- und ausgrenzten, welche Feindbilder sie aufbauten, welche Hoffnungen auf sozialen Aufstieg oder welche Ängste vor Rang- und Prestigeverlust sie mit der Pest verbanden, und man erkennt, wie sie sich schützten und Vorsorge trafen. So ließ die Pest überall, wo sie auftrat, Spannungen zunehmen, Bruchlinien hervortreten, Familien auf- und absteigen. Sie zerriss alte Netzwerke und schmiedete neue, stellte traditionelle Loyalitäten infrage und brachte gewandelte Abhängigkeitsverhältnisse hervor. Von all dem, was die Menschen aus der Pest machten, wird bei dem Blick auf ausgewählte Schauplätze der Pest in Europa die Rede sein. Um nachvollziehen zu können, was dort geschah, ist zuvor ein sehr summarischer Blick auf die sozialen, politischen und kulturellen Verhältnisse vor der Wende von 1347/48 hilfreich.

In den Berichten über die Pest ist diese fast immer ein städtisches Ereignis. Dass auch auf dem Land gestorben wird, findet höchstens beiläufige Erwähnung, wenn von Nutzen oder Vergeblichkeit der Flucht die Rede ist. Der Pesttod auf dem Dorf, im Weiler oder auf dem einzelnen Hof ist also überwiegend ein stummer Tod. Auf der anderen Seite ist die beispiellose Wucht der Epidemie in demographischer und mentaler Hinsicht nur dadurch zu erklären, dass sie in urbanen Gesellschaften mit hoher Wohndichte und sehr ungleicher Verteilung von Geld und Macht wütete; zudem gab es dort einen sehr viel höheren Bevölkerungsanteil, der in der Lage war, seine Beobachtungen und Deutungen der Nachwelt zu hinterlassen. So ist zu vermuten, dass Yersinia pestis vierhundert Jahre früher in einem Europa mit einer weitaus geringeren Zahl von zudem viel kleineren Städten eine beschränktere Verbreitung und ein weitaus schwächeres Echo gefunden hätte. Das zeigte sich noch ab 1350, als die Seuche im deutlich weniger städtisch geprägten Osten des Kontinents teilweise ausdünnte oder sogar ganz ausblieb.

Dass Italien zum Einfallstor der Seuche wurde, hängt mit seinem außergewöhnlich hohen Urbanisierungsgrad zusammen, der zugleich die wirtschaftliche Schlüsselstellung und den damit verbundenen Modernitätsvorsprung der Halbinsel bedingte. Seit dem zwölften Jahrhundert hatten Unternehmer aus Ober- und Mittelitalien die Ökonomie Europas grundlegend verändert, vor allem durch die Gründung von Banken und das damit verbundene Kredit- und Wechselbriefgeschäft, mit dem sich große Summen in vorher nicht bekannter Geschwindigkeit von Stadt zu Stadt und von Land zu Land transferieren ließen. Diese Geld-Revolution wurde wesentlich von der Kirche vorangetrieben, die den europäischen Klerus immer effizienter besteuerte und trotzdem das Geldgewerbe theologisch verdammte und dadurch zu seltsamen Vertuschungen und Verrenkungen zwang. Parallel dazu hatte sich in den bevölkerungsreichen Hafenstädten ein internationaler Groß- und Fernhandel entwickelt, der die Oberschichten mit Luxusgütern versorgte und zugleich mit Getreidelieferungen aus entfernteren Gebieten des Mittelmeers den ärmeren Schichten bessere Überlebenschancen bot. Diese kommerzielle Globalisierung, die bis in die 1320er-Jahre kräftig voranschritt, speiste einen dritten Gewerbezweig, der Ober- und Mittelitalien zu Vorreiterzonen der europäischen Ökonomie machte: die Textilindustrie, die auf immer umfangreichere Lieferungen von Wolle aus Nordwesteuropa, vor allem aus England und Schottland, angewiesen war. Im Gegensatz zur Industrialisierung des neunzehnten Jahrhunderts wurden die Stoffe und Kleider um 1348 nicht an einer zentralen Produktionsstätte, sondern nach dem «Verlagssystem» an verschiedenen Orten und Stationen gefertigt. So waren an der Herstellung zahlreiche Handwerker und noch viel mehr einfache Tagelöhner in Stadt und Land beteiligt, die im Gegensatz zu den Inhabern der «mittelständischen» Betriebe den Lohn- und Arbeitszeit-Diktaten der Unternehmer schutzlos ausgeliefert waren. Diese vermarkteten das Endprodukt dann über ihre Filialen an den wichtigsten Handelsplätzen Europas überaus profitabel.

In den wichtigsten dieser Bank-, Großhandels- und Textilherstellungszentren wie Florenz, Siena und Lucca waren die sozialen Gegensätze und das finanzielle Gefälle zwischen den sozialen Schichten enorm. Mindestens sechzig Prozent der Bevölkerung lebten hier nahe am Existenzminimum und entsprechend krisenanfällig. An der gesellschaftlichen und politischen Spitze dieser Wirtschaftszentren hatte sich seit der Gründung unabhängiger Stadtrepubliken in den Jahrzehnten vor und nach 1100 ein tiefgreifender Elitenwechsel vollzogen. In den meisten Städten Ober- und Mittelitaliens hatte sich beim Ausbruch der Pest seit mehr als einem halben Jahrhundert eine neue Führungsschicht etabliert, die über mehrere Generationen hinweg in diversen zunächst kleineren und schließlich globalen Gewerben erst wohlhabend und dann reich geworden war, den anfangs dominierenden Adel mit seinen Stützpunkten auf dem Lande Schritt für Schritt verdrängte und schließlich die Besetzung der politisch ausschlaggebenden Ämter in ihrem Interesse neu ordnete und damit die Macht ergriff.

Ökonomische und politische Dominanz fielen in den italienischen Städten am Vorabend der Pest also zusammen, von kleineren Zugeständnissen an die Mittelschicht abgesehen, die mit relativ wenigen und vor allem weniger bedeutenden Ämtern der Kommune abgefunden wurde und damit politisch ruhiggestellt werden sollte. Diese Deckungsgleichheit von wirtschaftlicher Potenz und faktischer Einflussnahme auf die Geschicke der Stadt und ihres Umlands war für den Ablauf der Pest von allerhöchster Bedeutung: Die politisch dominierenden Kreise verdankten ihren Einfluss ihrem Reichtum, der, wie gesagt, aus Großhandel, Bank und Textilproduktion floss. Diese Führungsstellung aber ließ sich nur in einem System offener Grenzen und unbehinderter Warenströme behaupten. Auf der anderen Seite wurde sehr schnell für breite Kreise klar erkennbar, dass sich die Pest genau mit diesen Transporten von Gütern zu Lande und zu Wasser ausbreitete und daher nur durch konsequente Absperrung, Unterbindung oder zumindest rigorose Kontrolle des kommerziellen Verkehrs eingeschränkt oder verhindert werden konnte. Doch dazu war die herrschende Klasse dieser «Frühkapitalisten» nirgendwo bereit. Entsprechende Maßnahmen kamen, wenn überhaupt, viel zu spät und mussten so die sozialen Konflikte weiter zuspitzen, anstatt sie zu dämpfen. Für die Vertreter des Mittelstands, deren Anteil an der Macht im umgekehrten Verhältnis zu ihrem politischen Ehrgeiz stand, war das ein Skandal, der zum Himmel schrie – Profit rangierte vor Menschenleben, eine in Pandemiezeiten wie 2020 regelmäßig aufgemachte Rechnung.

Dass sich der dadurch angeheizte Unmut nur in Einzelfällen kurz vor Beginn oder ganz am Anfang der Epidemie, meistens aber deutlich verzögert manifestierte, ist nicht verwunderlich, denn solange das Massensterben andauerte, standen die Strategien des Überlebens ganz im Vordergrund. Das Nachdenken und die Wut über die gefundenen Ursachen setzte erst geraume Zeit danach ein, manchmal erst Jahrzehnte später. Doch konnte schon die Furcht vor dem Eintreffen der Seuche beträchtliche Energien freisetzen, wie sich vor allem in deutschen Städten mit fatalen Folgen zeigen sollte. Die repräsentativen Pestberichte aber sind ausnahmslos in deutlichem Zeitabstand zu den Ereignissen entstanden; «Live-Berichterstattungen» wie die des letzten überlebenden Mönchs in seiner verwaisten Abtei in Irland fielen damit weitgehend aus. So sind die Schilderungen der Seuche stark von Eindrücken und Erfahrungen der «Nachpestzeit» bestimmt.

Der fundamentale Interessengegensatz zwischen den Profiteuren einer offenen, «globalisierten» Ökonomie und den Befürwortern eines beschränkten, maximal regionalen, von den örtlichen Prioritäten gelenkten Wirtschaftens war nicht nur in einer Banken- und Industriestadt wie Florenz, sondern auch in den meisten anderen Metropolen Italiens ausgeprägt. Besonders tief musste der Riss in den großen Hafenstädten Genua und Venedig verlaufen, wo das von Sizilien hereingetragene Unheil seinen Ausgang nahm. In beiden Städten herrschte eine weitgehend abgeschlossene Klasse, die aristokratischen Status für sich in Anspruch nahm und trotzdem nichts dabei fand, Handels- und Bankgeschäfte großen Stils zu betreiben – im Gegensatz zum europäischen Feudaladel, für den kommerzielle Betätigungen nicht als standesgemäß galten und Statusverlust zur Folge hatten. In Genua verbanden und verknüpften die dominierenden Clans der Grimaldi, Doria, Fieschi und Spinola sogar ausgedehnte Machtpositionen und Herrschaftsrechte auf dem Lande, in Ligurien und auf Sardinien, mit kapitalkräftigen Firmen(anteilen) und Handelsbeziehungen. In Venedig wiesen die regierenden Adligen, die *nobili*, bescheidenere Ursprünge auf und waren zudem auf dem Land relativ wenig begütert, dafür aber in der Lagunenmetropole selbst umso dominanter. Wie sich die «Pestpolitik» der Großhändler-Aristokraten in Venedig langfristig auswirkte, wird in einem eigenen Kapitel zu zeigen sein.

Eines der in Italien seltenen Beispiele für einen unmittelbar von der Pest in Gang gesetzten – oder zumindest in hohem Maße mitverursachten – Machtkampf bietet Pisa. Die Stadt war damals, vor der durch den Arno verursachten Versandung, noch eines der wichtigeren Handelszentren der Halbinsel, allerdings im Vergleich mit Genua und Venedig unübersehbar im Abstieg begriffen. Im Rückblick von mehr als vierzig Jahren berichtet der unbekannte Verfasser der *Monumenta Pisana* vom Beginn der Seuche: «Anfang Januar (1348) kamen in Pisa zwei genuesische Galeeren an, die aus der Gegend von Byzanz gekommen waren, und legten am Fischplatz an. Alle, die mit der Besatzung des Schiffes sprachen, hatte sich bereits angesteckt und starben kurz darauf».[18] Dieselben Angaben finden sich fast wörtlich in einer Chronik Pisas, die einem gewissen – nicht näher identifizierbaren und wahrscheinlich erfundenen – Bernardo Marangone zugeschrieben wird, bis 1406 reicht und vielleicht erst im sechzehnten Jahrhundert entstand. In beiden Texten wird der Ausbruch der Epidemie kurz nach einem politischen Umsturz datiert, der nachweislich am 24. Dezember 1347 stattfand und sich demnach im unmittelbaren Vorfeld, und das heißt: in Erwartung der Seuche, zutrug. Dagegen spricht allerdings der Bericht der beiden Chronisten, die die Übertragung der Krankheit auf die beiden in der Überlieferung zu trauriger Berühmtheit gelangten Schiffe aus Genua zurückführen, deren Ankunft sie später und damit eindeutig falsch datieren; schließlich steht fest, dass diese schon im Oktober von Sizilien aufbrachen und am ersten November in Marseille eintrafen. Dass ein zweiter Unglücks-Konvoi dieser Art unterwegs war, kann getrost ausgeschlossen werden. Die Ansteckung in Pisa muss sich also schon im Herbst 1347 verbreitet haben, wenn der Bericht von den beiden Pestschiffen in Genua nicht erfunden ist. In Anbetracht der späten Abfassung beider Texte wäre es immerhin denkbar, dass sie die Übertragung der Krankheit nach dem Muster von Berichten aus anderen Hafenstädten wie Genua und Marseille – kurze Landung und langes Bedauern darüber – erfunden haben.

Tatsache ist jedenfalls, dass die Seuche gerade ausgebrochen war oder unmittelbar bevorstand, als sich innerhalb der Stadtmauern ein Putsch ereignete, den eine weitere anonyme, den Ereignissen viel näher stehende Chronik präzise beschreibt: «Tinuccio wurde vertrieben, ebenso Herr Dino della Rocca nebst ihren Anhängern ... Der Anführer des Aufstands, der sie vertrieb, hieß Andrea de' Gambacorti. Er führte selbst den Angriff auf ihre Häuser an, siegte, raubte diese aus und ließ die Häuser verbrennen.»[19] Dahinter zeichnet sich eine typische Pest-Konfliktkonstellation ab. Tinuccio della Rocca war der hochbetagte Anführer einer Adels- und Großhändlerpartei, die eine rivalisierende Gruppierung ausgeschaltet hatte und jetzt ihrerseits von der Gambacorti-Fraktion entmachtet wurde. Deren Chef war selbst Aristokrat und reicher Großhändler in einer Person, hatte aber die Vertreter des Mittelstands beim Sturz der alten Machthaber hinter sich. Deren Partei hatte sich, wie vielfach bezeugt, durch hohen Steuerdruck und andere Gewaltmaßnahmen unbeliebt gemacht. Den Rest ihres Ansehens und ihrer Popularität aber verspielte sie durch ihre Untätigkeit angesichts der drohenden Pest. Dass Putsch und Pest zusammenhingen, belegt die Schlusspassage in den *Monumenta Pisana* mit aller wünschenswerten Klarheit: «Die Pest wütete von Ort zu Ort mit unterschiedlicher Stärke. So starb in Mailand keine einzige Person – abgesehen von drei Familien. Die Türen und Fenster von deren Häusern wurden zugemauert. An allen anderen Orten der Lombardei aber wütete die Pest gleichermaßen.»[20] Das hieß: Es ging also auch anders, das Massensterben ließ sich verhindern. In Pisa kam diese Einsicht allerdings zu spät.

Ähnliche Spannungsgefüge wie in Italien sind auch für andere Gegenden Europas anzusetzen. In deutschen Städten verschärfte die drohende Pestgefahr ebenfalls die Konflikte zwischen den Führungsschichten mit ihren überregionalen Handelskontakten und dem gehobenen Mittelstand der Zünfte. Im Zeichen der herannahenden Epidemie fokussierten sich die innerstädtischen Auseinandersetzungen noch viel vehementer als in Italien auf die Schuldfrage. Dabei wurde von verschiedenen Schichten sehr häufig die jüdische Minderheit zum Sündenbock gemacht und brutal verfolgt. Dahinter zeichnen sich unterschiedliche soziale und ökonomische Bruchlinien ab, wie im Einzelnen zu zeigen sein wird.

6. Auf der Suche nach Brot, Sinn und Seelenheil

Für die Bewältigung und Erklärung extremer Notstandssituationen war im christlichen Europa traditionell die Kirche zuständig. Auf allen Ebenen ihrer stufenreichen Hierarchie hatte sie akzeptable Deutungen des Geschehens anzubieten und darüber hinaus praktische Hilfe im Alltag zu leisten. In welchem Maße sie sich während der Pest diesen Erwartungen gewachsen zeigte, musste großen Einfluss auf die Bewältigung oder Nicht-Bewältigung der Krise haben und dadurch entscheidend auf die Kirche selbst zurückwirken, die entweder ihr Prestige erhöhte oder schwer wieder wettzumachende Verluste an Ansehen und Akzeptanz hinnehmen musste. Dabei war die Situation aus italienischer Perspektive schon vor dem Ausbruch der Seuche zutiefst anormal: Der Papst residierte seit fast vier Jahrzehnten nicht mehr an seinem angestammten Sitz bei den Gräbern der Apostel in Rom, sondern im südfranzösischen Avignon. Das allein war für viele Christen bereits eine Erklärung dafür, dass die Welt in Unordnung geraten war und nie gesehenes Elend wie die Pest hereinbrach. Speziell die Römer mussten mit diesem Bruch der traditionellen Ordnung zurechtkommen. Wie sie das machten, wird in einem eigenen Kapitel gezeigt. Und auf die Rolle des regierenden Pontifex maximus Clemens VI. wird bei der «Pestbesichtigung» von Avignon einzugehen sein.

Insgesamt spielt der Papst in den Pestberichten eine eher untergeordnete Rolle, obwohl er auf dem Höhepunkt der Krise umstürzende Neuigkeiten zu verkünden hatte, wie der florentinische Kaufmann Matteo Villani notierte: «Zur Zeit der todbringenden Pest gewährte Papst Clemens VI. einen umfassenden Ablass von sämtlichen Sündenstrafen für alle, die darum ersuchten, ihre Sünden bereuten und unmittelbar darauf starben.»[21] Diese ganz spezielle Gnade durften jetzt alle Priester, unabhängig von ihrem Rang innerhalb der kirchlichen Hierarchie, sämtlichen Sterbenden zuteilwerden lassen.

Das war ein Angebot, das nichts mit der Vergebung der Sünden nach der Beichte zu tun hatte. Mit dem Generalablass von 1348 wurden den Sterbenden die Strafen erlassen, die sie aufgrund der Sünden, die sie in ihrem Leben begangen hatten, im Fegefeuer abzubüßen gehabt hätten. In normalen Zeiten waren für einen solchen Straferlass Sonderleistungen wie Wallfahrten nach Rom, fromme Stiftungen oder auch Zahlungen zu erbringen. Aus der Sicht der Kurie war das nur recht und billig, schließlich gewährte der Papst den Gläubigen damit Gnaden, die er aus dem «Thesaurus ecclesiae», dem Schatz der Kirche, schöpfte. Er bestand aus den guten Werken Christi und der Heiligen und bildete daher einen frei verfügbaren Überschuss an Verdiensten, welcher der sündigen Menschheit zur Tilgung ihrer Vergehen nach dem päpstlichen Verteilungsschlüssel zugutekommen konnte. Diese Streichung jetzt pauschal zu offerieren war ein ungewöhnliches Entgegenkommen, das strikt reglementiert wurde. Wer den Moment der Reue überlebte, ging dieser Sondergnade prompt wieder verlustig, so dass ernsthaft zu erwägen war, ob ein Tod im Augenblick dieser Generalamnestie gegenüber einem stets gefährdeten Weiterleben nicht vorzuziehen war: «Da zu dieser Zeit des sicheren Sterbens alle Christen den Tod stets vor Augen hatten, bereiteten sie sich voller Bußbereitschaft auf ihn vor.» Das war eine typisch merkantile Kalkulation: Lohnte es sich, diese einmalige Gelegenheit zu nutzen, oder nicht?

Welche Wirkungen diese unerhörte Neuerung hatte, ist schwer einzuschätzen. Dachte man sie konsequent zu Ende, musste sie die kirchliche Hierarchie in den Grundfesten erschüttern. Wenn in einer Ausnahmesituation wie der des Jahres 1348 jeder einfache Priester gewähren konnte, was sonst dem Papst allein vorbehalten blieb, stellte sich unabweisbar die Frage, warum das nicht immer und allgemein so gehandhabt werden konnte, und zwar notfalls auch ohne die Spezialerlaubnis der Kirchenführung. Ja, selbst deren Funktion als ganze und damit die Existenzberechtigung des aufwendigen klerikalen Apparats konnte jetzt in Zweifel gezogen werden. Die befristete Übertragung von Sondervollmachten von höheren Klerikern an niedriger positionierte war zudem kein Einzelfall, wie der Bericht der *Historia sicula* belegt: «Als die Pest in Catania am schrecklichsten wütete, übertrug der Patriarch allen Klerikern, auch den jüngsten von ihnen, die gesamten priesterlichen Vollmachten, die er selbst als Bischof und Patriarch innehatte.»[22] Noch radikalere Lösungen praktizierten englische Kirchenfürsten auf dem Höhepunkt des Massensterbens.

Insgesamt aber nimmt die Kirche mit ihrem Personal in den meisten europäischen Pestberichten einen eher untergeordneten Platz ein, natürlich mit Ausnahme der von Geistlichen selbst verfassten Schilderungen. In der Mehrzahl der Chroniken verschmelzen Kleriker und Laien zu einer grauen Einheitsmasse, aus der einzelne heroische Selbstaufopferungen herausragen, in der insgesamt aber der krasse Egoismus des Überleben-Wollens um jeden Preis überwiegt, auch um den Preis der Verletzung heiliger Pflichten. Dass die Geistlichen als Gruppe hier keine Ausnahme bilden, ist den Chronisten in der Regel nur beiläufige Bemerkungen wert: «Unterdessen hatte sich das Sterben unter den Bewohnern Messinas so ausgebreitet, dass viele den Priestern ihre Sünden beichten und ihr Testament verfassen wollten. Aber die Priester, Juristen und Notare lehnten es ab, in die Häuser zu gehen.» Von den höheren Weihen des geistlichen Standes und den Gnaden, die davon auf den Charakter des Geweihten ausgehen sollten, war also im konkreten Verhalten keine Spur zu erkennen – in dieser pauschalen Diagnose sind sich fast alle Berichterstatter einig: «Ein Pestkranker lag verlassen in seinem Haus. Keiner seiner Angehörigen wagte sich auch nur in seine Nähe ... Kein Arzt kam herein. Der Priester war angsterfüllt und reichte die Sterbesakramente nur furchtsam.»[23] Immerhin kam er noch, im Gegensatz zu so vielen seiner Kollegen, die laut den Chronisten die Ausübung ihres Amtes schlicht verweigerten oder, schlimmer noch, meistbietend verkauften: «Die Priester und Bettelmönche gingen in größter Zahl nur noch zu den Reichen und ließen sich von diesen so üppig bezahlen, dass sie selbst reich wurden.»[24]

Die letztere Notiz fällt mit ihren Ressentiments gegen angeblich hemmungslose Bereicherung der Geistlichen aus dem Rahmen, fügt sich mit ihrer kirchenkritischen Tendenz aber in den Rahmen der allgemeinen Berichterstattung ein: Priester sind Menschen wie alle anderen auch. Sie behaupten, ihr Leben Gott gewidmet zu haben und dadurch von niedrigen irdischen Begierden und Ängsten befreit zu sein, doch dieser Anspruch hält der Feuerprobe der Pest nicht stand. Das war an sich keine neue Erkenntnis, denn dass Geistliche und speziell Bettelmönche den natürlichen Leidenschaften, speziell den geschlechtlichen, eher noch heftiger frönten als die Laien, war ein unerschöpfliches Thema von Fastnachtskomödien und Novellen und spiegelt antiklerikale Gemeinplätze der Zeit wider. Doch eine solche Hingabe an das Menschlich-Allzumenschliche war nicht dasselbe wie die Pflichtverweigerung im Augenblick des Todes. Insofern wurde die vorher bestehende Krise der Kirche und der Kleriker durch die Erfahrung der Pest nicht ausgelöst, sondern zugespitzt.

Das insgesamt ernüchternde Bild von der Rolle der Geistlichkeit in der Pestzeit bündelt die Wahrnehmung der Zeitgenossen, besagt aber nicht automatisch, dass es tatsächlich so gewesen sein muss. Denn diese Wahrnehmung ist in hohem Maße subjektiv, von ganz persönlichen Feindbildern, Vorlieben, Interessen und Erfahrungen geprägt. Inwieweit die Berichte verbreitete Stimmungen und Bewertungen am jeweiligen Ort wiedergeben, lässt sich aus einleuchtenden Gründen ebenfalls nicht näher bestimmen, denn die übergroße Mehrheit der Zeitzeugen hat die Pest ja erlebt und erlitten, ohne Zeugnisse zu hinterlassen. Wie die nicht alphabetisierten Schichten, die summarisch auch in Kulturmetropolen wie Florenz weit mehr als die Hälfte der Bevölkerung ausmachten, das Wüten der Epidemie erfuhren, lässt sich, wenn überhaupt, nicht aus Worten, sondern nur aus kollektiven Aktionen ableiten. Zieht man dennoch mit der gebotenen Vorsicht Bilanz, so schlägt ein sehr allgemeiner Ernüchterungseffekt zu Buche: Die Kirche hatte keine allgemein befriedigende Deutung der Katastrophe zu bieten und wurde durch ihr Auftreten im Verlauf der Pest insgesamt entzaubert. Dass die Plötzlichkeit und Unbegreiflichkeit des Verhängnisses, das über die Menschen hereinbrach, allgemeine Ratlosigkeit zur Folge hatten, gehört zum kleinsten gemeinsamen Nenner der Pestberichterstattung. Umso wichtiger wurde im Zeichen der allgemeinen Verunsicherung die individuelle Orientierung an unverrückbaren Fixpunkten. Diese Gewissheiten aber musste jeder Einzelne für sich selbst ausloten und ausfindig machen.

Worin bestanden diese Sinnfindungen? Manche Chronisten behaupten, dass viele Menschen als Folge der Pest an gar nichts mehr oder höchstens noch an die Allgewalt des Teufels glaubten, und machen diese Aussage an der moralischen Zügellosigkeit breiter Kreise während des Massensterbens fest. Doch ist auch hier zwischen der Wahrnehmung und den historischen Fakten zu unterscheiden. Wie weit solche «ausschweifenden» Verhaltensweisen tatsächlich verbreitet waren, konnten schon die Zeitgenossen unmöglich genauer ermessen. So spricht manches dafür, dass es sich nicht selten um einen verbreiteten Gemeinplatz handelte. Einzelne werden darüber hinaus tatsächlich den Schluss gezogen haben, dass eine Welt, in der die Zerstörung so ungehemmt wütete, unter die Herrschaft der Hölle geraten sei. Doch eine so radikale Abwendung von allen überlieferten Gewissheiten und Gewohnheiten kam für die große Mehrheit gewiss nicht infrage. Viel eher brachen unter dem Eindruck der Katastrophe ältere, vom Christentum notdürftig überdeckte Weltsichten und Verhaltensweisen wieder durch.

Wie eine positive Schlussfolgerung aus den Schreckenserlebnissen gezogen werden konnte, zeigt die Chronik der *Monumenta Pisana*, die nicht nur die Geschehnisse selbst, sondern auch die Erfahrungen der nachfolgenden Jahrzehnte resümiert: «Doch sage ich euch, dass die Menschen sich bemühten, einander zu helfen. Obgleich jeder starb, der entweder einen Toten oder seine Sachen, sein Geld oder seine Kleider anfasste, blieb kein Verstorbener in seinem Haus zurück. So groß war die Gnade Gottes, dass alle, die sich gegenseitig halfen, sich schon wie Tote betrachteten und sich sagten: Helfen wir dabei, andere zu begraben, damit auch wir begraben werden.»[25]

Von Priestern ist bei dieser solidarischen Hilfsaktion ausdrücklich nicht die Rede. Im Augenblick der höchsten Not konnte die Lehre also lauten, dass es auch ohne Kirche ging, nicht jedoch ohne Glauben. Diejenigen, die sich bei dem mildtätigen Werk, die Toten zu begraben, selbst den Tod holten, waren sicher, sich damit die Gnade Gottes zu verdienen. Das Schockerlebnis des seriellen Todes dürfte somit individuelle Glaubenshaltungen und Glaubensstärke sowie nachbarschaftliche und genossenschaftliche Gemeinschaftsbindungen verstärkt und damit zugleich eine gewisse Distanz zur Kirche und ihrer Hierarchie gefördert haben. Doch das war nicht die einzige Art, auf die große Erschütterung von 1348 zu reagieren.

Unzufriedenheit mit dem Heilsvermittlungsangebot der Kirche hatte sich lange vor dem Ausbruch der Pest manifestiert. Das Unbehagen an ihr hatte viel mit ihrem Reichtum zu tun, der sich seit dem zwölften Jahrhundert durch Schenkungen und Hinterlassenschaften stetig vermehrt hatte. Diese Vermögenswerte kamen in besonderem Maße den höheren kirchlichen Chargen wie Kardinälen und Bischöfen und vor allem dem Papst zugute, der an der Spitze der Abschöpfungshierarchie stand und deren Methoden durch eine ausgeklügelte Besteuerungspolitik stetig verfeinerte. Dabei tat sich vor allem der zum Zeitpunkt seiner Wahl im Jahr 1316 bereits greise Papst Johannes XXII. aus dem südfranzösischen Cahors hervor, der in den achtzehn Jahren seines Pontifikats vorher nie gesehene Geldströme nach Avignon lenkte. Damit erregte er die Kritik radikaler Kreise, die die Armut Christi und seiner Jünger als das ewig gültige Ideal und Vorbild der Kirche priesen, was der «Steuerpontifex» postwendend bestritt: Seiner Ansicht nach hatten auch der Erlöser und die Apostel Besitz gehabt.

Der Einspruch gegen die reiche Kirche erfolgte vor allem aus dem Franziskanerorden, der sich kurz nach 1200 selbst als eine Gegenbewegung zur komfortabel etablierten Amtskirche gebildet hatte und nicht ohne Mühe und ideologische Verrenkungen in diese integriert worden war – im Gegensatz zu weiterhin «wilden» Armutsbewegungen, die von den Päpsten als ketzerisch gebrandmarkt worden waren, sich aber trotzdem großen Zuspruchs und Zulaufs vor allem aus den unteren Bevölkerungsschichten erfreuten. Zu solchen Gegengruppierungen von unten zählten die sogenannten Flagellanten, die sich in streng organisierten Umzügen selbst blutig peitschten. Ihr Auftreten ist erstmals im Perugia des Jahres 1260 bezeugt und verbreitete sich von dort über Norditalien und die Alpen nach Mitteleuropa. Ihre religiöse Motivation bestand darin, durch die rituelle Selbstzüchtigung Buße zu tun, damit

Gott gnädig zu stimmen und auf diese Weise den drohenden Untergang der Welt zu verhindern oder sich auf diesen vorzubereiten. Diese «Geißler»-Umzüge sollten aus denselben Gründen während der Pestjahre eine wahre Hochkonjunktur erleben, vor allem im Gebiet des heutigen Deutschland.

In welchem Maße diese Symptome religiöser Unruhe und Unrast mit ökonomischen Ursachen zusammenhängen, ist schwer zu bestimmen. Sicher ist, dass die Bevölkerung Europas bis in die 1320er-Jahre lange und stetig zugenommen hatte, ohne dass sich der Zuwachs genauer beziffern ließe. Vor allem in den größeren Städten hatte die wachsende Bevölkerung gravierende Auswirkungen. Erstmals seit der Spätantike galt es wieder, mehr als einhunderttausend Einwohner innerhalb der Stadtmauern mit Lebensmitteln zu versorgen, und das hieß nach den Ernährungsgewohnheiten der unteren Schichten: mit genügend erschwinglichem Brot zu beliefern. Das konnte nur gelingen, wenn die dafür zuständigen Organe ungehinderten Zugriff auf ein ausgedehntes Landgebiet (in Italien *contado*) hatten. Für die italienischen Stadtrepubliken, die auch in dieser Hinsicht eine Vorreiterrolle spielten, war damit schon aus rein wirtschaftlichen Gründen der Zwang zur territorialen Expansion gegeben. Politische Unabhängigkeit ließ sich längerfristig nur durch Versorgungsautarkie zumindest in «Normaljahren» behaupten, was schon seit der Mitte des dreizehnten Jahrhunderts dazu führte, dass die kleineren und mittleren dieser Kommunen von den größeren Nachbarn entmachtet und deren *contado* einverleibt wurden.

Im Heiligen Römischen Reich standen die großen Reichsstädte vor demselben Problem, doch waren hier der «Arrondierung» größerer Gebiete durch die starke territoriale Zersplitterung und die Konkurrenz fürstlicher Herrschaftsgebiete engere Grenzen gezogen. Metropolen wie Paris oder London wiederum waren darauf angewiesen, durch königliche Lizenzen ähnliche Abschöpfungsprivilegien zu erhalten, wie sie sich die italienischen Städte in einem langen und zähen Ringen erobert hatten. Für Paris umfasste dieser «Versorgungsgürtel» im Laufe der Zeit über die Ile de France hinaus große Teile Nordfrankreichs.

In diesen «Lieferungszonen» hatten die städtischen Gremien weitreichende Verfügungs- und Zugriffsvollmachten. Sie konnten die benötigten Mengen an Lebensmitteln reservieren, notfalls requirieren und, je nach geschätztem Ernteausfall, auch die Aufkaufpreise festsetzen, zumindest auf dem Papier. Ob sich diese von den Interessen der Metropole diktierten Konditionen auch durchsetzen ließen, stand auf einem anderen Blatt. Bezeichnenderweise war das Metier des städtischen Getreideaufkauf-Kommissars jahrhundertelang auf dem Land das verhassteste von allen. Bei guten Erträgen mochte dieses einseitig zum Vorteil der Stadt installierte System einigermaßen funktionieren; fielen die Erntemengen aber knapp aus, begann der Kampf ums Überleben auf dem Land – mit dem Resultat, dass die ihrer Versorgungsbasis beraubte Landbevölkerung spätestens ab April, wenn die Bestände des alten Jahres zur Neige gingen, in die Stadt strömte und dort die Zahl der Hungernden stark vermehrte. Traten solche Versorgungsengpässe ein, war somit guter Rat teuer, und zwar im wahrsten Sinne des Wortes. Handelsmetropolen mit einer finanzstarken Herrschaftsschicht wie Venedig konnten auf dem Seeweg die rettenden Importe beziehen; dort, wo der Papst residierte, verhinderte er mit seinen umfangreichen Finanzmitteln gemeinhin das Schlimmste. Für die übrigen Städte sah es schlechter aus. Sie konnten zwar Höchstpreise für Getreide festlegen, doch dann wanderten die wenigen noch verfügbaren Bestände an Plätze ohne solche Restriktionen ab, was die Lage weiter verschlimmerte.

Wenn die städtischen Getreidereserven knapp wurden oder gar ganz auszugehen drohten, verdoppelten oder verdreifachten sich die Brotpreise innerhalb weniger Wochen, so dass ungefähr zwei Drittel der Bevölkerung ihr Grundnahrungsmittel, für das sie schon in normalen Zeiten mehr als die Hälfte ihres Budgets ausgaben, nicht mehr in ausreichender Menge beziehen konnten. Zu diesem größten anzunehmenden Unfall der inneren Politik Alteuropas kam es mit einer gewissen Regelmäßigkeit, da sich weit unterdurchschnittliche Ernten außer in international angebundenen Hafenstädten wie Venedig und Genua nicht ausgleichen ließen. Diese Krisenfrequenz dürfte sich bei steigenden Bevölkerungszahlen seit der Mitte des dreizehnten Jahrhunderts etwas beschleunigt und bei einem mittleren Versorgungsengpass alle fünfzehn und einer gravierenden Hungerkrise alle fünfundzwanzig Jahre eingependelt haben.

Hat sich dieser Rhythmus im Vorfeld der Pest von 1348 signifikant beschleunigt? Trifft die Pest auf ein ausgehungertes, gesundheitlich geschwächtes Europa, ist das Massensterben nur die finale Klimax nach vielen vorangegangenen Krisen? Diese in der Pestforschung vorherrschende These überstrapaziert den Krisen-Begriff, denn so wäre «Krise» in jedem Jahr mehr oder weniger überall. Es fällt nicht schwer, aus städtischen Chroniken eine solche Allgegenwart der Krise herauszufiltern: hier eine Brotteuerung, dort ein Hungersterben, zum Beispiel in Florenz im unmittelbaren Vorfeld der Pest. Doch solche Situationen gehören zur Normalität einer Vergangenheit, die im saturierten Mitteleuropa erst durch die «Coronakrise» ansatzweise wieder ins Bewusstsein gehoben wurde. Speziell in den großen Städten blieb die Versorgungslage immer prekär. Spätestens nach Weihnachten richteten sich ängstliche Augen der unteren Schichten und entsprechend sorgenvolle Blicke der städtischen Organe auf Vorräte und die Bestellung der Felder. Um eine sehr schnell aufkommende – manchmal berechtigte, oft aber auch grundlose – Panik breiterer Bevölkerungskreise zu verhindern, erfanden die politisch Verantwortlichen Beschwichtigungsrituale wie das ostentative Zurschaustellen gefüllter Getreidesäcke und überquellender Brotbänke. Manchmal organisierten sie sogar ein öffentliches Schau-Backen mit Gratisausteilung der dabei produzierten Brote.

Insgesamt bewältigten Grundbesitzer, Importeure, Aufkauf-Kommissare, Müller und Bäcker das schwierige Unterfangen der Massenversorgung sehr viel besser, als man angesichts der Begrenztheit der Ressourcen, des Chaos der administrativen Zuständigkeiten und des bescheidenen Repertoires an Erzwingungsinstanzen erwarten sollte. Das gilt ausdrücklich auch für die Pestmonate selbst. Von einem Massensterben aus Versorgungsmangel ist in den Quellen kaum je die Rede, von Inflation im Lebensmittelbereich nur gelegentlich. Das Fehlen solcher Meldungen mag teilweise dadurch zu erklären sein, dass die Schrecken der massenhaften Infektion alle anderen Wahrnehmungen überdeckten. Trotzdem ist davon auszugehen, dass die Grundversorgung der städtischen Bevölkerung auch in Pestzeiten auf einem einigermaßen erträglichen Niveau gewährleistet blieb. Für die in den Quellen allenfalls am Rande notierte Vitalität breiter Kreise, den Willen zum Überleben trotz allem, ist das ein eindrucksvolles Zeugnis.

ZWEITER TEIL

DIE MENSCHEN UND DIE PEST

1. *Überlebende berichten*

Legt man alle europäischen Pestberichte von einiger Ausführlichkeit vergleichend nebeneinander, fällt auf, dass sie sich zu mindestens drei Vierteln inhaltlich decken. Die Übereinstimmung in der Darstellung und meistens auch in der Kommentierung und Bewertung der Ereignisse und ihrer Folgen leitet sich nahtlos aus den bislang zusammengetragenen Koordinaten ab, also aus der Erfahrung einer im Großen und Ganzen ähnlichen Notstandssituation. Leitmotive sind die Plötzlichkeit und Heftigkeit des Krankheitsausbruchs, das Entsetzen über die Symptome der Seuche, die Rat- und Hilflosigkeit der Mediziner, die Wirkungslosigkeit der Gegenmaßnahmen, die Risse und Brüche im sozialen Gefüge, speziell im familiären Zusammenhalt, der Zusammenbruch der gewohnten Riten, vor allem beim Sterben und Begräbnis, und schließlich die Angst vor der Verwilderung der Sitten und der Erosion der öffentlichen Ordnung. Eine Aneinanderreihung dieser Standard-Zeugnisse ergibt ein Bild von ungewöhnlicher Geschlossenheit, ja Monotonie.

Doch glücklicherweise erschöpfen sich die Quellen nicht in diesen weitgehend austauschbaren Versatzstücken der Überlieferung. Sie sind darüber hinaus sehr individuelle Versuche, das meistens selbst erlebte Geschehen über die bloße Schilderung hinaus zu verstehen, es mit der eigenen Lebensgeschichte zu verknüpfen, Sinn aus ihm zu filtern, Therapie in eigener Sache zu betreiben, Folgen zu ermessen und Zukunftsperspektiven daraus zu entwickeln.

Wie an alle Zeugnisse der Vergangenheit ist selbstverständlich auch an diese Überlieferung die Frage zu richten, ob sie die Ereignisse so schildern, wie es wirklich gewesen ist, also in welchem Maße sie dem Szenarium entsprechen, das sich nach heutigem Wissensstand zugrunde legen lässt. Sie ist in den vorangehenden Abschnitten bereits pauschal in vieler Hinsicht beantwortet worden: Es gibt einige relativ gesicherte Fakten, vor allem zum Eintreffen der Seuche vor Ort, aber so gut wie kein statistisch auswertbares Material, etwa zu Opferzahlen und Mortalitätsraten. Umso ausführlicher erzählen die Quellen von menschlichen Tragödien, von verbreiteter Feigheit und seltenem Opfermut, vom Untergang alter Geschlechter und vom Aufstieg schamloser Profiteure. Auch diese Schilderungen, die subjektiv fraglos wahr sind, da sie persönliche Erschütterung spiegeln, fallen über alle Sprachgrenzen hinweg erstaunlich einheitlich aus und müssen sich die Frage gefallen lassen, ob sie harte, empirisch gesicherte Tatsachen widergeben – so schwer diese auch zu ermitteln sind.

Sehr summarisch betrachtet, ist auch hier Skepsis angebracht. Große Katastrophen werden im Rückblick der Überlebenden fast immer dramatischer ausgestaltet, als sie tatsächlich waren. Dass das Erlebte im Rückblick mit erfundenen Schilderungen des äußersten Grauens übersteigert wird, lässt sich leicht belegen, zum Beispiel durch maßlos übertriebene Angaben zur Zahl der Pestopfer, die oft die Zahl der Einwohner insgesamt übertreffen. Skepsis ist auch deshalb vonnöten, weil das unaussprechlich Schreckliche und maßlos Empörende und die damit verbundenen Tabubrüche fast immer nicht selbst erlebt oder auch nur mit eigenen Augen gesehen wurden. Stattdessen berufen sich die Chronisten bei der Ausmalung solcher Szenarien mit bezeichnender Einhelligkeit auf vermeintlich sichere Zeugen, die die Wahrheit des Geschilderten verbürgen sollen. Doch deshalb sind ihre Berichte noch keine «fakes». In Einzelfällen können solche Darstellungen auf die Gestaltungskunst wirkungsbewusster Literaten zurückgehen, doch sind sie in der Regel vom Glauben daran geprägt, dass es so und nicht anders wirklich gewesen ist. Dass es andere noch viel schwerer getroffen hat, das man selbst um Haaresbreite dem größten denkbaren Schrecken gerade noch entrinnen konnte, ist ein wichtiger Aspekt der Selbstvergewisserung und der Selbsttherapie, durch die die eigene Situation erträglich gemacht werden soll. Das eigene Schicksal, die selbst erlittenen Verluste, die veränderte Lebenslage nach der Pest, die nach einer kurzen Phase der Euphorie aufgrund des eigenen Überlebens regelmäßig in einen grauen Alltag mündet, der oft schwieriger als vorher zu meistern ist – all das ist leichter hinzunehmen, wenn man sich im Vergleich mit den besonders grausam Getroffenen privilegiert fühlen darf. Dieser mentale Faktor ist bei der Auswertung der Pestzeugnisse stets in Rechnung zu stellen. Daher darf es im Folgenden nicht nur um die Wahrheit der bloßen Fakten gehen, sondern auch um die Frage, ob die Schilderung des eigenen Erlebens und der eigenen Wahrnehmung als authentisch gelten kann oder aber zu Zwecken der Selbstprofilierung, zur Ausbildung von Feindbildern oder aus anderen Gründen bewusst instrumentalisiert und daher verfremdet wurde.

In welchem Verhältnis sich Mut und Angst, Treue bis in den Tod und ängstliches Meiden der Infizierten, Pflichterfüllung und feiges Im-Stich-Lassen auf dem Höhepunkt der Seuche gegenüberstanden, lässt sich statistisch nicht erfassen, sondern kann nur aus dem individuellen Blickwinkel des Chronisten abgeleitet werden. Doch das mindert den Wert der betreffenden Beobachtungen nicht, im Gegenteil: Erst wenn die Schilderungen der Epidemie als subjektive und in ihrer Subjektivität wahre Zeugnisablegung, als Abspiegelung einer Persönlichkeit und ihrer Lebensverhältnisse verstanden werden, erschließt sich der dramatische Gehalt der Epidemie in seiner ganzen Wucht und Vielfalt. Denn dann gibt es nicht die eine, so vieles gleichmachende Seuche, sondern so viele Facetten der Katastrophe, wie es Berichterstatter gibt. Jeder erlebt seine eigene Pest, und jeder entwickelt seine eigene Strategie, sie zu überleben und nach der Katastrophe neu anzufangen.

Die Lektüre der Pestberichte gleicht somit einer Reise durch eine finstere, sinnverkehrte oder sinnentleerte, in jedem Fall unwirkliche Gegenwelt. Diese Eindrücke lassen sich im Nachhall des Covid-19-Jahres 2020 unschwer nachvollziehen, obwohl die konkreten Auswirkungen beider Pandemien weit auseinanderklaffen. So bietet es sich an, die Pestberichte auch wie einen Reisebericht zu lesen. Für diese Textgattung – das hat die Literaturwissenschaft eindrucksvoll belegt – ist das von zu Hause mitgebrachte kulturelle Gepäck ausschlaggebend. Das Fremde wird durch die Brille des Vorwissens gesehen oder ausgeblendet, es wird mit den Vorannahmen in Übereinstimmung gebracht und dadurch als Bestätigung lange vorher festgelegter weltanschaulicher Koordinaten verstanden. Die irritierende Andersartigkeit des Geschehens wird auf diese Weise weitgehend ausgeblendet. Dasselbe gilt für die Wahrnehmung der Pest, die in ihrer faktischen Fremdheit kaum zu überbieten war. Deshalb muss sie durch die Beschreibung heimgeholt, eingebürgert und bei all ihrer Entsetzlichkeit vertraut gemacht werden. Denn nur so kann sie domestiziert, das heißt: gezähmt und beherrscht werden. Nur so lässt sich verhindern, dass sie die Lebensordnung, die nach ihrem Wüten mühsam wiederaufgebaut wurde, genauso zerstört wie zuvor so viele einzelne Schicksale.

Wahrnehmung hängt von einer Vielzahl von Faktoren ab. Der wichtigste ist um die Mitte des vierzehnten Jahrhunderts die Stadt als Lebensraum. Dieser Raum ist heute weitgehend austauschbar geworden, nicht zuletzt deshalb, weil man sich während des behördlich angeordneten Covid-19-Notstands in virtuelle Welten zurückziehen konnte, die keinen Beschränkungen unterliegen. Solche Refugien hatten die Menschen der Jahre 1347 bis 1353 nicht. Im Gegensatz zu heute war die Stadt für sie nicht ein mehr oder weniger beliebiger und leicht austauschbarer Aufenthaltsort, sondern eine Stätte der tiefen Verwurzelung und der gemeinsamen Werte. So bietet es sich an, die Reise durch die erlebte Pest nach Städten zu sortieren und innerhalb der Stadt, nach einer kurzen Zusammenfassung der nüchternen Fakten, die Berichterstatter mit ihrer subjektiven Wahrheit zu Wort kommen zu lassen. Wie jede Zeitreise wird auch sie die Lesenden mit irritierender Andersartigkeit, aber, im Nachhall von Covid-19, auch mit überraschenden Ähnlichkeiten bekannt machen und konfrontieren.

2. *Kaufleute, Literaten und Parvenüs in Florenz*

Die erste Station des europäischen Pest-Parcours ist Florenz. Dieser Vorrang ist den Florentinern aus dem Herzen gesprochen. Sie betrachteten sich als das geistig regsamste, lebendigste, ökonomisch und künstlerisch produktivste Volk Italiens und das heißt: der Welt. Als kulturelles Salz der Erde nahmen sie die Schattenseite dieser allseitigen und alles umfassenden Regsamkeit und Beweglichkeit in Kauf, wie sie ihr berühmtester Sohn Dante Alighieri in eine einprägsame Metapher fasste: Florenz ist wie eine kranke Frau, die sich im Bett hin- und herwirft, weil sie keine bequeme Ruheposition findet. Mit dieser bequemen Lage meinte der Dichter eine soziale und politische Verfassung, die Stabilität und Kontinuität garantierte. Die permanente Unruhe seiner Heimatstadt erfuhr Dante, Jahrgang 1265, am eigenen Leib. Er setzte als Lokalpolitiker auf die falsche Partei und wurde Anfang 1302 für den Rest seines Lebens, das im September 1321 in Ravenna endete, aus Florenz verbannt. Die florentinische Unruhe brachte aber nicht nur permanente innere Konflikte mit sich, sondern auch kulturelle Produktivität und Erneuerungskraft. Das alles wurde durch die Ausnahmesituation der Pest weiter gesteigert und schlug sich in einer vielstimmigen Überlieferung der Katastrophe nieder. Die reine Faktenlage ist schnell zusammengefasst. So erreichte die Pest das Banken-, Großhandels- und Textilproduktionszentrum Florenz im Frühjahr 1348 und reduzierte die dortige Bevölkerung enorm, ohne dass sich dafür eine sichere Quote angeben lässt; Kalkulationen, die in Wirklichkeit Schätzungen sind, reichen von dreißig bis sechzig Prozent der Bevölkerung. Und auch die Wahrnehmung der Pest weicht in wichtigen Punkten weit voneinander ab.

Der Kaufmann Matteo Villani und die strafende Hand Gottes

Das erste Wort soll ein Großhändler haben, denn in den großen Krisen sind die Kaufleute am verlässlichsten. Sie sind darauf angewiesen, Nachrichten kritisch zu überprüfen, Gerüchte als solche zu erkennen, bei den harten Fakten zu bleiben und alles so präzise wie möglich zu berechnen. Tun sie das nicht, sind sie geschäftlich verloren, auch wenn sie die Katastrophe rein physisch überleben. Zudem sind sie am wenigsten von der Sucht infiziert, jenseits der nackten Tatsachen übergeordnete Deutungszusammenhänge zu konstruieren, diese dann sinnstiftend in die Erzählung einfließen zu lassen und auf diese Weise vieles zu verfälschen. Aus diesen Gründen ist der knappe Bericht des Kaufmanns Matteo Villani über die Pest in seiner Heimatstadt Florenz der bei Weitem nüchternste und glaubwürdigste.

Matteo Villani war der jüngere Bruder des Großhändlers Giovanni Villani, mit dem zusammen er die Geschäfte der Familienfirma führte. Giovanni war, wie manche seiner Zunft, im Nebenberuf Historiker. Seine Geschichte von Florenz erreicht vom Turmbau zu Babel über die sagenhaften Uranfänge der Stadt sehr schnell die selbsterlebte Zeit der späten 1290er-Jahre und geht bis zum Anfang des Jahres 1348, in dem die Darstellung mitten im Satz abbricht – der Chronist wurde ein frühes Opfer der Pest, bevor er ihr Wüten beschreiben konnte. Die jäh abbrechende Erzählung seines Bruders fortzusetzen, war für Matteo Villani eine Pflicht der Pietät und zugleich wie bei allen Pestchronisten ein Akt der Standortbestimmung und Selbstvergewisserung.

Schon Giovanni Villani hatte Zeichen an der Wand gesehen. Ab Mitte der 1340er-Jahre schien die Welt zunehmend aus dem Lot zu geraten. Plötzlich starben kleine Kinder und ihre Mütter, ohne dass die Ärzte dafür eine überzeugende Erklärung parat hatten. 1346 und 1347 waren die Ernten in der Toskana schlecht. Die Folgen waren Brotteuerung, Mangelernährung, daraus resultierende Krankheiten und Hungersnot. In Florenz sollen viertausend Arme, ungefähr vier Prozent der Bevölkerung, daran zugrunde gegangen sein. Für zwei Drittel der städtischen Bevölkerung, die hart am Existenzminimum lebten, wurde der Überlebenskampf durch die Brotteuerung dramatisch.

Auch die besser gestellten Schichten spürten Erschütterungen: 1347 machte die letzte große Handelskompanie, die Firma der Peruzzi, Bankrott. Viele Reiche waren mit dem Verlust ihrer Anteilsscheine plötzlich nicht einmal mehr wohlhabend. Das galt auch für die Brüder Villani, die zeitweise zahlungsunfähig wurden und sich von Schuldhaft bedroht sahen. Dazu kam Ende Januar 1348 ein Erdbeben, das Giovanni Villani wie alle seine Zeitgenossen als unheilvolles Vorzeichen wertete. Kurz darauf war er tot. Legt man seine Einschätzung zugrunde, so traf die Pest, die Anfang April in Florenz Einzug hielt, auf eine Stadt mit einer physisch, ökonomisch und mental schwer angeschlagenen Einwohnerschaft. In diesem negativen Fazit spiegelt sich die Summe eines in Ehren gealterten Mannes, der nach Jahrzehnten geschäftlicher und politischer Erfolge die Erfahrung des persönlichen Niedergangs zu verarbeiten hat und diesen, nicht zuletzt zwecks Selbstrechtfertigung, auf die Stadt und die Zeit als ganze überträgt.

Der anschließende Pestbericht seines Bruders Matteo Villani setzt konventionell ein: «Ich habe am Anfang davon zu berichten, wie das Menschengeschlecht nahezu ausgerottet wurde, und muss daher den Zeitrahmen, die Art und Weise und das Ausmaß dieses Massensterbens darlegen. Den Urteilsspruch zu beschreiben, den die göttliche Gerechtigkeit mit viel Mitleid über die Menschen verhängt hat, die ihrer Sündenzerfressenheit wegen des Jüngsten Gerichts würdig gewesen wären, ist ein Unterfangen, das abschreckt. Aber wenn ich bedenke, welch heilsame Wirkungen aus dieser Erinnerung für die nach uns kommenden Generationen hervorgehen können, will ich Mut fassen und die Erzählung beginnen.»[1]

Aufhorchen lässt das Mitleid *(misericordia)*, das der Chronist in diesem fürchterlichen Strafgericht walten sieht: Wäre es allein nach Gerechtigkeit gegangen, so hätten die Menschen noch viel Schlimmeres verdient. Diese Aussage fällt völlig aus dem Rahmen europäischer Pestberichte heraus. Damit stehen Einordnung und Bewertung des Massensterbens auf höchster Ebene fest. Worin die Sünden bestehen, die jetzt so grausam bestraft werden, warum es auch Neugeborene trifft, die an diesen Missetaten ja gar nicht beteiligt gewesen sein können, wie man den Zorn des Himmels besänftigen könnte – alle diese naheliegenden und von vielen

Zeitzeugen eifrig diskutierten Fragen werden mangels Beantwortbarkeit von Matteo Villani ausgeblendet. Stattdessen geht es für ihn im Folgenden vorwiegend darum, wie man dem Strafgericht trotz des göttlichen Züchtigungswillens entrinnen kann.

In derselben nüchtern-pragmatischen Tonlage, in der der Bericht begonnen hat, wird eine gängige Erklärung geprüft und verworfen: «Im Jahre 1346 nach Christi heilbringender Geburt wurde eine Konjunktion von drei höheren Planeten im Zeichen des Wassermanns festgestellt, in der nach Aussage der Astrologen Saturn dominierte. Daraus sagten die Astrologen große und schwerwiegende Neuerungen voraus. Aber eine ähnliche Konjunktion hatte es in der Vergangenheit schon sehr oft gegeben, ohne dass etwas passiert wäre, so dass darin nicht der ausschlaggebende Einfluss auf die Pest zu sehen ist; dieser besteht allein im göttlichen Urteil, das der absoluten Willensfreiheit Gottes entsprang.»[2] Das war eine bemerkenswerte Absage an vorherrschende Überzeugungen, denn die professionellen Sterndeuter zählten mit Theologen und Ärzten zu den Großen Drei, die erbittert um die Deutungshoheit in Sachen Pest und damit um Rang, Einfluss und Geldmittel rangen.

Auch Villanis Begründung für seine skeptische Haltung verdient Beachtung: Was die Astrologen für so bedeutsam hielten, war nur eine zufällige Koinzidenz, also eine Erklärung, die auf selektiver Wahrnehmung beruht. Danach folgt eine ungewöhnlich genaue Rekonstruktion der Seuchenausbreitung von Ost nach West und von Süden nach Norden. Villani stellt fest, dass die Pest in jedem Ort etwa fünf bis sechs Monate lang wütete, was von der Forschung im Großen und Ganzen bestätigt werden konnte.

Ebenso ernüchternd wie zu den Astrologen ist Villanis Fazit zu den Diagnosen der Mediziner: «Für diese Pestkrankheit hatten die Ärzte auf der ganzen Welt weder Erklärung noch Heilung, weder durch Naturkunde (*filosofia naturale*) noch aus der Physik oder der Astrologie. Einige gingen mit ihren Deutungen hausieren, um damit Geld zu machen, und machten durch ihren eigenen Tod deutlich, dass ihre angebliche Kunst null und nichtig war; immerhin erstatteten einige von ihnen dieses unrechtmäßig erworbene Geld später zurück.»[3]

In dieser Beobachtung ist der Umgang der Menschen mit der Krankheit und damit die Moral der Pestzeit angesprochen. Hier fällt ein erstes, Asien und Europa global umspannendes Urteil des Chronisten vernichtend aus: «So kam es – da sich die Ansteckung mit der tödlichen Infektion durch Blickkontakt oder Berührung zu vollziehen schien – dazu, dass viele, seien es Männer, Frauen oder Kinder, wenn sie Symptome der Ansteckung wie Pestbeulen feststellten, ihre Nächsten im Stich ließen; und daran starb eine unzählige Menge von Menschen, die davongekommen wären, wenn man ihnen in der Not Beistand geleistet hätte.»[4]

Diese Einschätzung passt zu der Erklärung durch den göttlichen Urteilsspruch: Gott stellt die sündigen Menschen auf die Probe, weil er sie, je nach ihren Verdiensten oder nach ihrem Versagen, erlösen oder verdammen will. So kann derjenige, der sich in der Stunde der Not mutig zeigt, durchaus belohnt werden: «Und viele andere, die den Tod in Kauf nahmen, um ihren kranken Verwandten und Freunden zu dienen, kamen mit dem Leben davon und setzten ihren Dienst fort; einige wurden zwar krank, aber überlebten, und viele steckten sich trotz ihres Dienstes nicht an. Daraus zogen sie alle Bestätigung und Bestärkung und halfen sich weiterhin gegenseitig, so dass viele geheilt wurden und den anderen in Sicherheit dienen konnten.»[5] Diese Feststellung bezieht sich ganz konkret auf Florenz und damit auf ein Szenarium, das Villani offenbar selbst erlebt hat. Nochmals scheint die göttliche Gerechtigkeit hinter den Schrecknissen durch – der Weizen trennt sich von der Spreu. Darin besteht also das göttliche Mitleid im göttlichen Strafgericht.

Asoziales Verhalten hingegen wird mitleidlos bestraft: «Die Klugen tadelten das häufig zu beobachtende Verhalten derjenigen, die sich mit Vorräten eindeckten und sich in abgelegene Orte mit gesunder Luft zurückzogen, reichlich ausgestattet mit besten Lebensmitteln und in einer Gegend, wo kein Verdacht bestand, infizierte Menschen zu treffen. Doch an verschiedenen Stellen vernichtete sie das göttliche Gericht (vor dem niemand die Tore verschließen kann) genauso wie diejenigen, die diese Maßnahmen nicht ergriffen hatten.»[6] Die Erfahrung der Pest könnte also als eine Anleitung zur moralischen Besserung verstanden werden: Solidarität wird vom Himmel belohnt, Eigennutz bestraft. Würden die Menschen diese Gesetzmäßigkeit erkennen, wäre ein starker Anreiz zum guten Leben gegeben. Doch so weit ist es noch nicht, erst einmal fällt die Bilanz laut Villani für die Zeit von April bis September 1348 in Florenz grauenerregend aus: «Und es starben in der Stadt Florenz und in ihrem ländlichen Territorium aus jedem Geschlecht und Alter jeweils etwas mehr als drei von fünf Personen, und zwar von den kleinen Leuten mehr als im Mittelstand und in der Oberschicht, und den kleinen Leuten erging es schlimmer, weil die Krankheit bei ihnen früher einsetzte, weil sie weniger Hilfe und stattdessen mehr gesundheitliche Schäden hatten.»[7] Diese Sterberate, so Villani weiter, entsprach in etwa dem Durchschnitt in Asien und Europa, wie aus verschiedenen Ländern berichtet wurde. Hier sprach der gut vernetzte Großhändler. Eine Ausnahme von dieser Regel bildete von den europäischen Metropolen allein Mailand, wo die Seuche so gut wie keinen Schaden anrichtete. Wie es zu dieser Ausnahme kam, lässt der Bericht offen. Davon wird weiter unten zu erzählen sein.

Wie sich die Gottesstrafe auf rein irdischen Wegen vollzog, ist Villani am Schluss nur zwei kürzere Kommentare wert. So wüssten vertrauenswürdige Kaufleute aus Genua davon zu berichten, dass in Asien ein gewaltiges Feuer aus der Erde emporgebrochen oder vom Himmel gestürzt sei, das sich rasend schnell nach Westen ausgebreitet und auf seinem Weg dorthin weite Landstriche verbrannt habe. «Und einige sagen, dass aus dem Gestank dieses Feuers die verderbliche Materie entstanden sei, die dann die Pest verursacht habe. Aber das können wir nicht überprüfen.»[8] Also ist nochmals Skepsis angebracht.

Eine andere Nachricht erscheint Villani dagegen plausibler: «Jetzt wissen wir von einem ehrwürdigen Franziskaner aus Florenz, seines Zeichens Bischof von … (= Lücke im Text), einem glaubwürdigen Mann, der sich in der Zeit der großen Sterblichkeit in der Gegend der Stadt Mekka aufgehalten hatte, dass es in diesem Land drei Tage und Nächte lang Nattern und Blut geregnet hat, was die ganze Gegend verdorben habe. Und in diesem Unwetter wurde auch ein Teil des Mohammed-Tempels zerstört und etwas von dessen Grabmal.»[9] Weiter kommentiert wird dieses übernatürlich anmutende Geschehen nicht; was es mit der nachfolgenden Pest in Europa zu tun haben soll, bleibt vollends offen. So wird allenfalls vage suggeriert, dass der Zorn des Allmächtigen die gesamte sündige Menschheit trifft, «Ungläubige» wie Christen gleichermaßen.

Beide Chronisten-Brüder waren bei der Niederschrift ihrer Berichte nach den Zeitmaßstäben alte Männer. Hohes Lebensalter aber ist in dieser Zeit meistens mit Kritik am moralischen Niedergang der jüngeren Generationen verknüpft, ja nicht selten mit umfassenden Visionen von einem Zeitalter der Dekadenz oder sogar vom Weltuntergang. Eine solche Haltung liegt im Falle Matteos umso näher, als er die verschiedenen Krisenstadien auch als persönlichen und familiären Niedergang erlebte. Dazu dürfte eine andere, generationenspezifische Prägung kommen. Er wurde um 1285 geboren, seine frühe und mittlere Lebenszeit fiel also in die wirtschaftliche Boom- und politische Aufstiegsphase von Florenz, dessen Macht, Rang und Glanz im Jahr des Herrn 1328 sein Bruder in einem von patriotischem Stolz durchpulsten Kapitel mit Enthusiasmus und zugleich mit merkantiler Genauigkeit beschrieb. Der Optimismus, dass alles schon wieder gut oder sogar besser werde, und der Pessimismus, dass sich die Welt im Niedergang befinde, stehen in seinem Bericht zunächst unverbunden nebeneinander. Allerdings fällt seine Bilanz der Pestereignisse am Ende düster aus: «Man glaubte, dass die Menschen, denen Gott durch seine Gnade das Leben erhalten hatte und nachdem sie die Ausrottung ihrer Nächsten gesehen und von allen Nationen der Welt dasselbe gehört hatten, besser, nämlich demütiger tugendhafter und glaubensstärker werden, sich von Unrecht und Sünden fernhalten würden und stattdessen liebevoller und hilfsbereiter miteinander umgehen würden.»[10] Doch genau das Gegenteil war der Fall: «Da die Menschen nur noch wenige waren und durch Erbschaften und Übernahme verwaister Grundstücke reich geworden waren, vergaßen sie die vergangenen Dinge, so, als seien sie nie gewesen, und gaben sich Ausschweifungen und einem lasterhaften Leben mehr als zuvor hin. Da sie mehr Zeit als nötig hatten, prassten sie in der Sünde der Völlerei und Schlemmerei, ließen sich erlesene Fleischspeisen schmecken, frönten dem Glücksspiel, überließen sich der Wollust und dem sittenlosen Kleiderluxus und führten überall neue Sitten ein. Und die kleinen Leute, Männer wie Frauen, hatten keine

Lust mehr zu arbeiten, weil sie Überfluss an allem hatten.»[11] So wie in Florenz ging es überall zu, denn die Menschen glaubten, «dass die Hand Gottes müde geworden sei» – müde von der Züchtigung durch die Pest. Doch das war ein fataler Irrtum: «Aber laut dem Propheten Jesaia ist der Zorn Gottes so wenig erschöpft wie seine Hand.»[12]

Die definitive Schlussbilanz lautete also: Die nächste Pest kommt bestimmt, und zwar verdientermaßen und mit heilsamen Wirkungen, also mit Notwendigkeit. Die positiven Effekte sind nicht von Dauer, denn die moralische Besserung stellt sich nur während ihres Wütens ein. Danach sind die Menschen wie nach der Sintflut – die schlechten alten Gewohnheiten sind stärker als die kurze Erschütterung aller Gewissheiten.

Doch die Hoffnung stirbt stets zuletzt. Im Falle Matteo Villanis sollte sich selbst das letzte Fünkchen Zuversicht, das in seinem Bericht noch durchscheint, schon bald als Illusion erweisen. 1362, inzwischen hoch in den Siebzigern, geriet er als vermeintlicher Staatsfeind ins Visier der Machthaber. Offenbar wurde der greise Chronist mit seinen «liberalen», an einer verklärten Vergangenheit mit offenerem politischem Wettbewerb ausgerichteten Vorstellungen zunehmend als störend empfunden und daher von allen politischen Ämtern ausgeschlossen. 1363 starb er an der Pest, als diese in einem zweiten Anlauf nach Florenz zurückkehrte.

Der Verlierer Marchionne und die schrecklichen Parvenüs

Eine ganz andere Grundstimmung herrscht im Bericht des Marchionne di Coppo Stefani (mit regulärem Tauf- und Familiennamen Baldassare Bonaiuti) über die Pest in Florenz vor. Erschütternder, empörender, aber auch rührender als er hat niemand die Auflösung aller gesellschaftlichen und menschlichen Bindungen, Werte und Normen in der Zeit der Epidemie beschrieben. Das hat seinem Text den problematischen Ruf der eindringlichsten Zeitzeugenschaft und Wirklichkeitsnähe eingebracht.

Seine Beschreibung beginnt mit nüchternen Beobachtungen, die sich mit denen Villanis decken: Das Massensterben bricht urplötzlich über die Stadt herein, kaum jemand überlebt die Ansteckung länger als vier Tage, die Ärzte sind ratlos, ihre Rezepte wirkungslos. Das allgemeine Empfinden der Hilflosigkeit vor dem Unbekannten und damit des Ausgeliefertseins erzeugt Angst und Panik. Das liegt auch an den Symptomen, die nie zuvor gesehen wurden: Schwellungen an der Leiste oder unter der Achsel, hohes Fieber, blutiger Auswurf. Der Grauen erregende Verlauf der Krankheit löst elementare Fluchtinstinkte aus: «Das Kind verließ den Vater, der Mann die Frau, die Frau den Mann, der Bruder den Bruder, die Schwester die Schwester.»[13] Ärzte sterben oder fliehen; die wenigen, die sich in die Häuser der Siechen trauen, kassieren vorher horrende Honorare ab, fühlen den Puls mit abgewandtem Kopf, schütteln Urinproben im Glas und machen, dass sie davonkommen. Ausrichten können sie ohnehin nichts. Aber nicht nur die familiären, auch die kirchlichen und religiösen Bindungen lösen sich auf: «Und diejenigen, die starben, hatten weder Beichtväter noch Sakramente.» Diese pauschale Feststellung relativiert Marchionne wenige Zeilen danach beträchtlich: Die Priester und die Mönche kümmern sich nur noch um die Reichen und werden dadurch selber reich. Dieses schamlose Treiben ruft schließlich offizielle Stellen auf den Plan: «Daher schrieben die Behörden vor, dass ein Einzelner nur eine begrenzte Zahl von Geistlichen seiner Pfarrei bei sich haben durfte. Und diese Zahl wurde auf sechs festgesetzt.»

Die Aussage dieser Passagen ist eindeutig: Die Männer der Kirche, die mit gutem Vorbild vorangehen sollten, sind genauso habgierig wie Ärzte, Krankenpfleger, Apotheker, Produzenten von Totenbahren und Totengräber. Die Göttlichkeit der christlichen Religion findet in ihren irdischen Dienern keinen Widerhall. So ist es kein Wunder, dass alle ein Maximum an Profit herausschlagen wollen. Fast die Hälfte von Marchionnes Bericht ist minutiös den wirtschaftlichen Folgen der Pest gewidmet. «Die Totengräber, die ihren Dienst versahen, erhielten so hohe Löhne, dass viele dadurch reich wurden … Diener oder andere, die sich um die Kranken kümmerten, ließen sich mit drei *fiorini* pro Tag bezahlen, und alles wurde immer teurer. Die Dinge, die die Kranken bevorzugt verzehrten, vor allem Süßigkeiten und Zucker, wurden schier unbezahlbar. Masthähnchen und anderes Geflügel waren sehr teuer, und Eier kosteten zwischen 12 und 24 *denari*, und wer mehr als drei von diesen am Tag fand, durfte sich glücklich schätzen, selbst wenn er dafür die ganze Stadt durchforsten musste. Und Wachs zu finden, kam einem Wunder gleich. Ein Pfund Wachs hätte mehr als einen *fiorino* pro Pfund gekostet, wenn nicht eine Obergrenze verhängt worden wäre, um das eitle Geprotze zu verhindern, das die Florentiner bei Begräbnissen zu veranstalten pflegen. So wurde angeordnet, dass pro Begräbnis nicht mehr als zwei Kerzen mitgetragen werden durften. Die Kirchen hatten normalerweise nur eine Totenbahre, die jetzt nicht mehr ausreichte. So verkauften Gewürzhändler und Totengräber Totenbahren und andere Begräbnisutensilien zu einem sehr hohen Preis. Die angemessene Trauerkleidung aus teurer Wolle, in Form eines langen Mantels mit Schleier, die für Frauen üblicherweise drei *fiorini* kostete, stieg jetzt auf hundert *fiorini* an.»

Als ob dieses Preis-Bulletin nicht ausführlich genug wäre, kommt Marchionne auch an anderen Stellen immer wieder auf die pestbedingte Inflation zurück: «Jeder der Totengräber und Priester wollte pro Begräbnis einen *fiorino*. Die Massensterblichkeit bereicherte Apotheker, Ärzte, Pülverchen-Verkäufer, Totengräber und Kräuterkrämer … Und wer daraus Tränke zubereitete, machte eine Menge Geld. … Als das Massensterben endete, bereicherten sich alle, die im Besitz von Kleidern oder von Rohmaterial für Kleider waren.» Das Leitmotiv der schamlosen Bereicherung durch die Pest steigert sich zu regelrechter Besessenheit: «Die Schneider verlangten so hohe Zahlungen, dass niemand solche Summen bezahlen konnte … Die Kosten für Hochzeiten mussten eingedämmt werden, denn bei den Feiern kamen von beiden Seiten so viele zusammen, dass der Aufwand maßlos wurde.» Die beiden letzten Beobachtungen beziehen sich bereits auf die Zeit unmittelbar nach der Pest, als die sozialen Verhältnisse und Wertmaßstäbe erst recht aus dem Lot gerieten.

Die alles beherrschende Habgier und Käuflichkeit des Menschen ist jedoch nur eine Facette seiner umfassenden Gemeinheit, die jetzt, da alle Fassaden stürzen, ungeschminkt hervortritt: «Und viele starben, weil sich niemand um sie kümmerte. Und viele verhungerten. Wenn sich jemand krank zu Bett legte, sagte der andere, zutiefst erschrocken, zu ihm: Ich gehe nur schnell den Arzt holen, um sich danach klammheimlich aus der

Tür zu schleichen und auf Nimmerwiedersehen zu verschwinden. So siechten die Vereinsamten, die nur vom Fieber nicht verlassen wurden, ohne Nahrung dahin. Und viele beschworen ihre Verwandten, sie in der Nacht nicht im Stich zu lassen. Diese sagten dann den Kranken: Damit du nachts diejenigen, die dich bedienen und Tag und Nacht hart arbeiten, nicht wecken musst, nimm hier etwas Konfekt, Wein oder Wasser. All das liegt hier auf der Bettstatt, über deinem Kopf, dazu weitere Decken. Doch wenn die kranke Person dann eingeschlafen war, stahlen sie sich davon und kamen nicht mehr zurück.»

Mit dem schnöden Verrat ist die niederschmetternde Geschichte des heimtückischen Betrugs noch nicht zu Ende. Wenn der Kranke wider Erwarten den nächsten Morgen einigermaßen gekräftigt erlebte, wieder auf den Beinen stehen und ans Fenster gehen konnte, erlebte er eine mindestens ebenso tiefe Enttäuschung: «Und wenn es keine Hauptstraße war, konnte er dort eine halbe Stunde stehen, bevor jemand vorbeikam. Und wenn jemand des Weges kam und der Kranke kräftig genug war, sich durch Rufe bemerkbar zu machen, erhielt er manchmal eine Antwort und manchmal nicht, nie aber Hilfe. Denn niemand – oder höchstens ganz wenige – wagten es, das Haus eines Kranken zu betreten oder auch nur mit Gesunden zu tun zu haben, die aus dem Haus eines Kranken kamen.» So starben viele, die an der Pest nicht hätten sterben müssen, an der unheilbaren Schäbigkeit der Menschen. So wie das menschliche Leben seine Würde verlor, so wurde auch der Tod entwertet. Zum Arno hin wurden tiefe Gräben ausgehoben, in die die Toten bei Nacht und Nebel wie Abfall hineingeworfen wurden. Am nächsten Morgen wurden sie mit Erde bedeckt, und die nächste Lage wurde darübergelegt, «genauso, wie man Käseschichten in Lasagne anordnet».

Die Seuche stülpte die gewohnte Wertordnung um. Die bevorzugten Speisen der Kranken, denen man heilende Wirkungen zuschrieb, wie Zucker, Hühnchen und Eier, wurden, wie ausführlich notiert, unerschwinglich und waren zudem kaum noch erhältlich. Die gesamte Ordnung des Alltags brach unter der Wucht der Seuche zusammen: «Die Priester durften nicht die Glocken läuten, wie sie es gewollt hätten. Denn die Stadtregierung erließ Anweisungen, die das untersagten und auch den

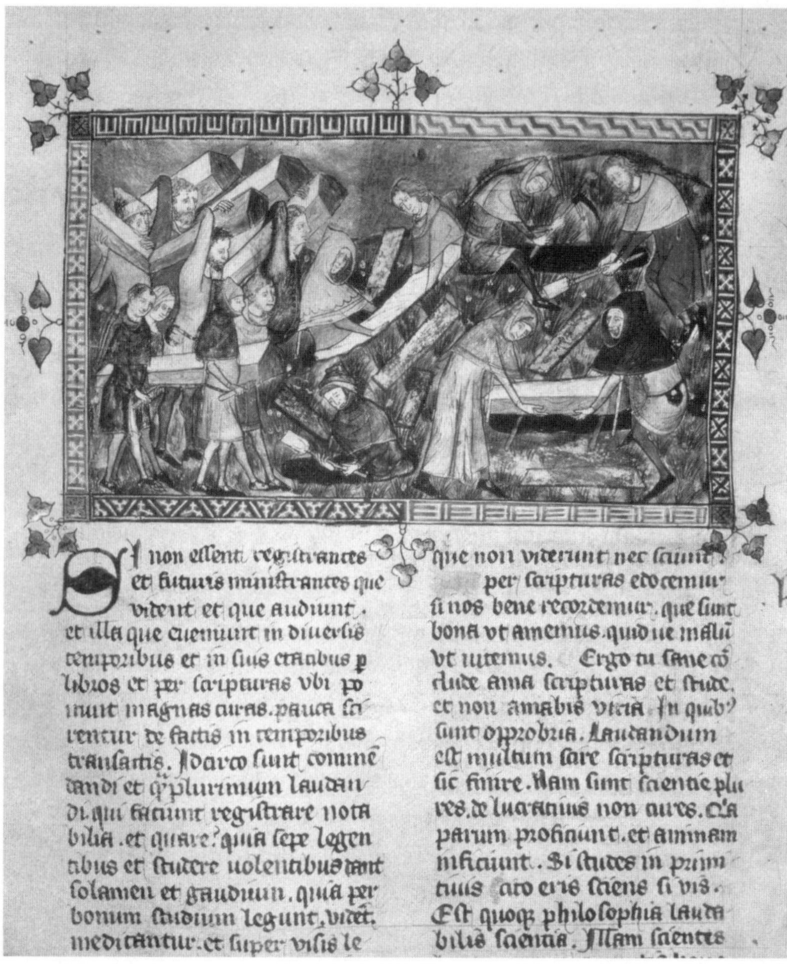

Si non essent registrantes et futuris ministrantes que vident et que audiunt. et illa que eveniunt in diversis temporibus et in suis etatibus p libros et per scripturas ubi ponunt magnas curas. pauca scirentur de factis in temporibus transactis. Ideo sunt commendandi et q plurimum laudandi qui faciunt registrare notabilia. et quare? quia sepe legentibus et studere volentibus dant solamen et gaudium. quia per bonum studium legunt, videt, meditantur. et super visis le

que non viderunt nec sciunt per scripturas edocemur si nos bene recordemur. que sunt bona ut amemus. quid ne malu ut vitemus. Ergo tu sane co cude ama scripturas et stude. et non amabis vitia in quib sunt opprobria. Laudandum est multum scire scripturas et sic finire. Nam sunt scientie plures. de lucrativis non cures. Q parum proficiunt. et animam inficiunt. Si studes in primitus ato eris sciens si vis. Est quoque philosophia laudabilis scientia. Illam scientes

Auf dem Höhepunkt des Massensterbens wurde der städtische Raum für die vielen Pesttoten überall knapp, wie diese drastische Darstellung aus dem Tournai des Jahres 1349 zeigt.

Verkauf von Totenbahren verboten sowie die Begräbniskosten insgesamt begrenzten. Und das alles war wie die öffentlichen Verlautbarungen der Totenzahlen verboten, weil es die Kranken hassten, davon zu erfahren, und weil es die Gesunden entmutigte.» Auf dem Höhepunkt des Massensterbens ist also Verdrängung angesagt; die Toten werden so unbemerkt wie möglich entsorgt, und ansonsten wird, soweit es geht, Normalität vorgespiegelt.

Doch die Behörden organisierten nicht nur die Verdrängung, sondern auch konkrete Gegenmaßnahmen. So wurde die Einfuhr von Pflaumen, Mandeln, Feigen und anderen Früchten verboten, denen man negative Auswirkungen auf die Gesundheit nachsagte. Angeordnet wurden dagegen Bittprozessionen mit Heiligenreliquien und einem Marienbild; dabei wurde nicht nur der Himmel um Gnade gebeten, sondern auch Frieden zwischen verfeindeten Familien und Parteien geschlossen. «Diese Pest erzeugte so große Verzweiflung und Angst, dass sich die Menschen zusammenschlossen, um bei gemeinsamen Abendessen etwas Trost zu finden.» Allerdings schlug diese positive Wirkung schnell ins Gegenteil um, wenn von einer Zehnerrunde am nächsten Tag zwei oder drei fehlten. Doch solche Bekundungen von Solidarität waren eine seltene Ausnahme, ansonsten herrschte krasser Egoismus vor. Die Reichen flohen in ihre Villen und auf ihre Landbesitzungen und brachten die Pest dorthin, wo sie die Menschen bisher verschont hatte. Als im September 1348 alles vorbei war, rieben sich die Profiteure der Katastrophe die Hände: «Und es gab so viele herrenlose Häuser voll mit so kostbarem Besitz, dass es kaum zu glauben war. Und dann begannen diejenigen, die all das erben sollten, aufzutauchen. Und so wurden die, die vorher nichts gehabt hatten, plötzlich reich mit dem, was ihnen nicht gehörte, und betrugen sich deshalb äußerst ungebührlich.»

Das ist der Schlüsselsatz zum Verständnis des Textes und seines Autors. Große Katastrophen produzieren und verstärken Feindbilder. Bei dem «Neuarmen» Matteo Villani waren es vor allem die verantwortungslosen Reichen, die glaubten, sich dem Gottesgericht durch Flucht in ihre ländlichen Luxusvillen entziehen zu können. Sie gehören auch zu Marchionnes schwarzen Schafen, doch noch viel mehr als auf sie richtet sich sein Hass auf die Neureichen, die jetzt wie Ratten aus ihren Löchern gekrochen kommen. Auf diese Weise bestätigt die Pest sein lebenslang gehegtes Vorurteil gegen verdienstlose Aufsteiger, die die guten althergebrachten Sitten verderben, und dieser Groll prägt seine Wahrnehmung der Seuche zutiefst.

Das Leitmotiv der schäbigen Parvenüs, die von der Strafe, die Gott über die Menschheit verhängt hatte, so hemmungslos und schamlos profitierten, erklärt sich aus der zeitlichen Perspektive des Textes und dem sozialen wie politischen Standort seines Verfassers. Im Gegensatz zu Matteo Villanis Aufzeichnungen, die kurz nach den beschriebenen Ereignissen entstanden, schrieb Marchionne seinen Bericht im Rückblick von mehr als dreißig Jahren. Während der Pest in Florenz war er gerade einmal zwölf Jahre alt. Durch diesen Zeitabstand wird sein Kapitel über die Seuche entscheidend von deren Auswirkungen geprägt, die er im irreparabel verschobenen sozialen Gefüge und im hemmungslos hedonistischen neuen Lebensstil von Florenz wahrzunehmen glaubte. Diese Veränderungen erfüllten ihn mit abgrundtiefem Pessimismus. Die himmlische Züchtigung hätte Sinn gemacht und sogar die unsäglichen Leiden der Bevölkerung aufgewogen, wenn sie eine sittliche Läuterung im Allgemeinen und ein neues Zusammengehörigkeitsgefühl im Besonderen hervorgebracht hätte. Doch genau das Gegenteil war in Marchionnes Augen der Fall: Krasser Egoismus von Individuen, Korporationen und Klassen machte sich mehr denn je breit. Konkret hieß das, dass niemand mehr an dem Platz der Gesellschaft verweilen wollte, an den Gott ihn gestellt hatte, am allerwenigsten die Pest-Gewinnler, die jetzt seiner Ansicht nach unaufhaltsam an die Spitze der Republik drängten, wo sie nach dem Maßstab von Sittlichkeit, Klugheit, Regierungserfahrung und Bildung nichts zu suchen hatten. Wo vorher noch ein von altehrwürdigen Traditionen genährter Rest von Zurückhaltung und Respekt gewaltet hatte, war deshalb jetzt kein Halten mehr und ein hemmungsloses «Bereichert euch» angesagt.

Marchionne gehörte durch seine Herkunft der gehobenen Mittelschicht seiner Heimatstadt an. Dadurch war er im politischen System von Florenz, in dem Rang und Einfluss des Einzelnen nach Reichtum, Häufigkeit der bekleideten Spitzenämter und nützlicher Vernetzung der Familie bestimmt wurden, politikfähig, doch ohne Zugang zu den führenden Zirkeln der Stadt, in denen die Villani-Brüder immerhin zeitweise ein bescheidenes Wort mitzureden gehabt hatten. Marchionnes Vorfahren hatten es durch Handelsgeschäfte zu einem gewissen Wohlstand gebracht, den er selbst anfangs etwas mehrte, um dann ohne weitere ökonomische Aktivitäten vom angesparten Vermögen zu leben und sich der Politik zu widmen, überwiegend auf der Ebene des Nachbarschaftsviertels, also mit eng beschränkten Zuständigkeiten. Durch dieses passive Wirtschaftsverhalten wurde er zum klassischen ökonomischen Verlierer der Pest, die alles verteuerte und dadurch das in Generationen angesparte Geld der alten Familien wie Schnee in der Märzsonne schmelzen ließ.

Auf der anderen Seite erwarb sich Marchionne bei den Vertretern der sogenannten *arti minori*, der «niederen» Zünfte der Handwerker und Ladenbesitzer, die nach mehr Einfluss auf die Stadtregierung drängten, durch maßvolles Eingehen auf deren Forderungen Sympathien. Bei den aus Großhandel, Textilproduktion und Bankgewerbe reich gewordenen Patriziern konnte er durch sein Eintreten für Recht und Ordnung Respekt gewinnen, und bei allen erwarb er sich den Ruf eines Schlichters und Vermittlers. Alle diese Meriten und die dadurch erworbene Stellung aber waren aufs Höchste gefährdet, als die ausgebeuteten und unterdrückten Wollarbeiter (Ciompi) im Frühjahr 1378 den Aufstand wagten und eine rechtliche und politische Position auf gleicher Augenhöhe mit Mittel- und Oberschicht verlangten. In diesen Forderungen sah Marchionne die letzte Konsequenz des Unglücksjahres 1348. Das Unterste wurde nach oben gekehrt, die göttliche Weltordnung pervertiert – und dagegen hieß es jetzt, Flagge zu zeigen. Marchionnes Bericht über die große Pest ist also mindestens ebenso sehr ein Manifest gegen die soziale Revolution, die schon im Sommer 1378 zusammenbrach, nachdem sich die Handwerkerzünfte, die anfangs mit den Ciompi gemeinsame Sache gemacht hatten, von den Reichen und Mächtigen durch Zugeständnisse hatten kaufen lassen.

Mit der Meinung, dass die Pest die soziale Revolution begünstigte, lag der wütende Chronist nicht ganz falsch. Die Epidemie hatte die Gleichheit aller Menschen vor dem Tod eindrucksvoll vor Augen geführt, und was sich im Sterben erwies, sollte nach Meinung der sozial und politisch Benachteiligten jetzt auch für das Leben gelten. Solche Erkenntnisse legte der Politiktheoretiker und Historiker Niccolò Machiavelli anderthalb Jahrhunderte später in seiner *Geschichte von Florenz* denn auch dem

Anführer der Ciompi in den Mund. In seiner – von Machiavelli frei erfundenen – Ansprache fordert der Chef-Revolutionär die ausgebeuteten Wollarbeiter auf, Ernst zu machen und den Umsturz bis zum Ende durchzukämpfen: Wenn wir die Kleider der Reichen anziehen und ihre Paläste besetzen, werden die Mönche unsere Herrschaft bald darauf als gottgewollte Ordnung predigen. Auch das war eine mögliche Lektion aus dem Massensterben, auf die noch zurückzukommen ist.

Für Marchionne di Coppo Stefani lautete die Konsequenz genau umgekehrt. Um die Welt vor dem endgültigen Untergang zu bewahren, hieß es kategorisch, die guten alten Werte und Ordnungen der Vor-Pest-Zeit mit allen Mitteln wiederherzustellen. Allerdings musste er schnell erfahren, dass sich die Geschichte nicht zurückschrauben ließ. Nach der Niederschlagung der Ciompi gingen die führenden Patrizierfamilien mit allen Mitteln zur Säuberung der politischen Klasse von unerwünschten Parvenü-Elementen über. Mit dieser rapiden Verengung der zuvor recht weiten Florentiner Oligarchie, in der jetzt nur noch einige Dutzend Clans das Sagen hatten, war Marchionne nicht einverstanden, wie seine Interventionen zugunsten des Mittelstandes gegen diese rabiate Ausschließungspolitik belegen. Doch als die niederen Zünfte vier Jahre nach der gescheiterten Revolution ihrerseits auf mehr Mitspracherechte pochten, schwenkte er ganz auf die Linie der Herrschenden ein, wie seine Tätigkeit in einer bevollmächtigten Kommission zur Neuordnung der politischen Verhältnisse bezeugt. Versöhnungsmakler wie er waren jetzt nicht mehr zeitgemäß und auch nicht mehr gefragt. Politische Tätigkeiten Marchionnes sind aus den letzten Jahren vor seinem Tod 1385 denn auch nicht mehr überliefert. Die Pest hatte in seinen Augen alles verdorben, die private Moral und das öffentliche Leben.

Boccaccio und die Kunst der Verdrängung

Die bei Weitem bekannteste Schilderung der Pest in Florenz, ja der berühmteste Text über das Wüten einer Seuche überhaupt stammt aus der Feder des Literaten Giovanni Boccaccio. Boccaccio wurde in Certaldo bei Florenz als unehelicher, später legitimierter Sohn eines wohlhabenden Kaufmanns geboren und war vierunddreißig Jahre alt, als die Pest in Florenz ausbrach. Seine Schilderung der Seuche bildet die Rahmenhandlung seiner Novellensammlung *Il Decamerone*, des ersten großen Prosawerks nach der Antike. Der Pestbericht und die nachfolgenden Erzählungen, also Fakten und Fiktion, sind psychologisch kunstvoll und nachvollziehbar miteinander verwoben.

Die Pest wütet in Florenz so heftig, dass sich zehn Mitglieder der Jeunesse dorée, sieben Frauen und drei Männer, achtzehn bis achtundzwanzig Jahre alt und aus bester, das heißt: reicher Familie, zur Flucht aufs Land entschließen. An einem lieblichen Ort, mit allem nur denkbaren Luxus versehen, üben sie sich in der Kunst der Verdrängung. Alle zehn Pestflüchtlinge beiderlei Geschlechts erzählen an zehn Tagen – *decamerone* stammt aus dem Griechischen und bedeutet «zehn Tage» – jeweils eine Geschichte, so dass sich nach zwei Wochen – Ruhepausen mitgerechnet – hundert solche Erzählungen summieren. Danach kehrt die muntere Gesellschaft nach Florenz zurück, wo die Seuche offenbar abgeklungen ist, und geht bei der Basilika Santa Maria Novella, wo sie sich auch schon zusammengefunden hat, wieder auseinander.

Mit der heiter gelösten und nicht selten erotisch aufgeladenen Atmosphäre des ländlichen Erzählkreises kontrastiert die einleitende Beschreibung des Massensterbens. Um seinen Bericht von den nachfolgenden rein fiktionalen Texten gebührend abzuheben, unterstreicht Boccaccio nachdrücklich seine Augenzeugenschaft: «Kaum glaublich anzuhören ist, was ich zu sagen habe; und wenn das alles nicht von vielen Augen, auch meinen eigenen, gesehen worden wäre, würde ich kaum wagen, es zu glauben, geschweige denn, es niederzuschreiben, auch wenn ich es aus dem Mund einer vertrauenswürdigen Person gehört hätte.»[14] Zu diesen jegliche Vorstellungskraft übersteigenden Beobachtungen zählte, dass die

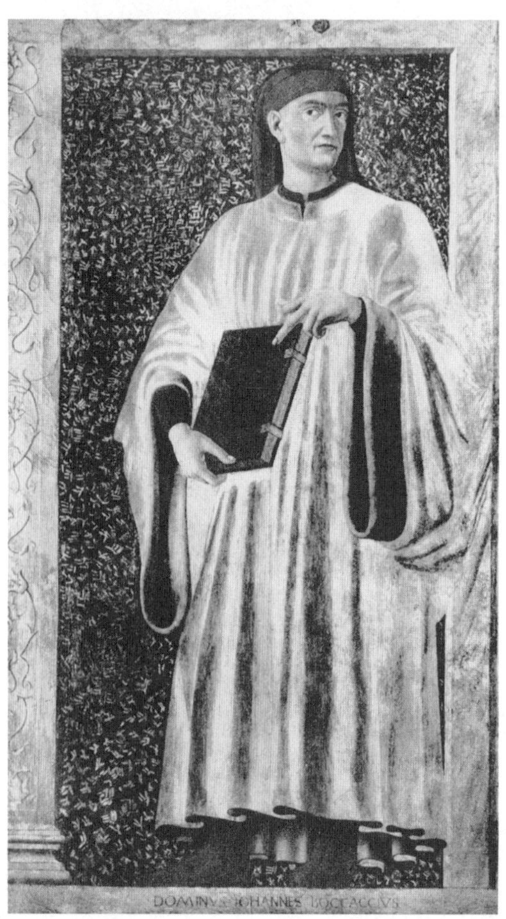

Zwei der großen Männer, die Andrea del Castagno 1448/49 für die Villa des greisen Filippo Carducci malte, haben sich durch Texte über die Pest von 1348 hervorgetan und profiliert. Giovanni Boccaccio ist in dieser Ruhmesgalerie als eleganter junger Mann verewigt, der stolz und bedeutungsvoll eines seiner Bücher, vielleicht seine Novellensammlung «Il Decamerone», präsentiert. Zum zweiten Porträt eines Pestzeugen vgl. Seite 132.

Ansteckung nicht nur Menschen, die Krone der Schöpfung, sondern auch «niedere» Kreaturen» erfasste: «Das habe ich mit eigenen Augen mehr als einmal und damit aus eigener Erfahrung gesehen: Als die Lumpen eines armen Mannes, der an der Krankheit gestorben war, auf die Straße geworfen worden waren, liefen zwei Schweine herbei, die sich nach ihrer Art zuerst mit ihrem Rüssel und dann mit ihren Zähnen heftig daran zu schaffen machten und daran mit dem Maul zerrten. Und weniger als eine Stunde später fielen beide nach einem Zucken, als ob sie Gift genommen hätten, tot über den malträtierten Fetzen zu Boden.»[15]

Bei der Deutung der bestürzenden Vorkommnisse gibt sich Boccaccio betont zurückhaltend. Nach Florenz, in die bei weitem vornehmste Stadt Italiens, kam die Pest 1348 «entweder aufgrund von Operationen der Himmelskörper oder wegen unserer bösen Taten aus dem gerechten Zorn Gottes, der zu unserer Besserung über die Sterblichen geschickt wurde».[16] Das lässt die höchste und ausschlaggebende Kausalität letztlich offen, obwohl die nachfolgenden Geschichten von menschlicher Bosheit und Heimtücke so manches zu erzählen haben, nicht zuletzt von lüsternen und betrügerischen Klerikern. Humanisten wie Boccaccio liebten die Mönche und ihre Lehre nicht und traten in offene Konkurrenz zu ihnen: Um ein gottgefälliges Leben zu führen, durfte man sich nicht feige hinter Klostermauern zurückziehen, sondern musste sich den Herausforderungen des Alltags in Familie, Geschäften und Politik stellen; wahre Frömmigkeit war aktiver Dienst für das Gemeinwohl und mit vernünftigem Ehrgeiz und gesundem Profitsinn also gut vereinbar. Die Frage nach den metaphysischen Urgründen der Seuche interessiert Boccaccio daher nicht wirklich, im Mittelpunkt seiner Erzählung steht die menschliche Tragödie.

Seine Beschreibung des florentinischen Pestfrühlings beginnt mit dem Gefühl der Ausweglosigkeit, Ratlosigkeit und Unentrinnbarkeit, das sich bereits nach wenigen Tagen einstellt. Die Reinigung der Stadt und andere Hygiene-Maßnahmen fruchten nichts, und die Ärzte wissen nichts, sei es aus Ignoranz oder weil es tatsächlich kein Gegenmittel gibt. Das gilt für akademisch geprüfte Mediziner ebenso wie für selbsternannte Heiler beiderlei Geschlechts ohne anerkannte Ausbildung, deren Zahl ins Kraut geschossen ist. Sie alle stehen den grässlichen Symptomen hilflos gegenüber: Geschwülste an den Leisten und unter den Achseln, die sich weiter vermehren, in blaue oder schwarze Flecken verwandeln und das nahende Ende ankündigen.

Mindestens ebenso furchterregend wie die unbekannte Krankheit selbst ist die Art ihrer Übertragung. Sie vollzieht sich nicht nur durch Sprechen und räumliche Nähe zu den Infizierten, sondern auch durch die bloße Berührung ihrer Kleidung und durch den Kontakt mit Gegenständen aus ihrer Umgebung. Als Beleg hierfür führt Boccaccio die Geschichte von den streunenden Schweinen und den tödlichen Lumpen an.

Damit ist der Rahmen für das eigentliche Drama gezeichnet. Es spielt sich in der Psyche des Einzelnen und in seinem Umgang mit den anderen ab. Alle sind beherrscht von der Angst vor Ansteckung und kennen nur noch das Bestreben, diese um jeden Preis zu vermeiden. Doch das kann sich der Mensch in seiner Eitelkeit nicht eingestehen, und daher verbrämt er sein Panikverhalten mit rationalen Scheinargumenten. So glauben die einen, entdeckt zu haben, dass der mäßige Lebensgenuss in heiter gelassener Gesellschaft den Tod zu bannen vermag. Im Geiste Epikurs verschreiben sie sich einem entspannten Hedonismus mit gutem Essen und anspruchsvoller Unterhaltung, stets darauf bedacht, jede Art von Exzess und Überspanntheit zu vermeiden. Andere glauben, dadurch zu überleben, dass sie den Tod verspotten und geradezu herausfordern, und leben ihre bislang unterdrückten Begierden, auch die finstersten, jetzt, im Zeichen des Sterbens, rückhaltlos aus. Pflücke den Tag, denn es könnte dein letzter sein! Zu diesem Zweck streunen sie von einem verlassenen Pesthaus zum anderen, unbehindert von Polizei und Justiz, deren Ordnung stiftende Bemühungen längst der allgemeinen Anarchie zum Opfer gefallen sind. Eine weitere Überlebensstrategie besteht darin, sich nicht zu isolieren und auch nicht über die Stränge zu schlagen, sondern das Grauen konsequent zu verdrängen und sich durch exquisite Düfte und andere liebliche Sinneseindrücke Wohlbefinden vorzugaukeln.

Doch es zeichnet sich noch ein weiterer Weg ab, der unbeschadet durch das Inferno der Pest hindurchführen sollte: «Andere aber waren grausameren Sinnes – was vielleicht tatsächlich sicherer war – und behaupteten, dass die beste Medizin gegen die Pest darin bestehe, vor ihr zu fliehen. Und von dieser Überzeugung angetrieben, verließen viele Männer und Frauen, um nichts als sich selbst besorgt, die eigene Stadt, die eigenen Häuser, ihre vertrauten Orte, ihre Verwandten und ihre Habseligkeiten und begaben sich in fremde oder eigene Landsitze – als ob der Zorn Gottes und der Wille, die Ungerechtigkeit der Menschen mit dieser Pest zu strafen, sie nicht überall hätte treffen können.»[17]

Diese Aussage ist in zweifacher Hinsicht bemerkenswert. Zum einen prangert sie genau das Verhalten als rücksichtslos und verantwortungslos an, das die sieben jungen Damen und drei jungen Herren der florentinischen Oberschicht als Reaktion auf die verheerenden Zustände in der Stadt an den Tag legen, und zwar mit Erfolg, denn die Flucht vor der Pest ist erwiesenermaßen die beste Methode, dem Grauen zu entrinnen. Zum anderen kehren alle zehn Pestflüchtlinge von ihrem Ausflug gesund und guter Dinge zurück. Das aber bedeutet, dass Gott doch nicht so unparteiisch und egalitär richtet, sondern die Reichen und Schönen entschieden bevorzugt, ganz wie Staat und Gesellschaft auf Erden.

Damit hängt ein dunkler moralischer Schatten über den nachfolgenden Erzählungen und den Erzählenden. Der menschliche Makel ist überall: bei den Geflohenen, weil sie sich feige aus dem Staub gemacht haben, und bei denen, die innerhalb der Stadtmauern zurückgeblieben sind, denn dort brechen Tradition, Anstand und Solidarität fast völlig zusammen. In diesen Punkten entsprechen sich die Ausführungen Marchionnes und Boccaccios fast wörtlich: Kinder lassen die Eltern, Eltern die Kinder im Stich, Freunde in der Not sind rar, professionelle Helfer verlangen horrende Löhne.

Auf diese gemeinplatzartigen Schilderungen folgen die einzigen Bemerkungen, mit denen sich Boccaccios Text von den anderen Pestbeschreibungen abhebt: «Und da die Kranken von den Nachbarn, den Verwandten und von den Freunden verlassen worden waren und kaum noch Bedienstete hatten, stellte sich ein Brauch ein, von dem man niemals zuvor gehört hatte: Keine Frau, die krank wurde, und sei sie noch so lieblich, schön oder vornehm, kümmerte sich jetzt noch im Geringsten darum, ob ihr ein Mann, egal ob jung oder alt oder wie auch immer beschaffen, zu Diensten war; und sie fanden nichts dabei, diesem jeden Teil ihres Körpers aufzudecken, wenn es nur die Notwendigkeit der Krankheit verlangte, so wie sie es gegenüber einer Frau gemacht hätten. Und das hatte vielleicht bei denen, die wieder gesund wurden, eine geringere Ehrbarkeit zur Folge.»[18]

Dass in Zeiten höchster Not herkömmliche Moralregeln außer Kraft gesetzt wurden, konnte man mit den Überlebenszwängen der Ausnahmesituation einigermaßen rechtfertigen, sogar vonseiten der Kirche, deren Vertreter es ja nicht anders machten. Dass die neuen, gelockerten Regeln danach fortdauern, ließ jedoch tiefer blicken und weiterreichende Schlüsse zu: Das wahre Wesen des Menschen sind rückhaltlose Lebensgier und krasser Egoismus. Die ethischen Fesseln, die ihm Philosophie und Religion anzulegen versuchen, erweisen sich in Durchschnittszeiten als einigermaßen haltbar, weil der Mensch sich dann in Illusionen über seine Zukunft wiegen darf. Wenn das Leben jedoch aufs Höchste bedroht ist und jeden Augenblick enden kann, tritt die ganze Untauglichkeit aller traditionellen und von der Kirche verbürgten Sinngebungen unübersehbar hervor. Am krassesten zeigt sich das daran, dass die Kranken in ihrer Not von allen verlassen werden. Geht es um Leben oder Tod, mutiert der Mensch zu dem, was er im innersten, verborgenen Kern immer geblieben ist: zur Bestie im Kampf jeder gegen jeden, von der Humanität zur Bestialität. Besserung – so das Credo der Humanisten – konnte hier nur das Studium der *bonae litterae*, der vorbildlichen antiken Texte, mit ihrer Mahnung zu Pflichterfüllung und maßvollem Lebensgenuss herbeiführen.

Moralische und sittliche Regeln verflüchtigen sich in der Ausnahmesituation der Pest also von selbst. Die dadurch verursachte Verrohung des Menschen im Umgang mit dem Menschen schildert Boccaccio über den Verlust des Schamgefühls hinaus ausführlich. Besonders krass schlägt sich dieser Verlust des Menschlichen in den Begräbnisriten und in der Begleitung der Sterbenden nieder: «Sehr wenigen (= der Verstorbenen) wurden jetzt noch die frommen Klagen und die bitteren Tränen der Ihren zuteil; an deren Stelle traten jetzt Lachsalven, Witzereißen und ausgelassene Festivitäten; speziell die Frauen stellten die weibliche Schicklichkeit zurück, um sich besser zu fühlen, und widmeten sich den neuen Bräuchen genüsslich.»[19] Die Tünche der Zivilisation fällt ab und legt das Instinktwesen Mensch in seiner ganzen Hässlichkeit frei.

Was danach in Boccaccios Pestschilderung noch folgt, sind wiederum überwiegend Standard-Motive, die Matteo Villani und Marchionne di Coppo Stefani in derselben empörten Tonlage aufführen: das Sterben auf der Straße, das Ausheben der Massengräber, die Anonymität des Verscharrtwerdens, das Abstumpfen gegenüber der Allgegenwart des Sterbens, das Elend der Landbevölkerung, die völlig auf sich gestellt ist, das Aussterben vieler vornehmer Familien und das Nachrücken der obskuren Erben. Aus diesem Rahmen fällt nur noch eine einzige Bemerkung: «Und so groß war die Grausamkeit *(crudeltà)* des Himmels und vielleicht zum Teil auch der Menschen, dass man sicher glaubte, dass zwischen März und Juli ... innerhalb der Mauern mehr als hunderttausend Menschen gestorben seien.»[20] Das waren, wie Boccaccio ausdrücklich vermerkt, mehr, als man vor Ausbruch der Epidemie an Lebenden geschätzt hätte. Dass der ausgestandene Schrecken dazu verführt, die erlittenen Verluste maßlos zu übertreiben, ist leicht nachzuvollziehen. Gott statt Gerechtigkeit Grausamkeit zuzuschreiben, grenzt jedoch an Blasphemie. Nach christlicher Lehre hat der Herr den Menschen nach seinem Bild erschaffen; dass dieser als Geschöpf eines grausamen Schöpfers selbst zur Grausamkeit neigt, liegt also in der Logik einer biblischen Schöpfungsgeschichte, die hier in ihr finsteres Gegenbild verkehrt wird.

Mit der Freilegung der wahren Natur des Menschen in Zeiten der Pest ist das Leitmotiv der hundert Erzählungen vorgegeben: Der Mensch ist triebgesteuert und neigt dazu, seinen Egoismus durch Täuschung und Gewalt hemmungslos auszuleben, Ausnahmen bestätigen die Regel. Matteo Villani projizierte in die Pest seine Enttäuschung über die Unbelehrbarkeit der Menschen, garniert mit einem Rest Hoffnung, Marchionne di Coppo Stefani seine Frustration über den sozialen Aufstieg von Menschen aus niederen Ständen. Boccaccio dagegen schildert die Epidemie als empirischen Beleg für sein Menschenbild.

Das wirft die Frage auf, ob der Autor dieses zu kanonischer Gültigkeit erhobenen Pestberichts wirklich Augenzeuge des Geschehens war. Belege für seinen Aufenthalt in Florenz während der Pestmonate gibt es nicht. Dagegen spricht Boccaccios Datierung der Pest in Florenz auf die Monate März bis Juli, denn im Juli 1348 war das große Sterben noch längst nicht vorbei. Das mag als Flüchtigkeitsfehler abgetan werden. Auffälliger ist schon die wiederholte Behauptung, alles selbst gesehen zu haben. Aber hat Boccaccio in Schmutz und Ansteckungsgefahr der florentinischen Gasse wirklich eine knappe Stunde lang ausgeharrt, um die

Schweine sterben zu sehen, die sich an den Lumpen eines Verstorbenen zu schaffen gemacht hatten? Misstrauisch macht auch die Tatsache, dass ein so jähes Ende von Tieren durch das Pestbakterium sonst nirgendwo bezeugt ist. Auch diesen Einwand mag man als beckmesserisch abtun. Unabweisbar – und seit Langem bekannt – ist hingegen, dass Boccaccios Bericht einer viel älteren Pestschilderung sehr nahekommt.

Sie findet sich in Thukydides' Geschichte des Peloponnesischen Krieges. In diesem ersten großen Werk kritischer Geschichtsschreibung überhaupt beschreibt der athenische Politiker und Historiker im Abstand von drei Jahrzehnten die Epidemie, die seine Heimatstadt im Jahr 430 mit verheerenden Folgen heimsuchte. Dabei unterscheiden sich die Symptome der Seuche, deren Schilderung am Anfang dieses berühmten Berichts steht, deutlich von denen der Beulenpest, denn in Attika schlug die Krankheit auf den Rachen-, Magen- und Darmbereich sowie auf die Brust und verursachte hohes Fieber, das die Leidenden gewissermaßen von innen verbrennen ließ. Danach aber mutet der Bericht jeden Boccaccio-Leser seltsam vertraut an. Auf die medizinischen Aspekte folgt die Darstellung der allgemeinen Hilflosigkeit und Verzweiflung, die Ratlosigkeit der Ärzte, die gespenstisch schnelle Verbreitung der Krankheit, auch auf Tiere, die Klage über die ausbleibende Hilfsbereitschaft und die ungenügende Pflege der Infizierten, die um sich greifende Panik, der Zusammenbruch des sozialen Gefüges, die fehlende zwischenmenschliche Solidarität, die Anonymität, Allgegenwart und Öffentlichkeit des Todes, das Ende der Pietät und der Begräbnisriten, das würdelose Verscharren der Toten in Massengräbern, die Auflösung der moralischen Normen, das Umsichgreifen des ungezügelten Hedonismus und die schwindende Ehrfurcht vor den Göttern.

Boccaccio war des Griechischen nicht mächtig, doch Auszüge aus dem Werk des großen Atheners zirkulierten in lateinischer Übersetzung. Ist die vermeintliche Mutter aller Pestberichte also ein Plagiat? Sicher nicht. Autoren wie Boccaccio, die die alles überragenden Textmuster des Altertums nachahmten, um sich ihnen zumindest partiell ebenbürtig zu erweisen, sahen in der Übernahme solcher Versatzstücke nichts Ehrenrühriges. Stattdessen adelte die Würde des Originals auch seine Nacheiferer. Zudem setzte der Verfasser des *Dekameron* mit seinen anzüglichen Bemerkungen über den Schamverlust schöner junger Frauen durchaus seine eigenen, dem gravitätischen Griechen völlig fremde Akzente.

Sicher dokumentiert ist, dass sich Boccaccio nach dem Tod seines Vaters Boccaccio di Chellino zur Sicherung des Nachlasses in Florenz niederließ. Dieser aber war nachweislich im Juli 1348 noch am Leben und ist erst im Januar 1350 als verstorben bezeugt. Diese biographischen Fakten und der Vergleich mit dem Bericht des Thukydides legen daher den Schluss nahe, dass Boccaccio das Wüten der Seuche nicht in Florenz erlebt und sich bei ihrer Schilderung zumindest stark an dem alles überstrahlenden Vorbild der Antike orientiert hat. Geht man von diesem Sachverhalt aus, stellt sich unweigerlich die Frage, wie «welthaltig», das heißt: faktengenau und präzise beobachtet seine «Überlieferungsleistung» ausfällt, die seit dem Erscheinen der Novellensammlung so hoch geschätzt wird. Auch hier ist ein ausgewogenes Urteil vonnöten. Boccaccio war in den kritischen Monaten des Jahres 1348 fraglos in Italien, muss die Pest und ihre Folgen also, mit welchem Lokalkolorit auch immer, selbst vor Augen gehabt, mehr noch: sich selbst bedroht gefühlt haben. Ein Grundbestand an Tatsachen und authentischer Wahrnehmung ist bei seinem Text genauso wie bei den Berichten Villanis und Marchionnes daher vorauszusetzen. Die Rahmenhandlung des *Dekameron* ist also keinesfalls ebenso fiktional wie dessen hundert Erzählungen.

Umso schwerer ist es, präzise zu bestimmen, wo genau die individuelle Ausdeutung der Geschehnisse für eigene Zwecke wie zum Beispiel politische und soziale Aufstiegs- oder Verteidigungsstrategien einsetzt. Dieser Umschlagpunkt von den reinen Fakten zur persönlichen Aneignung und Instrumentalisierung des Pestgeschehens ist in allen drei florentinischen Pestberichten an unterschiedlichen Stellen zu verorten. Bei Matteo Villani und Marchionne ist diese Grenze da überschritten, wo es um den Sittenverfall als Folge der Epidemie geht. Bei Boccaccio setzt die Stilisierung früh, intensiv und mit weitreichenden Verfremdungseffekten da ein, wo es um die Leitmotive der Novellen und um die thematischen Brückenschläge zu ihnen geht.

Lebensgeschichtlich betrachtet, fuhr Boccaccio mit der Pest sehr gut.

Sein Vater hatte jahrzehntelang eng mit den großen Handelskompanien kooperiert, ohne in der Republik Florenz nennenswerte Ämter zu bekleiden. Der Literat aber gehörte nach dem Ende der Epidemie zu den «neuen Männern», über deren Aufstieg sich Marchionne Jahrzehnte später so heftig echauffierte. Schon im Jahr 1350 finden wir ihn in respektablen Funktionen des Gemeinwesens wieder. Prestigeträchtige diplomatische Missionen und ehrenvolle Ämter ließen nicht lange auf sich warten. Parallel dazu schloss Boccaccio erst Bekanntschaft und schließlich sogar Freundschaft mit Francesco Petrarca, dem mit dem Dichterlorbeer gekrönten und scheu verehrten Haupt der Humanisten. In derselben Zeit, zwischen 1349 und 1353, entstand dann die literarische Frucht der Pest, der Erzählzyklus des *Dekameron*, der Boccaccios Ruf in der Republik der Gelehrten und Literaten endgültig begründete. Unmittelbar danach, im vierzigsten Lebensjahr, folgte wie bei so vielen Poeten der Zeit die moralische Wende: die Abkehr vom lockeren Genre der Novelle und Hinwendung zu ernsteren, erbaulicheren, frommeren Themen. Der Humanist, der jetzt Biographien großer Männer und Frauen der Antike schrieb, war selbst zum Aushängeschild seiner Heimatstadt geworden. Dort überlebte er auch noch die zweite Pestwelle der frühen 1360er-Jahre und starb allseits verehrt im Dezember 1375.

Was in Florenz wirklich geschah

Bei aller biographischen Verarbeitung, Verwertung und Vermarktung der Pest darf ein psychologischer Faktor nicht unterschätzt werden. Sämtliche Autoren haben monatelang in akuter Todesnähe gelebt. Diese permanente Lebensgefahr zittert in ihren Texten nach und prägt sie stark. Die Niederschrift des Erlebten ist daher immer auch innere Aufarbeitung und Bewältigung und neigt daher dazu, die überstandenen Schrecken und Gefahren im Nachhinein besonders krass auszumalen.

Im Anschluss an die drei Pestberichte ist nochmals die Frage zu stellen, wie es wirklich gewesen ist. Eine erste Antwort lautet, dass auch die individuellen und kollektiven Vorstellungswelten ein wichtiger Bestandteil der historischen Realität sind und intensiv auf diese zurückwirken. Was sich darüber hinaus tatsächlich innerhalb von Familien, Nachbarschaftsverbänden, Straßenzügen und Stadtvierteln von Florenz abgespielt hat, war schon für die Zeitgenossen nicht mit statistischer Genauigkeit erfahrbar und ist auch im historischen Rückblick nicht mehr rekonstruierbar. Speziell das Mischungsverhältnis von menschlicher Großherzigkeit und Gemeinheit, von Mut und Feigheit, das für die rückblickenden Berichterstatter so stark im Vordergrund steht, spiegelt ausschließlich ihre eigene Befindlichkeit und Weltsicht wider. So dürften die von der Pest in Gang gesetzten Auflösungserscheinungen des familiären Zusammenhalts insgesamt stark übertrieben dargestellt worden sein. Auch die Angabe des ansonsten nüchtern kalkulierenden und urteilenden Kaufmanns Matteo Villani, dass gut sechzig Prozent der florentinischen Bevölkerung der Epidemie von 1348 zum Opfer gefallen seien, ist mit Sicherheit viel zu hoch gegriffen. Zwar spricht auf den ersten Blick die einzige sichere Zahlenangabe aus dem Jahr 1427 mit exakt 37 048 Menschen innerhalb der florentinischen Stadtmauern für einen solchen Aderlass, wenn man die relativ plausible Schätzung von gut 100 000 Einwohnern um 1328 damit vergleicht. Doch dabei ist in Rechnung zu stellen, dass die Seuche immer wieder zurückkehrte: 1363, 1374, 1390, 1400, um nur die vier nächsten «Rückfälle» aufzuführen. Legt man einen Rhythmus von zwölf bis fünfzehn Jahren für unterschiedlich heftige Pestwellen zugrunde, dann ist für das Jahr 1348 eher von einer demographischen Einbuße um etwa ein Drittel auszugehen – was der beispiellosen Schockwirkung keinen Abbruch tut.

Auch die viel beklagte Auflösung der öffentlichen Ordnung trat zumindest auf oberster politischer Ebene nicht ein. Die alle zwei Monate vollzogenen Wahlen zur *signoria,* der florentinischen Stadtregierung, fanden weiterhin statt. Und ihre Funktion hat dieses neunköpfige Spitzengremium der Stadt und ihres ländlichen Herrschaftsgebietes weiterhin erfüllt. Die ihr untergeordneten bzw. zuarbeitenden Räte mussten zeitweise mit einem deutlich reduzierten Mindestquorum Beschlüsse fassen, doch brach das komplizierte Räderwerk der florentinischen «Verfassung», die nie niedergeschriebenen wurde, sondern sich in Jahrzehnten herausgebildet hatte und durch ihre Unübersichtlichkeit bis heute schwer zu rekonstruieren ist, zu keinem Zeitpunkt auseinander. Auch das Patriziat, das in den politischen Gremien dominierte, überstand die unmittelbare Krise ungefährdet, ja es ging sogar gestärkt aus ihr hervor, obwohl neue Familien nachrückten. Diese füllten die durch die Pest geschlagenen Lücken auf, doch von einer wirtschaftlichen oder politischen Führungsstellung der Aufsteiger, wie sie Matteo Villani und Marchionne di Coppo Stefani beklagen, kann keine Rede sein.

Die Langzeitfolgen des Pesteinschnitts, die mit der Revolution der Ciompi bereits kurz angesprochen wurden, stehen freilich auf einem anderen Blatt und sind an anderer Stelle ausführlich in Augenschein zu nehmen. Insgesamt aber hat das soziopolitische Gefüge von Florenz die extreme Krisensituation von 1348 mit weitaus geringeren Erschütterungen und insgesamt sehr viel stabiler überstanden, als von den Augenzeugen berichtet.

Gegenüber ihren regionalen Rivalinnen Siena und Lucca stand die Republik Florenz während und nach der Pest sogar besser da als vorher. An unterschiedlichen Mortalitätsraten dürfte es kaum gelegen haben, eher an der schieren demographischen Masse, die nach der Pest übrigblieb. Eine Stadt, die von 100 000 auf 70 000 Einwohner schrumpfte, blieb ein wichtigerer Machtfaktor als eine halb so große Rivalin mit ähnlichen prozentualen Einbußen. Die regelmäßige Wiederkehr der Seuche dürfte dieses Ungleichgewicht weiter beschleunigt haben. Jedenfalls verstärkte sich ab der zweiten Hälfte des vierzehnten Jahrhunderts ein Arrondierungsprozess, der die politische Landkarte Italiens durchgreifend veränderte. Ehemals unabhängige kleinere und mittlere Städte, darunter das einstmals so stolze Pisa, fielen unter die Herrschaft von Florenz, die sie trotz verzweifelter Gegenwehr nicht mehr dauerhaft abschütteln konnten. Eine ähnliche Entwicklung gab es in vielen Teilen Italiens, besonders markant im Nordwesten, wo Venedig ab 1400 sein festländisches Territorium auf Kosten ehemals selbständiger Stadtherrschaften rasch und nachhaltig ausdehnte.

3. *Pest und politischer Neuanfang in Rom*

Das Schweigen der Römer

Von Rom war im Zusammenhang mit der Pest bislang nicht die Rede – mit Ausnahme der Tatsache, dass die Päpste nicht mehr dort, sondern an der Rhone residierten. Das liegt vor allem daran, dass es keinen einzigen ausführlichen Bericht über die Seuche in der Ewigen Stadt gibt, deren Ewigkeit durch den Abzug des Heiligen Vaters akut infrage gestellt schien, wohl aber einen Chronisten, von dem man eine besonders tiefenscharfe und tiefschürfende Darstellung hätte erwarten dürfen.

Doch der Reihe nach! In den Augen Europas war das papstlose Rom ab 1309 eine Stadt ohne Hüter und damit eine Stadt ohne Heil. Dass das Unheil des Jahres 1348 dort besonders grausam wütete, war deshalb eine weit verbreitete Überzeugung. Bis heute wird der Stadt am Tiber pauschal ein Bevölkerungsverlust von fünfzig Prozent zugeschrieben, obwohl es für eine solche Schätzung keinerlei sichere Anhaltspunkte gibt.

Rom war 1348 eine Stadt in der Defensive, ideologisch und ökonomisch. Mit der Abwanderung des *vicarius Christi* und der Kurie war sehr viel Prestige und Wirtschaftskraft verloren gegangen. Der Papst und die Kardinäle hatten mit ihrem Luxuskonsum Großhandel und Banken alimentiert, und die Pilgerscharen aus ganz Europa hatten dem römischen Gastgewerbe von der Luxusherberge bis zur Massenunterkunft eine sichere Kundschaft und einen schlechten Ruf eingebracht. Speziell die Ausrufung des Heiligen Jahres durch Papst Bonifaz VIII., der 1300 allen Besuchern der römischen Hauptkirchen einen Generalablass aller Sündenstrafen in Aussicht stellte, war eine geniale Wirtschaftsförderungsmaßnahme, die die Kassen der römischen Gastwirte und anderer, noch anrüchigerer Gewerbe zum Klingeln brachte. Deshalb sollte das dem Seelenheil wie der Wirtschaft gleichermaßen förderliche Großereignis nicht, wie ursprünglich geplant, alle hundert Jahre, sondern schon 1350 wieder stattfinden, stand also beim Ausbruch der Pest unmittelbar bevor. Den zu erwartenden Besucherstrom nach Avignon umzuleiten, wo der Stellvertreter Christi auf Erden residierte, ging nicht an, schließlich waren die Reliquien der Apostel Petrus und Paulus und der Nimbus der Heiligen Stadt nicht mit an die Rhone übergesiedelt. Zudem hätten die Römer den Verlust der «Jubiläumsjahre», des damit verbundenen Prestiges und Profits, niemals verziehen. Andererseits war Rom ohne das Oberhaupt der Kirche als höchsten Segensspender ein deutlich weniger attraktives Ziel; umso sorgfältiger musste das «Jubiläumsjahr» ohne Papst vorbereitet und in die Wege geleitet werden. Die Pest durfte also keinen Strich durch diese Rechnung machen. Rom musste sich zu diesem festlichen Anlass nicht nur als seuchenfreies Biotop, sondern auch als heilbringend, lebenskräftig, von Gott erwählt und begünstigt präsentieren und das verhasste Avignon damit ausstechen. Darauf waren spätestens ab 1347 alle Anstrengungen ausgerichtet.

Der Papst und die Kardinäle waren nicht ohne Grund aus Rom abgewandert. Die Römer selbst und führende italienische Intellektuelle wie Francesco Petrarca machten zwar die habgierigen und sittenlosen französischen Kirchenfürsten, die sich servil dem französischen Monarchen andienten, für diesen Exodus verantwortlich, doch hatten sich die führenden Schichten der Stadt den damit verbundenen Rangverlust zum großen Teil selbst zuzuschreiben. Schon im dreizehnten Jahrhundert hatten manche Päpste länger in ihrer «Ausweichstadt» Viterbo als in Rom selbst residiert, wo sie sich gegen ihre Machtkonkurrenten, die großen Baronalfamilien und die römische Stadtgemeinde, nicht behaupten konnten. Die führenden Adelsclans der Colonna, Orsini und Savelli besaßen Dutzende befestigter Stützpunkte im römischen Umland, beherrschten von dort aus die Versorgung der Stadt, die sie jederzeit unterbinden konnten, und stellten aus ihren ländlichen «Vasallen» Heere auf, mit denen sich die päpstlichen Aufgebote in der Regel nicht messen konnten. In der Stadt selbst, deren Einwohnerzahl nach einer verheerenden Eroberung und

Plünderung im elften Jahrhundert bis 1347 auf höchstens 50 000 zurückgegangen war, hatte sich seit anderthalb Jahrhunderten mit der Kommune Rom eine dritte politische Kraft nach Papst und Baronen herausgebildet, die mit wachsendem Nachdruck nach dem Vorbild von Städten wie Florenz und Siena ihren Anteil an der Macht einforderte. Ihre Spitze rekrutierte sich aus wohlhabenden Landpächter- und Viehzüchter-Familien, Kaufleuten und Notaren, stand also, gemessen an Prestige und militärischen Ressourcen, weit unter den notorisch unfriedfertigen und als arrogant verschrienen Adelsclans. Umso mehr mussten die Trägerschichten der Stadtgemeinde durch konzertiertes Handeln beweisen, dass der Segen Gottes nicht auf pflichtvergessenen Päpsten und hochmütigen Raubrittern, sondern auf tugendhaften und fleißigen Bürgern ruhte. Daher waren die Machtverhältnisse am Tiber zwischen 1309 und 1347 durch zahlreiche Umschwünge geprägt. So wechselten sich Allianzen und Feindseligkeiten zwischen den rivalisierenden Baronalsippen untereinander sowie mit und gegen die Kommune in schnellem Rhythmus ab. Zur Unruhe trug zusätzlich bei, dass die Päpste ihren Einfluss am Tiber durch Abgesandte aufrechtzuerhalten versuchten und das südlich an den Kirchenstaat angrenzende Königreich Neapel unter der Herrschaft der Dynastie Anjou ebenfalls um Einfluss bemüht war.

Angesichts dieser ganz besonderen Ausgangssituation und des hohen Bewährungs- und Rechtfertigungsdrucks, der auf den politischen Kräften der Ewigen Stadt lastete, sollte man eine reiche Überlieferung der konkurrierenden Lager zum Pestgeschehen von 1348 erwarten. Doch das Gegenteil ist der Fall: Aus erster Hand ist nichts vorhanden. Das Schweigen ist umso rätselhafter, als auf dem Weg von Florenz nach Rom die Zeugnisse keineswegs abnehmen.

Aus Siena stammt zum Beispiel einer der berühmtesten Pestberichte überhaupt, der mit seiner persönlichen Einfärbung in keiner Darstellung des europäischen Pestgeschehens fehlt: «Ich, Agnolo di Tura, den man den Dicken nennt, beerdigte eigenhändig fünf meiner Kinder in der allgemeinen Grabstätte. Anderen erging es nicht besser. Andere Tote wurden so nachlässig bestattet, dass sie von Hunden ausgegraben, in der Stadt verteilt und teilweise auch gefressen wurden. Die Glocken läuteten nicht mehr, und auch das Weinen hörte auf. So schrecklich war die Lage, dass alle nur noch mit ihrem eigenen Tod rechneten.»[21] Das Massensterben wurde dumpf hingenommen, die Erwartung der Endzeit ging um. Laut Agnolo starben in Siena und seinem ländlichen Herrschaftsgebiet mehr als 80 000 Menschen, was wie üblich viel zu hoch gegriffen ist. Von der Authentizität des persönlichen Schreckenserlebnisses und der Abstumpfung durch den seriellen Tod abgesehen, fügt sich das bewegende Zeugnis des verzweifelten Vaters nahtlos in den Hauptstrom der Zeugnisse mit ihren weitgehend übereinstimmenden Gemeinplätzen ein.

Diese Gleichförmigkeit erklärt sich aus dem Entwicklungsstand der Geschichtsschreibung im Italien der Zeit. Zum einen wurde die Tradition der städtischen oder klösterlichen Chronistik fortgesetzt, für die die Deutung von Katastrophen als Gottesstrafe von vornherein feststand und die sich daher mit den beliebig verfügbaren Gemeinplätzen von Jammer und Schrecken zufriedengab; zum anderen griffen frühhumanistisch geprägte Autoren wie Boccaccio und deren Großmeister Petrarca zur Feder, denen es um literarischen Glanz, nicht aber um tiefenscharfe Beobachtung oder gar bohrende Hinterfragung der gängigen Erklärungen ging.

Der Bericht des Namenlosen

Der einzige Querdenker und Querdeuter, von dem man ein besonders eigenständiges Bild von der Großen Pest erwarten durfte, ist ein römischer Chronist, der namentlich nicht bekannt ist und daher als «Anonimo Romano» bezeichnet wird. Seine Geschichte Roms in der ersten Hälfte des vierzehnten Jahrhunderts leitet der «Namenlose» mit einer Befragung seines Vorbilds Titus Livius ein. Dieser habe sein monumentales Geschichtswerk verfasst, «um seinen Geist zu beruhigen», was so viel hieß, wie sich über den Gang der Geschichte zu vergewissern und jegliche damit verbundene Besorgnis auszuräumen. Der anonyme Römer macht sich diesen Grundsatz zu eigen und formuliert ihn zugleich um:

«So sage ich: Mein zutiefst bewegter Geist findet keine Ruhe, bis ich nicht die schönen und neuen Dinge niedergeschrieben habe, die ich in meinem Leben gesehen habe.»[22] Das ist bittere Ironie, denn was es festzuhalten gilt, ist zwar neu, doch absolut nicht schön. «So sage ich: Während ich mich mit diesem Werk vergnüge, bin ich weit entfernt und unbeteiligt von den Kriegen und Mühen, die dieses Land erduldet. Denn diese sind durch die schweren Erschütterungen traurig und bejammernswert nicht nur für diejenigen, die sie erleiden, sondern auch für diejenigen, die davon hören.» Das Elend zu beschreiben heißt für den anonymen Römer also, das Elend zu bewältigen, indem er es sich erbarmungslos vergegenwärtigt. Daraus folgt ein Anspruch, dem das Werk durch die Unerbittlichkeit seiner Bestandsaufnahme voll und ganz gerecht wird: «Das, was ich schreibe, ist unerschütterlich wahr. Dafür sei Gott mein Zeuge, und auch meine Zeitgenossen können belegen, dass die folgende Niederschrift wahr ist. Denn ich habe es gesehen und von vertrauenswürdigen Personen gehört.» Damit auch Kaufleute und andere Zeitgenossen, die kein Latein konnten, Nutzen daraus ziehen, ist das Werk im «vulgare», in der gesprochenen Sprache, und das heißt: im römischen Dialekt, verfasst.

Das einundzwanzigste der achtundzwanzig Kapitel der «anonymen» Chronik trägt den Titel «Von der grausamen Sterblichkeit in der ganzen Welt und von den Treppenstufen von Santa Maria di Araceli», doch außer diesem vielversprechenden Titel ist von ihm nichts erhalten. Für die Historiographie Italiens im vierzehnten Jahrhundert und speziell die europäische Pestberichterstattung ist das der schwerste Verlust überhaupt, denn nach den in der Einleitung niedergelegten Grundsätzen und der Qualität der vorangehenden und nachfolgenden Abschnitte wäre hier eine aus dem Rahmen fallende Deutung zu erwarten. Schließlich hinterfragt der «Namenlose» in den überlieferten Partien seines Werks mit ungewöhnlicher Konsequenz und oft sogar mit beißendem Spott die gängigen Deutungsmuster, mit denen sich die anderen zufriedengeben, und stellt ihnen auf unvoreingenommener Beobachtung und psychologischer Durchdringung beruhende Alternativen entgegen. Verloren ist ebenfalls das zweiundzwanzigste Kapitel, das «Vom Erdbeben, das sich in Italien zutrug», handelt. Überliefert ist hingegen Kapitel 23 «Vom Fünfzig-Jahr-

Jubiläum in Rom und von der Rückkehr des Königs von Ungarn nach Rom und nach Apulien». Dieser Abschnitt setzt im Jahr 1350 ein und lässt, da er auf der Darstellung und Interpretation der Pest-Passage beruht, Rückschlüsse auf diese zu. Um diese Rekonstruktion soll es im Folgenden gehen.

Eine Treppe zum Himmel

«Es war das Jahr des Herrn 1350, als Papst Clemens den Römern den universellen Ablass von Strafe und Schuld für ein Jahr zugestand. Und so kam in diesem Jahr die gesamte Christenheit nach Rom, und zwar ohne jedes Hemmnis oder Hindernis.» Das allein schon ist eine erstaunliche Feststellung, denn 1350 hatte die Pest ihren verheerenden Parcours durch Europa keineswegs beendet. In Teilen Nord- und Westeuropas erreichte sie in diesem «Heiligen Jahr» sogar erst den Höhepunkt ihres Wütens. Doch das wird genauso ausgeblendet wie die Folgeschäden der Katastrophe in Italien mit all ihren Hindernissen im Einzelnen, die eine Pilgerfahrt an die Gräber der Apostel in höchstem Maße erschweren, ja für große Teile Europas unmöglich machen mussten. Zudem wird kein Wort darüber verloren, dass Rom durch die Abwesenheit des Papstes seine Hauptattraktion für die Pilger verloren hatte. Was der unbekannte Autor beweisen will, steht damit fest: Es geht auch ohne den Pontifex Maximus, das Heilige Jahr musste ein Erfolg werden, und es wurde ein Erfolg, sogar ein sehr großer, weil die Römer das Beste aus der Notlage machten. Sie kamen ohne die korrupten Kirchenfürsten viel besser zurecht als mit ihnen, denn sie hatten einen charismatischen Anführer gefunden, der der Ewigen Stadt eine ganz neue und zugleich ganz alte Existenzberechtigung verlieh und damit die Pest zur Nebensache herabdrückte. Das ist das alles beherrschende Thema der römischen Chronik.

Unter der Führung des Tribunen (Ni-)Cola di Rienzo, Sohn eines Gastwirts aus dem Stadtteil Trastevere, nahmen die Römer 1347 ihr Schicksal selbst in die Hand und besannen sich auf die große Zeit ihrer

Geschichte, die römische Republik. Dieses erhabenste Staatswesen aller Zeiten – so Cola, der enthusiastische Visionär – sei rechtlich niemals erloschen und daher unverzüglich in seiner ganzen Pracht und Herrlichkeit wiederherzustellen. Konkret hieß das, dass Kaiser und Könige ihm als Sachwalter dieser Republik fuß- und bußfällig Unterwerfung, Treue und Gehorsam zu leisten hätten.

In Rom fiel das Echo auf diesen Versuch, eine seit vierzehn Jahrhunderten verschüttete Geschichte wiederzubeleben, unterschiedlich aus. Die Mitglieder und Anhänger der römischen Stadtgemeinde, die sich aus gehobenem Mittelstand und urbanem Kleinadel rekrutierten, waren begeistert, da sie sich jetzt zur Führungsschicht aufgewertet fühlten; die großen Baronal-Clans, die seit Jahrzehnten am Tiber das Sagen gehabt hatten, sahen sich plötzlich von der Macht verdrängt und übten sich in Opposition, wurden aber militärisch zurückgeschlagen. Auch die französischen Päpste in Avignon waren konsterniert, denn in einer erneuerten römischen Republik hätten sie höchstens noch als rein geistliches Oberhaupt einen bescheidenen Platz gehabt. Doch das Recht auf das Jubiläumsjahr 1350 konnten sie ihrer mehr oder weniger abtrünnigen Hauptstadt wie gesagt nicht absprechen.

Zur Eröffnung und Abhaltung des Heiligen Jahres schickte Papst Clemens VI. einen denkbar ungeeigneten Stellvertreter. Der Kardinal-Legat Annibale da Ceccano fiel schon bei seinem Eintreffen in Mailand durch seine Arroganz und Großsprecherei unangenehm auf. Als ihm der dortige Erzbischof Giovanni Visconti mit einer prachtvollen Reiterstafette entgegenritt und deswegen getadelt wurde, entgegnete ihm dieser mit ätzender Ironie: «Herr Legat, das ist kein Pomp, sondern soll nur zeigen, dass der Papst einen kleinen Kleriker unter sich hat, der auch etwas vermag.» Die Ankunft des päpstlichen Bevollmächtigten musste in Rom schwerste Konflikte heraufbeschwören: «Dieser Herr Annibale hatte vier keineswegs lobenswerte Eigenschaften. Zum einen stammte er aus Campanien; zum zweiten schielte er; drittens war er ein Angeber und krankhaft ruhmsüchtig; das vierte Laster aber verschweige ich besser.» Das sollte heißen: Er stellte nicht Frauen, sondern Knaben nach. So kam es wegen Nichtigkeiten zum Streit, der zum Straßenkampf eskalierte. Die

Schuld daran gab der Legat dem Tribunen Cola di Rienzo, den er als Ketzer und Aufrührer brandmarkte. Daraufhin waltete er seines Stellvertreteramtes willkürlich und korrupt, wurde durch einen Armbrustschuss verletzt, den er ebenfalls Cola zur Last legte, und starb bei einem Besuch in seinem Heimatort Ceccano an seiner maßlosen Fresssucht. Als wüster Säufer war er schon vorher unangenehm aufgefallen: «Er gehörte zu den kräftigen Trinkern, von denen die Kirche Gottes viele hat.» Mit ihm starben sein Neffe und seine gesamte Begleitung. Das Heilige Jahr aber nahm davon ungestört seinen erfolgreichen Lauf.

Die offizielle Kirche war für den anonymen Römer in die Hände von Barbaren und Wüstlingen gefallen; auf ihr ruhte, wie die Vorgänge in Rom zeigten, kein Segen mehr, sondern ein Fluch. Die wahre Gemeinschaft der Gläubigen bestand aus den Römern, dem Erwählten Volk, unter der Führung seines Tribunen, jedenfalls solange er sich mit diesem Amt im Namen und zum Nutzen des römischen Volkes begnügte. Doch Cola di Rienzo, so die erbarmungslose Analyse des Chronisten für die nachfolgenden Jahre, erlag dem Größenwahn und den Verlockungen der Macht, wollte Kaiser werden und wurde für diese Selbstüberhebung bestraft. 1354 kam er in einem Volksaufstand ums Leben. Als er sich jedoch noch damit zufriedengab, den guten römischen Bürgern zu dienen, war Gott mit ihm.

Was hat das alles mit der Pest von 1348 zu tun? In der Geschichtsdeutung des «Anonimo» schickte Gott den Römern die Pest, um sie damit auf die Probe zu stellen. Sie bestanden diese Prüfung, weil sie die richtigen Rückschlüsse daraus zogen und eine vollständige religiöse, moralische und politische Erneuerung einleiteten. Diese fand ihren Niederschlag in der Errichtung einer Republik, die vom guten Volk, das heißt den Kräften der Kommune, getragen und vom Tribunen Cola di Rienzo angeführt wurde. Dieses runderneuerte Rom hatte die moralische Autorität, Gott ein Geschäft zum wechselseitigen Nutzen vorzuschlagen: Wir bauen Dir ein großartiges Monument zum Zeichen Deines Ruhms und unserer Frömmigkeit, wenn Du die Geißel der Pest von uns nimmst. Und so geschah es – die Seuche verschwand, und die Kommune ging ans Werk. Zum Zeichen der Versöhnung zwischen den Menschen sowie zwischen Erde und Himmel erschien jetzt ein steinerner Regenbogen im römischen Stadtbild: die steile Treppe, die vom Fuß des Kapitols zu dessen nördlichem Gipfel, zur Kirche Santa Maria in Araceli, emporführte, dem Heiligtum der Kommune, des Gemeinsinns und des friedlichen Zusammenlebens. Der tragische Irrtum Colas bestand darin, zu glauben, dass diese Gnade ihm und nicht dem «guten» Volk, dem frommen und friedfertigen Mittelstand als Ganzem, geschenkt worden war. Diese fatale Selbstüberschätzung hatte zur Folge, dass die Natternbrut der Barone bald wieder ihr Haupt erhob und die Macht in Rom zurückeroberte.

So lässt sich mit aller Vorsicht das verlorene Kapitel des ungewöhnlichsten Chronisten der Zeit rekonstruieren und dessen Überschrift mit Sinn versehen: Es kündete vom Sterben durch die Pest, doch vor allem von dem stolzen Bauwerk, das dessen verdientes Ende besiegelt. Dass Cola di Rienzo an dessen Fuß (wo heute seine Bronzestatue steht) erschlagen wurde, entbehrt nicht der Logik – als Sachwalter Gottes zu regieren, war stets lebensgefährlich, weil die damit verbundenen Erwartungen auf die Dauer nicht zu erfüllen waren.

Das Beispiel des Anonimo zeigt, dass sich die Heimsuchung der Epidemie als Aufforderung zum radikalen Neuanfang auffassen und instrumentalisieren ließ. Um zu dieser Überzeugung zu gelangen, musste man weder Gotteszweifler noch Gottesleugner sein, sondern nur der Kirche als Machtorganisation kritisch gegenüberstehen.

Die Frage, ob es tatsächlich so gewesen ist, lässt sich nur indirekt beantworten. Dafür, dass die Pest am Tiber einen einigermaßen glimpflichen Verlauf nahm, spricht immerhin einiges, denn wäre es anders gewesen, wäre der selbsternannte Republikerneuerer, Ersatz-Papst und Vermittler zwischen Himmel und Erde Cola di Rienzo sehr schnell seines Charismas und seiner Aura verlustig gegangen. Doch hängt auch der Untergang des Tribunen aufs Engste mit der Pest zusammen, denn seine spätere maßlose Selbstüberschätzung und Selbstüberhebung nährten sich aus den vorangehenden Erfolgen während der Pestepidemie, die er sich einseitig auf die Fahne schrieb. Die Kraftanstrengung des monumentalen Treppenbaus und die Bewältigung des Pilgeransturms kurz darauf stützen die Annahme, dass es zwar auch in Rom zum Pest-Sterben kam, dass dieses aber früher und insgesamt mit weniger Verheerung endete als in den meisten anderen Städten der Halbinsel.

4. Keine Pesttoten: Das Wunder von Mailand

Sterben in Piacenza, überleben in Mailand

Gabriele de Mussis Chronik von Piacenza ist bereits zweimal zu Wort gekommen: mit dem Bericht über die Fahrt der todbringenden Galeeren vom Schwarzen Meer nach Sizilien und mit einer drastischen Schilderung der Pest-Symptome. Wie kaum ein anderer Text über die Pest ist seine Darstellung von heftigen Emotionen geprägt, sein Stil leidenschaftlich, sein Ton anklagend. De Mussis war ein Generationsgenosse von Giovanni Villani und beim Ausbruch der Pest folglich ein alter Mann, der den Zusammenbruch seiner Lebenswelt durch die Seuche als ein Vorspiel zum Weltuntergang verstand. Seine Pest ist die Pest in seinem Piacenza, das er lebenslang nie verlassen hat. Als studierter Notar gehört er zu den angesehenen Persönlichkeiten seines Heimatorts, der bei Pestausbruch unter der Herrschaft Mailands stand. Seine Chronik schreibt er aus der beschränkten Perspektive des Glockenturms: Vieles, das er aus der Entfernung schildert, mutet vage, nicht selten märchenhaft an. Farbe und Verve gewinnt der Bericht erst, als die große Ansteckung die Umgebung Piacenzas und dann die Stadt selbst erreicht.

Typisch für diesen Angehörigen der Notabeln einer Provinzstadt sind vor allem die Feindbilder, die die ausführliche Schilderung des Elends durchpulsen: Schuld daran sind die Genuesen, die, von unersättlicher Gewinngier getrieben, die Ansteckung auf ihren Schiffen nach Italien gebracht haben, denn die tödlichen Ausdünstungen, die das Massensterben verursachen, sind mitgereist und gehen mit den Besatzungen in Genua an Land. Die Seeleute wiederum umarmen ihre Lieben und bringen diesen damit den schnellen und sicheren Tod – und nicht nur ihnen: «Sag, sag Genua, was du getan hast!»[23] Wirklich schlüssig ist dieser Vorwurf allerdings nicht, denn einige Zeilen zuvor ist die Seuche als Gottesstrafe bezeichnet worden; die Genuesen führen also nur den Willen des Himmels aus. Ein Quantum Trost findet der Notar aus Piacenza immerhin darin, dass sieben Achtel der Bevölkerung in der verhassten Hafenmetropole dahinsterben. Die Habgier der verfluchten Großhändler findet damit ihre gerechte Strafe.

Dass es bei Gabriele de Mussis ein Genuese ist, der die Seuche nach Piacenza einschleppt, versteht sich vor diesem Hintergrund von selbst. Als dieser dort krank wird, wird er rührend von einem einheimischen Freund gepflegt, der daraufhin seine Familie und Bekannten infiziert und selbst daran zugrunde geht – alles Gift kommt von außen. Die darauf folgende Schilderung ist dem üblichen Muster verpflichtet: Genaue Beobachtungen der Krankheitssymptome und fraglos ebenso glaubwürdige Angaben zu der Todesrate der wichtigsten Kirchen, Klöster und Adelsfamilien gehen in Schilderungen von Verlassenen über, die vergeblich um Hilfe rufen. Wenige Mutige leisten diesen Beistand und gehen daran zugrunde. Gleichzeitig schlägt die Stunde der Outlaws: Arme und Verbannte, die entweder nichts zu verlieren oder die Krankheit überstanden haben, lassen sich ihre kümmerlichen Dienste teuer bezahlen. Die Pest droht damit, oben nach unten zu kehren, doch ganz so weit kommt es nicht.

Die sozialen Vorurteile und Ressentiments des gutsituierten und gut vernetzten Juristen brechen in seiner Beschreibung heftig durch. Als Vertreter der Besitzenden ist er leidenschaftlich an der Erhaltung der Ordnung interessiert und registriert daher auch außerhalb der Stadtmauern allenthalben bedenkliche Phänomene: «Städte und Stadtmauern, Felder, Wälder, Straßen und Flüsse werden von Räubern verpestet.»[24] Zwölf Jahre vor dem Ausbruch der Pest hatte Piacenza seine zuvor mühsam behauptete Selbständigkeit verloren und war unter die Herrschaft der Visconti, der mächtigen Herren *(signori)* von Mailand, geraten. Dieser Verlust lokaler Autonomie zittert in Gabriele de Mussis erregter Schilderung deutlich nach, zumal der 1348 in Mailand und großen Teilen

Norditaliens regierende *signore* Luchino Visconti – nicht zu verwechseln mit dem gleichnamigen Filmregisseur (1906–1976), der aus einem Seitenzweig desselben Geschlechts stammte – gerade dabei war, Genua zu belagern, das vermeintliche Epizentrum der Seuche.

Diesen Luchino Visconti charakterisiert der Mailänder Jurist und Chronist Pietro Azario wie folgt: «Er stellte den Mailänder Staat als ganzen wieder her, so dass Mailand jetzt keine Stadt, sondern eine ganze Provinz darstellte. Er liebte den Frieden und die Justiz gleichermaßen. Er gab vor, sich um weniges zu kümmern – und kümmerte sich in Wirklichkeit um viel … Er war überaus misstrauisch … Er hielt seinen Staat so in Ordnung, dass jedermann bei Tag und Nacht in seinem Herrschaftsgebiet, auch an einsamen Orten, sicher wandeln konnte.»[25] Das kann man in und um Mailand bis heute nicht.

Azario diente den Visconti und damit auch Luchino als mittlerer Funktionär in der Provinz, wusste also genau, was er mit dessen Liebe zur Justiz meinte: rücksichtsloses Durchgreifen gegen alle Gesetzesbrecher, egal welchen Standes und welchen Ranges. Azario selbst fiel offenbar selbst zeitweise in Ungnade, weil er die Befehle seines Herrn ungenügend ausgeführt hatte. So liebte er weder die herrschende Familie noch deren Chef, doch konnte er das in seiner nach 1360 geschriebenen Chronik natürlich nicht offen sagen. Stattdessen garnierte er die Schilderung von Luchinos Herrschaft von 1339 bis 1349 mit zahlreichen Ehebruch- und Gewaltgeschichten, wie sie der große Mythenbildner Jacob Burckhardt in seiner berühmten *Kultur der Renaissance in Italien* begierig als gesicherte Zeugnisse tyrannischer Unmoral und Willkür aufgegriffen hat.

Azario war die Machtkonzentration unter den Visconti und speziell zur Zeit Luchinos zutiefst unheimlich. Und weil es nicht in das gängige Bild des Gewaltherrschers passte, überging er dessen größte Tat und damit eine der wichtigsten «innenpolitischen» Leistungen eines europäischen Machthabers in Mittelalter und Neuzeit überhaupt mit Schweigen: sein erfolgreiches Pest-Management.

Einmauern und isolieren

Vierhundert Jahre später fasste der führende Mailänder Aufklärer Pietro Verri diese Großtat in der Geschichte seiner Heimatstadt bündig zusammen: Luchino Visconti bewahrte Mailand durch sein energisches und entschlossenes Handeln vor der Pest. Auch für Verri war der rücksichtslos zupackende *signore* ein zutiefst amoralischer Despot, der mit Gegnern nicht viel Federlesens machte, doch wurden diese Defekte von dieser einen großen Rettungstat mehr als aufgewogen. Zweihundertfünfzig Jahre später ist sie unvergessen – im Italien der «Coronakrise» vom Frühjahr 2020 war in zahlreichen Blogs und Tweets der Ruf zu hören: Gebt uns einen zweiten Luchino Visconti! Oder noch häufiger: Hätten wir ihn nur schon im Januar und Februar 2020 an der Macht gehabt!

Mailand zählte nach einigermaßen fundierten Schätzungen in den 1340er-Jahren mehr als einhundertfünfzigtausend Einwohner, war damit eine der größten Städte Europas, durch die Lage am Fuß der Alpen zwischen Adria und Tyrrhenischem Meer an die wichtigsten Handelswege und Warenströme Europas vielfältig angebunden und dadurch zur «Peststadt» geradezu prädestiniert. Das grausam verheerte kleine Piacenza liegt nur sechzig Kilometer vom verschonten großen Mailand entfernt; legt man eine Sterberate von dreißig Prozent zugrunde, dann kamen in der lombardischen Metropole mindestens fünfundvierzigtausend Menschen mit dem Leben davon, die andernorts unter entsetzlichen Umständen gestorben wären. Diese Kalkulationen sind nicht als Verherrlichung eines «starken Mannes» zu verstehen, sondern sollen eine Wissens- und Forschungslücke markieren und darüber hinaus die in der Folgezeit unwiderstehliche Attraktivität eines politischen Modells miterklären.

Die Lücke besteht erst einmal in der Überlieferung. Azario, der Mailänder Chronist, schweigt wie gesagt; aber auch die anderen «Pest-Chronisten», die bei der Schilderung des Pest-Elends so herzzerreißende Klagen anstimmen und oft alle rhetorischen Register ziehen, zeigen sich in Sachen Mailand erstaunlich kurz angebunden. Agnolo di Tura aus Siena notiert lakonisch: «In Mailand starben wenige Leute, da nur drei Familien starben. An deren Häusern wurden der Ausgang und die Fenster zugemauert, so dass niemand eintreten konnte.»[26] Der Autor der *Monumenta Pisana* äußert sich ähnlich knapp: Dass neun von zehn Personen an der Pest starben, «galt auch für das Gebiet von Pisa, für die ganze Christenheit, aber auch für die Landstriche der Sarazenen, und zwar in ummauerten und nicht befestigten Gegenden; allerdings verheerte die Pest den einen Ort schlimmer als den anderen. In Mailand aber starb, abgesehen von drei Familien, niemand. An den Häusern dieser drei Familien wurden Türen und Fenster zugemauert. In der übrigen Lombardei wütete die Seuche wie anderswo.»[27] Definitiv bestätigt wird die ebenso eindeutige wie dürftige Nachrichtenlage von Matteo Villani: «Und im Jahre 1348 wurde schließlich ganz Italien infiziert, mit Ausnahme der Stadt Mailand und einiger Gebiete der Alpen zwischen Italien und Deutschland; in diesen letzteren Gebieten richtete sie kaum Schaden an.»[28] Trotz aller geschäftlichen Rückschläge verfügte Villani immer noch über ein dichtes Nachrichtennetz. So steht es fest: kein Pesttod in Mailand.

Diese einzige Ausnahme in ganz Italien ist so ungewöhnlich, dass man eine Fülle von Kommentaren und Deutungen dazu erwarten sollte. Dass die Mailänder keine Sünder waren und daher vom allgemeinen Strafgericht ausgespart wurden, musste den anderen, die so schwere Züchtigung erfuhren, wenig plausibel erscheinen. Wenn himmlische Mächte nicht ins Spiel kamen, mussten irdische Kräfte wirksam geworden sein, doch welche? Mit der Geschichte von den drei eingemauerten Familien konnte es nicht sein Bewenden haben, so tief sie auch blicken ließ. Doch wohin man auch schaut: Von den Chronisten des vierzehnten Jahrhunderts wird das Mailänder Mirakel mit mürrischem Quasi-Stillschweigen übergangen. Ganz ähnlich das Bild in der modernen Forschung. Gelegentlich findet sich der Hinweis, dass in Mailand die Todesrate bei fünfzehn Prozent, also niedriger als andernorts, gelegen haben soll, doch diese Angabe entbehrt jeglicher Grundlage in den zeitgenössischen Dokumenten.

Das Schweigen in den Quellen des vierzehnten Jahrhunderts ist ein bewusstes Verschweigen. Will man eine Parallele zum Corona-Jahr 2020 ziehen, so erinnert der Fall Mailand an den Fall Schweden, also an die

Alternative zum allgemeinen Lockdown, die ebenfalls als Herausforderung und Ärgernis empfunden wurde. Dass de Mussis in seinem heiß geliebten und schwer verwüsteten Piacenza nicht von der Verschonung der Metropole schreibt, ist nur allzu verständlich, denn er konnte den verhassten Tyrannen, der seiner Heimatstadt die Freiheit geraubt hatte, unmöglich loben. Dass sich weder der Pisaner Chronist noch Villani näher zu den Ursachen der großen Ausnahme äußern, erklärt sich aus ähnlichen ideologischen Denkverboten: Pisa fühlte sich von der imposanten Machtbildung der Visconti-Dynastie bedroht. Und für Villani war die dortige Herrschaftsform die finstere Alternative zum republikanischen Florenz. Dass der lombardische Tyrann vermochte, was den Florentinern, dem Salz der Erde, misslang, war für ihn schlechthin kein Thema.

So ist bis heute sehr wenig darüber bekannt, mit welchen Maßnahmen dieses Aussparungs-Wunder erreicht wurde. Die Nachrichtenlücke ist umso auffälliger, als Azario und alle anderen Quellen widerwillig die umfassenden Versorgungsleistungen des *signore* hervorheben. Um sich bei der Bevölkerung beliebt zu machen, sorgte Luchino durchgehend für billiges Brot und versuchte damit den klassischen Leistungsnachweis des guten Herrschers zu erbringen, der sich der Armen, der ganz speziellen Schützlinge Christi, wie ein guter Familienvater annimmt. Andererseits besagen die wenigen konkreten Hinweise auf seine «Pestpolitik», dass er die Warenströme und noch mehr die Kauf- und Fuhrleute, die diese begleiteten und transportierten, rigorosen Kontrollen unterzog und diejenigen, die aus verseuchten Gebieten kamen, gar nicht erst in die Stadt hinein ließ. Das klingt logisch und erklärt doch nicht alles, denn spätestens ab dem Frühjahr 1348 waren die großen kommerziellen Einfallstore Genua und Venedig sowie die kleineren Häfen samt und sonders infiziert. Eine Verproviantierung einer so großen Stadt aus der engsten ländlichen Umgebung hingegen war nicht durchführbar, es sei denn, man hatte ab dem Herbst 1347, als die ersten Schreckensnachrichten aus Sizilien eingetroffen sein müssen, Vorräte angelegt. Noch erstaunlicher ist, dass nach glaubwürdigem Zeugnis einzelne angesteckte Personen innerhalb der Stadtmauern aufgefunden wurden, diese die Krankheit aber nur an ganz wenige andere weitergaben. Was mit diesen Infizierten geschah, beschäftigte die Einbildungskraft der Verschonten wie der schwer Getroffenen gleichermaßen und brachte diverse Gerüchte hervor: Der Gewaltherrscher Luchino Visconti habe die Unglückseligen nicht nur, wie in den Chroniken berichtet, einmauern lassen und so vom direkten Kontakt mit weiteren Personen abgeschnitten, sondern sogar kaltherzig dem Hungertod überantwortet und mit dieser brutalsten aller möglichen Schutzmaßnahmen die weitere Ansteckung verhindert.

Nach dem Zeugnis der Zeitgenossen wäre Luchino Visconti eine solche Maßnahme durchaus zuzutrauen gewesen. Diese «Pesträson» wäre dann ein Aspekt der «Staatsräson», den dieser mächtigste *signore* Italiens fast zwei Jahrhunderte vor Machiavelli ein Jahrzehnt lang nach innen wie außen konsequent praktizierte – nach dieser brutalen, aber effizienten Logik war es gerechtfertigt, ein Dutzend Menschen sterben zu lassen, weil dadurch viele Tausend verschont blieben. Ob die drei infizierten Unglücksfamilien, wenn es sie denn wirklich gab, tatsächlich nicht den Pesttod, sondern den Hungertod starben, muss dahingestellt bleiben.

Rückschlüsse auf das, was tatsächlich geschah, lässt am ehesten der Pestvermeidungs-Traktat des Arztes Cardo(ne) de Spazotis zu. Er war in den 1360er-Jahren am Bau eines für die Zeitverhältnisse gigantischen Lazaretts außerhalb der Stadtmauern Mailands beteiligt. Dieses wurde nicht ohne Grund aus dem Boden gestampft – Luchino Viscontis Nachfolger waren bei der zweiten Pestwelle anderthalb Jahrzehnte später nicht so erfolgreich gewesen wie dieser und griffen jetzt offenbar auf dessen Methoden zurück; damit konnten sie zwar einen weiteren Ausbruch der Seuche in den 1370er-Jahren nicht verhindern, wohl aber deren Auswirkungen im Vergleich zu anderen Großstädten in Grenzen halten.

Diese Methoden ließen sich in einem Wort zusammenfassen: Isolieren, isolieren und nochmals isolieren, und zwar mit äußerster Konsequenz und notfalls mit brutaler Härte. Auf dieses Rezept läuft auch Cardones Schrift hinaus: Man muss die Annäherung an den Pestkranken so weit wie möglich vermeiden, weil die Luft um diesen ansteckend, nämlich von ihm infiziert ist. Auch hier geht es noch nicht um Mikroben in der Luft, sondern um die Luft als tödliche Ausdünstung, doch war diese Vorbeugemaßnahme die einzig richtige. Die Strategie der strikten Absonderung – ob mit tödlichem Einmauern oder ohne – und der rigorosen Kontrolle der Einreisenden und ihrer Warenströme muss schon 1348 den Ausschlag gegeben haben. Wie diese Maßnahmen im Einzelnen gehandhabt wurden, wie negative Auswirkungen auf die so hoch gelobte Versorgung der Unterschicht mit Lebensmitteln vermieden wurden, wie die fraglos schwer geschädigten Mailänder Großhändler darauf reagierten – all das ist im Dunkel der Vergangenheit verborgen. Der Historiker hat mit diesen Lücken in der Überlieferung zu leben.

Pest und Tyrannei

Seinen Triumph über die Pest konnte Luchino Visconti nicht lange genießen. Ende Januar 1349 starb er bei der Belagerung von Genua, nach Meinung der meisten Zeitgenossen von seiner Gattin vergiftet, also so, wie es einem Tyrannen gebührte. Das Exempel aber, das er mit dem Fernhalten der Pest von seiner Hauptstadt statuiert hatte, dauerte und wirkte fort. Als die Pest in Italien ausbrach, war die Familie Visconti noch keine vierzig Jahre in Mailand an der Macht, verkörperte also einen noch relativ neuen, in vieler Hinsicht unerprobten Typ der Machtausübung, der mangels antiker Begriffe schlicht als *signoria* (Herrschaft) bezeichnet wurde. Sie hatte in Mailand das Modell der Stadtrepublik abgelöst, das in den meisten Städten Ober- und Mittelitaliens weiterhin vorherrschte und de facto auf eine Oligarchie unter der Dominanz einiger Dutzend durch Handel, Banken und Textilproduktion reich gewordener Patrizierfamilien hinauslief. Die Legitimität der neuen Einzelherrscher *(signori)* galt vielen Juristen und Theologen als zweifelhaft. Dass ein Einzelner ohne Einbettung in eine lange dynastische Tradition unumschränkt regierte, war nach traditionellem Rechtsverständnis undenkbar. Für konservative Juristen und Politiktheoretiker war die neue Herrschaftsform deshalb permanent des Machtmissbrauchs verdächtig und hatte aufgrund ihrer Ungesetzlichkeit und Willkür sehr wohl einen altvertrauten Namen, nämlich Tyrannis. Innere und äußere Gegner der *signori* waren mit dem Tyrannei-Vorwurf denn auch sehr schnell, ja geradezu reflexhaft bei der Hand. Umso dringender waren die Inhaber dieser anstößigen Machtfülle darauf angewiesen, ihre Position mit altverbrieften und vertrauenerweckenden Titeln sowie spektakulären Zeremonien zu legitimieren und abzusichern.

Alle diese Bemühungen um Anerkennung und Legitimation aber wurden weit in den Schatten gestellt, wenn es einem machtbewussten *signore* gelang, die Bürger seiner Stadt vor dem Schlimmsten, der Pest, zu bewahren. Ganz offensichtlich ruhte dann auf seiner Herrschaft der Segen des Himmels. Dem Tatkräftigen wird göttliche Hilfe zuteil, das wurde von jetzt an der Propagandaslogan der alten und neuen *signori*. Die Pest half bei der Verbreitung dieses neuen Herrschaftstyps also kräftig mit. In dem guten halben Jahrhundert nach 1348 erlebten die Visconti einen beispiellosen Aufschwung. Trotz innerdynastischer Rivalitäten, die mit der inzwischen sprichwörtlichen Rücksichtslosigkeit der Sippe gelöst wurden, erweiterten die Stadtherren von Mailand ihr Herrschaftsgebiet Jahrzehnt für Jahrzehnt nach Süden, bis sie um 1400 kurz vor der Eroberung von Florenz standen. Parallel dazu bauten sie ihre Macht im Inneren weiter aus, so dass hier der für die Zeit problematische Begriff der Staatlichkeit zumindest partiell Sinn macht. In ihrer Hauptstadt Mailand waren die Visconti in einem höheren Maße Herren als alle anderen europäischen Fürsten. Hier vor allem, aber auch im übrigen Territorium schöpften sie Steuern und Abgaben ab, die ihnen eine im Vergleich mit den meisten Monarchien des Kontinents überlegene Finanzkraft verschafften. Vor allem aber wurden sie in großen Teilen Italiens als Ober- und Schutzherren attraktiv, die die chronisch zerstrittenen lokalen Eliten zum Frieden zwingen konnten und innerhalb der zersplitterten Staatenwelt ein Minimum an Ausgleich durchsetzten.

Diese Entwicklung schritt unter Luchino Viscontis drittem Nachfolger Gian Galeazzo so weit voran, dass dieser von seinen Hof-Historiographen als künftiger König Italiens gefeiert werden konnte. Sie priesen nicht nur die großen Erfolge ihres Herrn, der sich anschickte, seinem Herrschaftsgebiet das von den Pestepidemien geschwächte Florenz einzuverleiben, sondern auch die überlegene Herrschaftsform der Monarchie, die allein den Menschen Eintracht und Schutz, nicht zuletzt vor neuen Seuchen, bieten konnte. Die florentinischen Humanisten Coluccio Salutati und Leonardo Bruni widersprachen dieser These vehement: Für sie beruhte die Tyrannei der Visconti ausschließlich auf Unterdrückung und Angst. Auf diesen ideologischen Schlagabtausch vor dem Hintergrund der Pestepidemien wird noch zurückzukommen sein.

Die Erinnerung daran, dass Mailand durch das entschlossene Handeln eines starken Herrschers vor der Großen Pest bewahrt worden war, erlosch nie. Auf schmerzvolle Art aktuell wurde sie im Frühjahr 1630, als die Seuche durch den Mantuanischen Erbfolgekrieg, einen Ausläufer des Dreißigjährigen Krieges, in die lombardische Metropole hineingetragen wurde und diese grausam dezimierte, laut lokalen Chronisten von zweihundertfünfzigtausend auf vierundsechzigtausend bzw. von zweihunderttausend auf fünfzigtausend – an den phantasievollen Übertreibungen der Opferzahlen hatte sich nichts geändert. Auch diese Epidemie wurde von einem illustren Autor beschrieben. Im bewussten Gegensatz zu den rhetorischen Stilübungen Boccaccios bemühte sich der mailändische Aristokrat Alessandro Manzoni in seinem Roman *I promessi sposi (Die Brautleute)*, der zuerst 1827 erschien, durch die kritische Auswertung der zeitgenössischen Quellen um größtmögliche Faktengenauigkeit. Er rekonstruiert das Einsickern der Ansteckung durch einen Altkleiderhändler, der Lumpen von einem infizierten Soldaten kauft, zeichnet minutiös die Verdrängung der ersten Krankheitssymptome durch Adel und Kaufleute nach, die Einschränkungen für ihren Lebensstil und ihre Geschäfte fürchten, und schildert mit beklemmender Eindringlichkeit, wie mit zunehmender Ausbreitung der Infektion die verschiedensten Verschwörungstheorien ins Kraut schießen und zu gewaltsamen Übergriffen gegen angebliche «Einschmierer» führen, die todbringende Salben an Haustüren und auf Kirchenbänken auftragen sollen. Nicht minder unvernünftig reagieren die kirchlichen Instanzen, die Sühne- und Bittprozessionen anordnen und durch diese Menschenaufläufe das Massensterben weiter beschleunigen. Die eigentlichen Schuldigen aber sind der spanische Statthalter und seine ebenso feigen wie unfähigen Handlanger, die es aus eigennützigen Interessen versäumen, für Aufklärung und wirksame Gegenmaßnahmen zu sorgen. In dieser Anklage schwingt die Reminiszenz mit, dass es knapp dreihundert Jahre zuvor einem einheimischen Herrscher gelungen war, die jetzt hereinbrechende Katastrophe abzuwenden. Auf diese Weise werden die verhinderte wie die ungehemmt wütende Pest gleichermaßen zu einem Fanal des Risorgimento: Nur ein in Vernunft und maßvoller Volkserziehung unter einer nationalen Dynastie geeintes Italien wird künftig solcher Verirrungen und Unglücksfälle Herr werden. Dass die Ausbreitung von Covid-19 im erneut schwer getroffenen Mailand beiderlei Schatten heraufbeschwor, das erfolgreiche und das gescheiterte Seuchen-Management, wird vor diesem Hintergrund verständlich.

5. *Ein Putsch nach der Pest: Venedig*

Obrigkeitlicher Aktionismus

Nach übereinstimmenden Berichten erreichte die Pest Venedig im März 1348, also etwas früher als Florenz. Schon am 3. April erließ der Große Rat, das Basisorgan der Republik, ein Mandat, dass alle Pestkranken in den venezianischen Spitälern, die infizierten Obdachlosen und sonstigen Armen, die nicht für ihr eigenes Begräbnis aufkommen konnten, sowie die Angehörigen, die sie begleiten wollten, auf abgelegene Nebeninseln der Lagune verbracht werden sollten. Da selbst bescheidener begüterte Venezianer die «Pflege» in diesen öffentlichen Einrichtungen mindestens ebenso sehr wie die Pest selbst fürchteten, kam das einer brutalen Säuberungsaktion gleich. Die infizierte Unterschicht sollte so weit wie möglich entsorgt werden, und deren noch nicht betroffenes Umfeld am besten gleich mit. Die adelige Führungsgruppe der *Serenissima*, der «Allerdurchlauchtigsten» oder auch «Allerheitersten» Republik, verortete den Ausbreitungsherd offensichtlich in den dicht besiedelten Armenvierteln, in Anbetracht der dort herrschenden hygienischen Verhältnisse fraglos zu Recht, und suchte sich so weit wie möglich vor dieser Seuche der kleinen Leute zu schützen.

Das nächste relevante Pestdekret datiert vom 5. Juni. Jetzt – und aus der Perspektive der meisten Einwohner erst jetzt – wurde Pestkranken der Zugang zur Stadt bei drakonischen Strafen untersagt. Für das vorangehende Vierteljahr ist anzunehmen, dass zahlreiche Bewohner der Terraferma, des venezianischen Festlandbesitzes in Nordostitalien, in die Metropole strömten, weil dort die Versorgungslage in jeder Hinsicht günstiger war. Obwohl das Massensterben um diese Zeit seinen Höhepunkt erreichte, entschlossen sich die regierenden Adligen (*nobili*) erst am 10. Juli, die Lagunenstadt komplett abzuriegeln. Doch da war es bereits zu spät und der Ansteckung längst kein Einhalt mehr zu gebieten. Dass diese ebenso extreme wie naheliegende Schutzmaßnahme aus Rücksicht auf die kommerziellen Interessen der regierenden Schicht, die ihren in ganz Europa legendären Reichtum aus internationalem Fernhandel bezog, so lange hinausgezögert wurde, steht außer Frage. Die politisch Verantwortlichen und die Schicht der *nobili* als ganze waren durch dieses Versäumnis delegitimiert – umso mehr, als das Mailänder Beispiel zeigte, dass es auch anders gegangen wäre.

Dabei fehlte es während der gesamten Pestzeit nicht an obrigkeitlichen Anordnungen. Ja, der administrative Apparat lief regelrecht heiß. Sein Ausstoß an Edikten, Vorschriften und vor allem Verboten übertraf die schon in Normalzeiten beachtliche Produktion solcher Schriftstücke bei Weitem. Das war nicht nur in Venedig, sondern in allen von der Pest heimgesuchten Städten Europas so. Die stark gestiegene Anzahl behördlicher Verlautbarungen legt den Schluss nahe, dass diese legislativen Aktivitäten zu einem effizienten Durchgreifen im Alltag geführt haben, und so schmückt sich noch jede herkömmliche Darstellung der Pest mit einem Kapitel zum Thema «Gesundheitspolitik und Seuchenprävention». Doch das ist ein kapitaler Fehlschluss, ganz im Sinne der damals Verantwortlichen: Die hektische Tätigkeit der für diese Sektoren zuständigen Organe sollte darüber hinwegtäuschen, dass Wirksamkeit und Reichweite der vorgeschriebenen Maßnahmen gegen Null tendierten.

Das war denjenigen, die diese Dekrete erließen, durchaus bewusst.

Der eigentliche Zwecke der vielen Pesterlasse bestand vielmehr darin, vor Gott und den Menschen zu demonstrieren, dass die Regierenden pflichtbewusst ihres Amtes walteten und für «gute Policey» sorgten, das heißt: für ein friedliches und gerechtes Zusammenleben auf Erden einstanden, das denjenigen, die diese heilsamen Reglemente befolgten, den Weg ins Paradies zu bahnen vermochte. Damit rechtfertigten sie ihre Stellung transzendent und innerweltlich zugleich. Wenn sich die Widerstände gegen diese gottgewollte Ordnung hienieden so verstärkten, dass der gute Buchstabe des fürsorglich erlassenen Gesetzes missachtet wurde, war das bedauerlich, doch nicht ihre Schuld. So aber war fast alles, was an obrigkeitlichen Verordnungen in Pestzeiten zu Papier gebracht wurde, von vornherein Makulatur und das betriebsame Gebaren reines Schaugepränge, mit dem die Herrschenden ihre Macht festigen wollten. Auf diese Weise spiegeln die zahllosen Edikte in Pestzeiten das Gegenteil der gemeinhin daraus gezogenen Rückschlüsse wider: Sie zeigen gerade durch ihre regelmäßige Wiederholung die Vergeblichkeit der darin eingeschärften Befehle und Verbote an.

Die erste Reaktion der regierenden *nobili* im Venedig des Pestjahres 1348 war ein Gemeinreflex aller Politik bis heute: Sie riefen Ende März eine Kommission ins Leben, die sich dem plötzlich aufgetretenen Seuchenproblem widmen sollte. Die in dieses neue Gremium gewählten Magistrate taten das, was die Mitglieder solcher Ausschüsse zu allen Zeiten tun: Sie stießen bedrucktes Papier in großer Zahl und Auflage aus. Der Löwenanteil dieser *bandi* – öffentlich angeschlagener Bekanntmachungen oder auch Steckbriefe (daher das Wort «Bandit») – schärfte Anordnungen zur leidigen Begräbnisproblematik ein, ohne diese zu lösen – in der Stadt war trotz Auslagerung in die Peripherie der Lagune immer weniger Platz für die vielen Toten. Zahlreiche weitere «Anschläge» zeichnen ungewollt ein viel realistischeres Bild der herrschenden Zustände als alle stereotypen Klagen der Chronisten: «Wenn bekannt wird, dass in einer Straße oder an einem Ort von gewissen Leuten Leichen zur Schau gestellt werden, um dadurch Almosen zu erhalten, so sind diese Leichen sofort auf die Barken zu bringen, die sie zu den Friedhöfen transportieren».[29] Die Bestrafung der pietätlosen Bettler liegt danach ganz im Ermessen der «Domini de nocte», der «Herren der Nacht», wie sich die zuständige Behörde poetisch und unheimlich zugleich titulieren ließ. Extreme Not machte erfinderisch – mit Toten, die man (zu Recht oder Unrecht) als frisch verstorbene Verwandte ausgab, ließ sich offenbar trefflich Mitleidsgeld einstreichen.

Ein Dauerthema sämtlicher Pestverordnungen allerorten war, man glaubt es kaum, die Gefährdung der öffentlichen Sittlichkeit und Wohlfahrt durch exzessiven Alkoholkonsum. Die Untertanen zu einem bedürfnis- und anspruchslosen Leben im Geiste der Nächstenliebe und Nüchternheit zu erziehen, gehörte zum Kodex der ostentativen obrigkeitlichen Pflichterfüllungen im Angesicht des Herrn, so vergeblich diese Bemühungen auch blieben. Das galt umso mehr in Pestzeiten, in denen sich der Zorn Gottes über die Sündhaftigkeit der Menschen so heftig manifestierte: «Da täglich durch den öffentlichen Verkauf von Wein am Kanal von San Marco viele unsittliche Reden geschwungen und Menschen ermordet werden, wie allgemein sichtbar ist, muss dagegen durch eine Verordnung des Dogen vorgegangen werden.» Und zwar, wie kurz danach verfügt, dadurch, «dass jeder, der auf irgendeinem Kanal oder Ufer Venedigs Wein … verkauft, diesen abgeben muss und einen Monat ins Gefängnis geworfen wird.» Darüber hinaus sollte alles, was auf Weinverkaufsbarken über den Wein hinaus gefunden wurde, verbrannt werden; vom beschlagnahmten Wein erhielt der Denunziant ein Drittel, fraglos ein starker Anreiz. Doch das war erst der Anfang der Anti-Alkohol-Kampagne. Sie gipfelte in der Anordnung, alle Gasthäuser Venedigs zu schließen und damit nicht nur unschöne Szenen öffentlicher Trunkenheit, sondern auch Herde der Ansteckung einzudämmen. Allerdings wurde diese Maßnahme schon bald wieder zurückgenommen, und zwar mit einer bemerkenswerten Begründung, die die Gesamtausrichtung der venezianischen Pestpolitik hinter allen wohltönenden Phrasen klar hervortreten lässt: Die Stilllegung der öffentlichen Gastronomie hatte die Einnahmen der Republik empfindlich verringert und die Interessen der Reeder und Weingroßhändler stark verletzt.

Peitsche und Zuckerbrot: Populärer als das Verbot des Weinverkaufs und die Sperrung der Tavernen war zweifellos das Edikt, das alle Venezianer, die wegen Schulden oder nicht bezahlter Geldbußen bis zu einer bestimmten Höhe in Haft saßen, unverzüglich auf freien Fuß setzte – «damit uns Gott in diesen schweren Zeiten gnädiger gesinnt sei». Zu diesem Zweck sollten die Gläubiger ihren Schuldnern den einen Teil erlassen und den anderen stunden. Harscher gingen die offiziellen Stellen, glaubt man den Verordnungen, gegen öffentliche Amtsträger vor, die vor der Pest geflohen waren; kehrten diese nicht binnen weniger Tage zurück, sollten sie ihre Posten verlieren und mussten mit hohen Geldstrafen rechnen. Ähnliche Sanktionen wurden gegen alle öffentlich Bediensteten verhängt, die aus Furcht vor Ansteckung den Kundenverkehr einstellten.

Den End- und Höhepunkt der Ediktproduktion bildeten zwei *bandi*, die die Vernichtung übelriechenden Schweinefleisches anordneten und die Begräbnisfeierlichkeiten für Pesttote rigoros reglementierten – zu viel öffentlich bekundete Trauer drückte auf die kollektive wie die individuelle Stimmung. Bei all diesen Maßnahmen darf – es ist zu wiederholen – weitreichende Wirkungslosigkeit angenommen werden – und darüber hinaus sogar ein kontraproduktiver Effekt: Das aufgeregte und betont fürsorgliche Gehabe der Herrschenden machte unfreiwillig deutlich, dass die einzig erfolgversprechende Anordnung, den Handelsverkehr mit infizierten Gegenden zu unterbinden, eben nicht erlassen wurde, weil sie, wie die Schließung der Gaststätten, den wirtschaftlichen Interessen der Adligen geschadet hätte.

Tod in Venedig

Die Pest traf die stolze «Serenissima», die «Allerdurchlauchtigste» Republik, im Frühjahr und Sommer 1348 fraglos schwer. Der venezianische Notar Lorenzo de Monacis behauptet in seiner Chronik, dass eine Opferzählung kurz nach dem Abflauen der Epidemie im Herbst 1348 einen Bevölkerungsverlust von siebzig Prozent ergeben habe. Das klingt nach offiziellen Zahlen, ist jedoch mit Vorsicht aufzunehmen. Der 1351 geborene Chronist hatte seit 1388 das Amt eines Chefs der Kanzlei von Kreta inne und verließ die Insel in den nachfolgenden vierzig Jahren nur sehr sporadisch; umfangreichere Quellenrecherchen für sein im hohen Alter zwischen 1421 und 1428 verfasstes Geschichtswerk konnte er also unmöglich unternehmen. Zudem hätte die Lagunenstadt einen solchen demographischen Aderlass politisch und wirtschaftlich kaum verkraftet. Dagegen, dass es so schlimm kam, sprechen zudem nüchterne Fakten: Obwohl auf dem Höhepunkt der Seuche zeitweise die notwendigen Quoren für die Beschlussfähigkeit der politischen Organe nicht erreicht wurden und manche Berichte von anarchischen Zuständen künden, brach die öffentliche Ordnung tatsächlich nicht zusammen.

De Monacis bemerkt wie fast alle Pestchronisten der Zeit, dass es niemanden mehr gegeben habe, der für Gerechtigkeit sorgen konnte, und dass die Sündhaftigkeit der Menschen angesichts der Ausweglosigkeit stetig zugenommen habe. Andererseits hält er – fraglos zutreffend – fest, dass größere Plünderungen ausgeblieben seien, weil potentielle Diebe beim Eindringen in verwaiste Paläste und beim Zusammenraffen der Beute die Ansteckung mit der tödlichen Ausdünstung fürchteten, die auch an der Lagune für das Massensterben verantwortlich gemacht wurde. In einer weiteren Quelle, der Chronik des venezianischen Klosters San Salvatore, heißt es dazu jedoch genau umgekehrt: «Während der Seuche plünderten zahllose Räuber die Häuser und leerten sie aus, so dass nahezu die ganzen Stadtsechstel Dorsoduro, Santa Croce und Cannaregio verlassen wurden.»[30] Auch das ist unter dem Eindruck des Grauens maßlos übertrieben. Träfe es zu, wäre die Hälfte der Siedlungsfläche in der Lagune entvölkert gewesen. Vorsichtigere Schätzungen gehen davon aus, dass die tatsächlichen Verluste bei dreißig bis vierzig Prozent der Einwohnerschaft lagen – immer noch eine für die Zeitzeugen unerhörte, beängstigende Quote.

Trotz räumlicher und zeitlicher Entfernung zu den Ereignissen schildert de Monacis die Schrecknisse der Pest, die längst in die kollektive Erinnerung eingegangen waren, in vielem zutreffend: «Im Mai 1348 wurde die Ansteckung so heftig, dass sich die Plätze, die Höfe der Paläste, Gräber und Friedhöfe mit toten Körpern anfüllten … Die ganze Stadt wurde so zu einer einzigen Grabstätte. Die Notsituation machte es erforderlich, dass mit öffentlichen Geldern Männer rekrutiert wurden, die auf Platae genannten Barken durch die Stadt fuhren, die Toten aus den von den Bewohnern verlassenen Häusern holten und sie zu den Inseln San Marco Boccalama, San Leonardo Fossamala und San Erasmo und auf weitere ebenfalls außerhalb gelegene Inseln transportierten und dort zuhauf in breite und tiefe Gruben warfen, die zu diesem Zweck mit großer Mühe ausgehoben worden waren. Viele Erkrankte starben erst auf diesen Barken oder erst in diesem Massengrab.»[31] Darin spiegelte sich ein typisch venezianisches Problem wider, nämlich die Knappheit des urbanen Raumes. Dass dabei tatsächlich auch Infizierte lebendigen Leibes verschüttet wurden, ist nicht auszuschließen, lässt sich aber auch nicht überprüfen. So, wie es de Monacis schildert, wird die Erzählung in ihrem Schlussteil ganz unabhängig von Faktizität oder Fiktionalität zu einer Wandersage des Schreckens.

Die übrigen Elemente seines Berichts sind moralisierende Gemeinplätze, die sich in jedem Pestbericht mehr oder weniger identisch wiederfinden: Alle starben gleichermaßen, die Guten und Vernünftigen genauso wie die Lasterhaften und Über-die-Stränge-Schlagenden, Kleriker wie Laien, Mächtige wie einfache Leute. Dass die Menschen trotz der Schrecken danach nicht besser wurden, ist ein nicht minder verbreitetes Fazit. Damit schließt sich ein argumentativer Kreis, der mit den einleitenden Bemerkungen zum Pestjahr 1348 geöffnet wurde: «Gott nämlich, der so oft verletzt, um zu heilen, der vernichtet, um zu schonen, der zeitlich züchtigt, damit er nicht in alle Ewigkeit zürnen muss, hat – nachdem er durch Hunger, Erdbeben und andere Wunderzeichen das Menschengeschlecht nicht zur Einsicht gebracht hat – die Schuldigen schwerer verwundet, denn er geißelt sie durch den Schrecken der Pest, damit über ihre Todesfurcht hinaus der Tod ihrer Lieben, das qualvolle Seufzen der Moribunden und ihr Erlöschen, das grausige Schauspiel der Sterbenden, der Schrecken der Begräbnisse, der Blick in die Gräber, das düster verhüllte Antlitz der Stadt und der bejammernswerte Anblick der Trauernden sie zur wahren Erkenntnis unseres Schöpfer führen.»[32] Zu diesem Zweck hat der Herr des Himmels die tödliche Luft aus den Tiefen des Kosmos auf die Erde gelenkt, rein pädagogisch gesehen allerdings vergeblich, da die damit angestrebten Wirkungen einer sittlichen Läuterung und eines besseren menschlichen Zusammenlebens nicht erreicht wurden.

Wie der Textausschnitt zeigt, war de Monacis nicht nur Jurist und Chronist, sondern auch Poet, und als solcher wie Boccaccio vom Ehrgeiz erfüllt, sich in der *res publica litterarum*, der Republik der Gelehrten, einen Namen zu machen. Das heißt nicht, dass er die Beschreibung der Pest bewusst verfälscht, aber er fügt mancherlei literarische Stilmittel in seinen Bericht ein wie Aufbauschungen, Zuspitzungen und vor allem moralische Schlussfolgerungen. Als Vorbote des Jüngsten Gerichts sollte die Pest die sündige Menschheit auf den richtigen Weg zurückführen. Das ist ihr zwar nicht gelungen, doch der Berichterstatter darf seine Hände in Unschuld waschen, da er den übergeordneten Sinn der Pest freigelegt und damit seine Pflicht getan hat. Reingewaschen werden auch die Verantwortlichen und die Republik als ganze. So fällt in de Monacis Bericht kein Wort der Kritik an Personen oder Institutionen. Im Gegenteil: Den Schluss der Pestschilderung bilden Maßnahmen, die die Bevölkerung der Stadt wieder vermehren sollen und auch heilsame Wirkungen erzielen, bis sie vom wechselnden Glück, das heißt: von der nächsten Pest, wieder zunichte gemacht werden.

Der Putschversuch des Dogen

«Der Doge, uneingedenk der immensen Wohltaten des Vaterlandes und von der Größe der ihm erwiesenen Ehren berauscht, begnügte sich nicht mit dem höchsten Amt, das das Vaterland verleihen konnte und von allen Fürsten der Welt hoch geehrt wurde, sondern beabsichtigte, von wildem, finsterem Ehrgeiz angetrieben, mit Hilfe einiger Bürger aus dem Volk, den Zustand des Staates umzukehren und nach Ausrottung des Adels die Würde der alten, seit jeher bestehenden Staatsform durch eine neue, gewaltsame Tyrannei zu ersetzen.»[33] So beschreibt de Monacis den Anfang der aufsehenerregendsten, ja skandalösesten Begebenheit der venezianischen Geschichte überhaupt.

Der Umsturz war für die Nacht des 15. April 1355 geplant. Im Schutze der Dunkelheit sollten die Verschwörer beim Dogenpalast zusammenkommen, ihre Anhänger in sämtliche Quartiere *(sestieri)* von Venedig ausschwärmen lassen, die Paläste aufbrechen, deren adelige Besitzer samt ihres männlichen Nachwuchses erschlagen und danach den Dogen und Anführer des Komplotts, den über siebzigjährigen Marin Falier, zum *signore* der Lagunenstadt ausrufen. So lautete der Plan für einen der am sorgfältigsten vertuschten Umsturzversuche der europäischen Geschichte. Es blieb jedoch bei dem Versuch, weil der Rat der Zehn, die Staatsschutzpolizei der Republik Venedig, wenige Stunden vor dem geplanten Losschlagen Wind von der Verschwörung bekam und energische Gegenmaßnahmen einleitete. Schon achtundvierzig Stunden später wurde das greise Staatsoberhaupt, all seiner Würden entkleidet, an einer Treppe seines Amtssitzes geköpft. In der Galerie der Dogen im Dogenpalast ist statt Faliers Porträt eine gemalte Drapierung ganz in Schwarz mit der Inschrift zu sehen, dass dieser wegen seiner Verbrechen enthauptet wurde. Ansonsten aber setzte die politische Klasse der Lagunenrepublik alles daran, die Erinnerung an diesen peinlichsten Betriebsunfall ihrer Geschichte so weit wie möglich zu tilgen.

Das politische Modell, dem Venedig durch den geplanten Umsturz angeglichen werden sollte, ist unverkennbar mailändischen Ursprungs. Profitiert hätte davon wie in Mailand vor allem die Mittelschicht aus Seeleuten, Handwerkern und Kleinunternehmern, speziell Besitzer von Barken für den regionalen Warentransport, die de Monacis entgegen allen Verschwiegenheitsgeboten als Anführer des Komplotts neben dem Dogen erwähnt. Diese Kreise fühlten sich offenbar als eigentliche Verlierer der Pestkatastrophe von 1348, die sich – wie der nicht allzu weite Blick nach Westen zeigte – durch ein effizienteres Eingreifen der öffentlichen Organe hätte verhindern lassen.

Mit dieser Anklage lagen die Putschisten und ihre Sympathisanten durchaus richtig: Die Seuche wurde nachweislich durch den venezianischen Fernhandel in die Lagunenstadt eingeschleppt. Obwohl von diesen Geschäften die gesamte Ökonomie der Stadt profitierte, ließ sich die unleugbare Tatsache, dass die tödliche Ansteckung aus dem Osten kam, bestens gegen die Vertreter der großen Familien verwenden, die die Politik der Republik bestimmten. In den Augen der kleinen Leute hatte die etablierte Ordnung ihre elementare Aufgabe, das Volk vor Unheil wie Hunger und Seuchen zu bewahren, nicht erfüllt und wurde daher von Gott und den Menschen zu Recht verworfen und abgetan. Aus der Sicht der Verschwörer war der Sturz des alten Regimes daher ein legitimer Akt der Selbsthilfe. Dass die Verschwörung vorrangig, aber nicht nur gegen den Adel als Großhandel treibende Schicht gerichtet war, lässt der Chronist de Monacis mit einer eher beiläufig hingeworfenen Bemerkung durchblicken – der Hass der Kleinreeder und Barkenführer habe ebenso vehement den «fetten Männern aus dem Volk» gegolten, also nicht-adeligen Unternehmern, die durch spezielle Privilegien ebenfalls vom weitgespannten Kommerznetz der Lagunenstadt profitierten. Diese Schicht wurde also zusammen mit den *nobili* für die Verheerungen der Pest verantwortlich gemacht.

Der versuchte Staatsstreich Marin Faliers und seiner Verbündeten vom Frühjahr 1355 ist zusammen mit dem pisanischen Umsturz von Weihnachten 1347 der einzige für Italien sicher bezeugte Fall, in dem die politische Ordnung durch die Pestpolitik der Herrschenden akut gefährdet wurde. Ansonsten aber blieben heftigere Reaktionen dieser Art aus, zumindest wissen die Quellen nichts davon zu erzählen. Dadurch unterscheidet sich die politische Szenerie markant von Verhaltensweisen, wie sie für spätere Pestepidemien bezeugt sind, zum Beispiel für Mailand im Jahr 1630, als im Zuge der «Einschmierer-Hysterie» systematisch Jagd auf Fremde und andere verdächtige Elemente gemacht wurde. Die europaweit beliebteste und verbreitetste aller späteren Pest-Verschwörungstheorien aber lautete, dass die Seuche das Produkt eines finsteren Komplotts einflussreicher Großhändler und korrupter Politiker mit dem hauptsächlichen Zweck war, die Armen auszurotten. Diese Erklärung des Unheils kam volkstümlichen Überzeugungen und Mentalitäten weit entgegen und setzte die von den Kanzeln verkündete allgemeine Gottesstrafe als Standarderklärung außer Kraft: Die Armen, die schon hienieden so viel erlitten, nicht zuletzt durch die Arroganz und Inkompetenz der Mächtigen, konnten nicht selbst schuldig sein, sondern hatten das auszubaden, was die wahrhaft Bösen aus den Kreisen der Reichen und Mächtigen verbrochen hatten. Zudem hatte die Vorstellung, dass die Seuche heimtückisch von außen eingeschleppt wurde und damit in Umkehrung aller göttlichen Absichten die Falschen traf, einen großen, aus der Sicht der kleinen Leute geradezu erlösenden Vorteil: Sie erzeugte Hass und setzte damit Energien frei; sie erlaubte es, zu handeln, und das hieß, nicht nur Schutzmaßnahmen gegen die bereits vorhandene Epidemie zu ergreifen, sondern auch vorbeugend gegen weitere Verbreitung und künftige Ansteckung vorzugehen. Das Weltbild des einfachen Volkes war in höchstem Maße auf solche Prävention ausgerichtet. Die Verehrung der Heiligen, Exvotos, Wallfahrten und weitere Handlungsmuster volkstümlicher Frömmigkeit hatten alle dieses Ziel. Nichts war unerträglicher, als Unheil passiv über sich ergehen zu lassen. Die hinsichtlich ihrer Wirksamkeit umstrittenen Schutzmasken des Jahres 2020 spiegeln dieselben Bedürfnisse.

Der Putschversuch im Venedig des Jahres 1355 ist eine späte Reaktion dieser Art, die künftiges Unheil abwenden sollte. 1348 aber blieben solche naheliegenden Reflexe im ausgeprägten Gegensatz zu fast allen späteren Epidemien aus. Die plausibelste Erklärung dafür ist, dass die öffentliche Ordnung eben doch nicht so total kollabierte, wie es die überwiegend aus dem Rückblick erzählenden Quellen wahrhaben wollten. Außerdem richteten die Menschen während des ersten großen Massensterbens alle Energien auf den Kampf ums Überleben. Als die Seuche später zurückkehrte, waren die Betroffenen mental besser vorbereitet und suchten dementsprechend nach Prävention und Schutzmaßnahmen.

So behielten die regierenden Schichten Italiens – von kürzeren Zeitabständen des Chaos, die fraglos in Rechnung zu stellen sind, abgesehen – insgesamt während der akuten Pestzeit des Jahres 1348 das Heft in der Hand und waren daher nicht auf Blitzableiter kollektiver Wut wie in anderen Gegenden Pest-Europas angewiesen. Wie das Beispiel Venedig zeigte, konnte sich diese Wut nach einer gewissen Erholungsphase aber durchaus noch machtvoll artikulieren.

Alessandro Manzoni ließ die Helden seines Romans, die titelgebenden «Brautleute» Renzo und Lucia, nach allen Widrigkeiten wie Verschleppung, Verfolgung, Hunger und Pest am Ende traulich vereint nach Venedig entkommen, wo sich eine menschlichere Obrigkeit der vom Schicksal Gebeutelten annahm und ihnen eine auskömmliche Existenz im Zeichen von Gewerbefleiß und sozialer Solidarität garantierte: Venedig, die beste aller damaligen Welten. Das entsprach der Selbsteinschätzung der Venezianer, doch nicht der Pest-Wirklichkeit des Jahres 1630, die auch an der Lagune hohe Bevölkerungsverluste verursachte. Allerdings hatten die *nobili* aus dem Menetekel von 1348/1355 gelernt und mit Schutzmaßnahmen, auf die noch zurückzukommen ist, in den Augen der Bevölkerung besser ihres Amtes gewaltet als 1348. Und auch für die Erinnerungsbildung hatten sie treffliche Vorsorge getroffen: Als Gelöbnis für das Ende der Seuche ließen sie von Baldassare Longhena ab 1631 die majestätische Kuppelkirche Santa Maria della Salute, also für die «Heilige Maria von der (wiedergewonnenen) Gesundheit», errichten – ein Triumphzeichen, das zweihundertachtzig Jahre zuvor, im Zeichen der Niederlage, undenkbar gewesen wäre. Trotzdem wurde Venedig, das 1797 seine politische Selbständigkeit einbüßte und bis 1866 zum Habsburgerreich gehörte, zum Sinnbild der morbiden, todesschwangeren Stadt, in der die Cholera, die Pest des Fin de Siècle, sich ihre innerlich bereits angekränkelten Opfer zu holen weiß – so Thomas Mann in seiner Novelle *Der Tod in Venedig*, die ausgerechnet Luchino Visconti II., der Nachfahre des Mailänder Pestverhinderers, kongenial verfilmte.

6. *Viel Rauch und soziale Distanz: Der Papst in Avignon*

Die umstrittene Stadt

In Rom konnten sich Papst und Kurie ab Herbst 1303 nicht mehr halten. Der im Oktober dieses Jahres verstorbene Papst Bonifaz VIII. hatte sich so viele Feinde gemacht wie kaum ein Pontifex vor ihm, und zwar *urbi et orbi*, in der Stadt und in der Christenheit. Am Tiber hatte er seine Familie, die Caetani, auf Kosten der großen Barone maßlos reich gemacht und die Stadtgemeinde gegen sich aufgebracht. Darüber hinaus hatte er die europäischen Fürsten in schroffen, ja beleidigenden Tönen der uneingeschränkten Verfügungsgewalt des Heiligen Stuhls unterworfen und dadurch bis aufs Blut gereizt. Doch die damit beanspruchte Hoheit war reines Wunschdenken – in der politischen Praxis sah es anders aus. Der französische König, der sich durch das herrische Auftreten des Papstes besonders herausgefordert fühlte, rüstete sogar ein Entführungskommando aus, das diesen nach Frankreich verschleppen sollte. Dieser Coup missglückte – kurz nach dem fehlgeschlagenen Anschlag starb jedoch Bonifaz VIII. in Rom, in den Augen seiner Anhänger als Märtyrer. Damit waren die Revanchegelüste des Monarchen allerdings noch längst nicht gestillt; er drohte der Kurie mit der Einberufung eines Konzils, das ihre Stellung akut gefährden musste, und mit einem Prozess gegen das Andenken des Caetani-Papstes. Anstatt gegen diese Bevormundung und Erpressung zu protestieren, zeigten sich die Kardinäle unterwürfig. Im Oktober 1303 wählten sie einen gefügigen Italiener und im Juni 1305 einen devoten Franzosen zum Papst; von da an hatten die französischen Kardinäle die Mehrheit im Konklave, aus dem bis 1370 sechsmal nacheinander ein Franzose als Sieger hervorgehen sollte.

Die Unruhen in Rom, die Mehrheitsverhältnisse im Kardinalskollegium und die Abhängigkeit von der französischen Monarchie fanden ihren Niederschlag in der Übersiedlung von Papst und Kurie an die Rhone, wo sich die Päpste mit dem Comtat Venaissin um die Stadt Carpentras seit einigen Jahrzehnten ein eigenes Herrschaftsgebiet gesichert hatten, das aus der Beute der Kreuzzüge gegen die Religionsgemeinschaft der Katharer hervorgegangen war. Innerhalb dieser Enklave, die vom Königreich Frankreich und der Provence, die den Anjou, einem mächtigen und eigenständigen Seitenzweig der französischen Königsdynastie, gehörte, umgeben war, lag – wiederum als Enklave – die Stadt Avignon, in der sich Papst und Kurie ab 1309 für knapp sieben Jahrzehnte niederließen. Avignon gehörte ebenfalls den Anjou,, die seit 1268 das Königreich Neapel regierten. Diese Besitzverhältnisse hatten zur Folge, dass der Pontifex Maximus nominell nicht Herr in seiner eigenen Residenzstadt war, sondern für deren «Nutznießung» sogar Miete zu bezahlen hatte. Die verschlafene Mittelstadt an der Rhone erlebte mit der Niederlassung der Päpste einen schwindelerregenden Aufstieg zu einem politischen und kulturellen Zentrum. Im Zuge dieser Aufwertung verachtfachte sich die Einwohnerzahl von fünftausend auf vierzigtausend beim Ausbruch der Pest, die die Stadt im März 1348 erreichte. Durch den demographischen Zuwachs änderte sich auch die Sozialstruktur der Stadt einschneidend, denn mit dem Pontifex Maximus siedelte sein Verwaltungsapparat, die Kurie mit den Kardinälen an der Spitze, an die Rhone über. Alle diese überwiegend reich begüterten Kirchenfürsten hatten einen Wohnsitz in Avignon, den sie nach dem Vorbild des Papstpalastes, der immer gewaltigere und prunkvollere Dimensionen annahm, zu einem prestigeträchtigen Domizil ausbauten. In ihrem Gefolge ließen sich Geschäftsleute nieder, die den Luxuskonsum dieser neuen Elite zu bedienen hatten und dabei satte Gewinne einfuhren: Juweliere, Bildhauer, Schneider, Kürschner, Spitzenköche und Konditoren.

Doch in der «Boomstadt» Avignon fühlten sich viele als Verlierer, an erster Stelle die «Avignonesen aus Avignon», die altansässigen Familien der Oberschicht, die sich jetzt plötzlich ins zweite oder dritte Glied zurückgesetzt sahen, dazu die mittleren und unteren Schichten, die eine unaufhaltsame Teuerung von Lebensmitteln und Mieten beklagten, aber auch die Adelssippen der Umgebung, denen die vielen neuen mächtigen und reichen Fremden den Rang abgelaufen hatten. Ein zweiter, mindestens ebenso tiefer Riss verlief durch die kirchliche Führungsschicht selbst. Seit Anfang des vierzehnten Jahrhunderts hatten französische Kardinäle im «Senat» der Purpurträger und damit auch im Konklave eine deutliche Mehrheit und sorgten so dafür, dass sich alle Pläne italienischer Kirchenfürsten zerschlugen, die Kurie nach Rom, an ihren angestammten Ort, zurückzuführen. Das hatte zusammen mit der immer einseitigeren Pfründenvergabe zugunsten französischer Kleriker tiefen Groll und permanente Spannungen zur Folge. Führende italienische Intellektuelle wie der «Humanisten-Papst» Francesco Petrarca schlugen in dieselbe Kerbe: Sie erfanden die Nation als übergeordnete, den Einzelnen mit unveränderlichen und unverwechselbaren Eigenschaften prägende Größe und Einheit. Allerdings beschrieben und bewerteten sie diese Nationen sehr unterschiedlich. Für Petrarca und seine Jünger war nur die italienische Nation zivilisiert; sie allein brachte barbarischen Nationen wie der französischen das Licht der Kultur, des zivilisierten Verhaltens, der Philosophie, der differenzierten Ausdrucksfähigkeit und damit der *humanitas*, der Menschlichkeit im höheren Verständnis. Als Dank dafür mussten sie – so die vehemente Anklage – jetzt erleben, wie sich habgierige und moralisch minderwertige französische Kardinäle von Gnaden ebensolcher Päpste die Führung der Kirche aneigneten, die doch nach Recht, Moral und Kultur Italien und den Italienern zustand.

Alle diese Spannungen verliefen in Avignon mehr oder weniger unterirdisch, solange die gute Konjunktur anhielt. Als in den 1340er-Jahren Krisensymptome wie Missernten und Versorgungskrisen auftraten, nahmen Unmut und Gewaltausbrüche stark zu. Als dann das Massensterben einsetzte, wurde die jüngste Metropole Europas zum Pulverfass. Allein schon die Tatsache, dass die Stadt des Papstes von der Seuche erfasst und dezimiert wurde, warf gravierende theologische Deutungsprobleme auf. Die Päpste verstanden sich schließlich als Stellvertreter Christi auf Erden und sahen sich damit weit über die übrige Menschheit herausgehoben, irgendwo zwischen den Engeln und Gott platziert. Dadurch wurde erklärungsbedürftig, dass sie überhaupt wie gewöhnliche Menschen sterben mussten. Das ließ sich mit den zwei Naturen Christi, der ja als Gottessohn auch Mensch geworden war, noch einigermaßen schlüssig begründen. Dass die durch die Residenz des *vicarius Christi* spirituell geadelte Stadt Avignon aber wie jede andere – außer Mailand – von der Seuche heimgesucht wurde, war schwerer zu vermitteln. Da die einfachen Leute weder sich selbst noch dem Herrn der Kirche die Schuld zuschrieben, mussten sie auf die Suche nach den Missetätern gehen, die ihnen dieses Unheil eingebrockt hatten. Dafür kamen, wie üblich, die bösen Ratgeber des Herrschers infrage, doch war die Fahndung nach Sündenböcken damit nicht abgeschlossen.

Der Leibarzt des Papstes und seine Diagnose

Über die Geschehnisse in Avignon und Umgebung berichtet am ausführlichsten ein Zeuge, der die Epidemie aus einer sehr exponierten Position betrachtete: «Jene ungeheure und unerhörte Sterblichkeit erschien bei uns in Avignon im Jahr 1348 im sechsten Jahr des Pontifikats Clemens' VI. In dessen Dienst war ich Unwürdiger damals tätig. Und es möge dem Leser nicht missfallen, wenn ich im Folgenden von dieser Sterblichkeit berichten werde, und zwar ihrer Außergewöhnlichkeit wegen und zur Vorsicht, wenn sie wiederkehren sollte.»[34] Der Autor, der sich hier mit einem rituellen Bescheidenheitsgestus vorstellt, ist Guy de Chauliac, seines Zeichens Leibarzt Seiner Heiligkeit Papst Clemens' VI. Alles, was dieser Starmediziner der Zeit über die Epidemie zu berichten weiß, steht in seinem Handbuch der Chirurgie, das drei Jahrhunderte lang als Standardwerk europäischer Heilkunst benutzt wurde. In diesen Abschnitten beschreibt er nicht nur die Symptome der Pest sehr genau, sondert äußert sich auch erstaunlich offenherzig zu seiner eigenen Befindlichkeit im Angesicht einer Seuche, gegen die es keinerlei Heilmittel gab: «Und um der Schande zu entgehen, wagte ich nicht, mich zurückzuziehen, sondern schützte mich bei dauernder Furcht, so gut es ging.» Doch das gelang nur ungenügend.

Die Seuche begann laut Chauliac im Januar 1348 in Avignon zu wüten und dauerte bis zum September. Als sie bereits wieder abzuklingen begann, wurde er nach eigenen Worten selbst krank und schwebte sieben Wochen lang zwischen Leben und Tod, um schließlich «auf Befehl Gottes» wieder zu genesen. Legt man diesen Bericht zugrunde, kann es nicht die Pest gewesen sein, denn so lange Krankheits- bzw. Genesungszeiten sind nirgendwo überliefert. Seinen Berufsgenossen stellte der Leibarzt des Papstes kein gutes Zeugnis aus: Die meisten wagten nicht, die Kranken zu besuchen, und starben dennoch. Auch Gewinn ließ sich nach seinen Worten in diesem Massensterben nicht herausschlagen. Diese Aussage steht im Gegensatz zu fast allen Pestberichten von Nicht-Medizinern in ganz Europa, die gemeinplatzartig von maßloser Bereicherung des Ärztestandes ausgingen. Chauliac dürfte es aus eigener Erfahrung besser gewusst haben.

In seinem Pest-Rapport steht die Frage nach den Ursachen ganz oben. Zum einen war das eine professionelle Herausforderung ersten Ranges, zum anderen stand der Ruf Avignons als Residenzort des Stellvertreters Christi, also als quasi heilige Stadt, auf dem Spiel. So war es kein Wunder, dass hier im Gegensatz zu Italien die Fahndung nach Sündenböcken auf Hochtouren lief: «Was die Ursache der ungeheuren Sterblichkeit betraf, so zweifelten viele. In einigen Gegenden glaubte man, dass die Juden die Welt vergiftet hatten. Und so tötete man diese. An einem Ort wurden die Armen erschlagen und gemieden, anderswo die Adeligen. Und so wagte niemand mehr, durch die Welt zu ziehen. Schließlich kam es so weit, dass man Wächter in den Städten und Dörfern anstellte und niemanden mehr eintreten ließ, selbst Bekannte nicht. Und wenn sie bei jemandem Pulver und Salben fanden, so zwangen sie ihn, diese zu schlucken, weil sie fürchteten, das seien giftige Substanzen.»[35]

Die Suche nach den Schuldigen lief heiß. Nicht nur die religiöse Minderheit der Juden, sondern fast alle Bevölkerungsgruppen kamen als potentielle Verursacher infrage. Im Vergleich mit den meisten anderen zeitgenössischen Pestschilderungen der Zeit sticht der nüchterne Ton Chauliacs hervor. Die Übergriffe gegen die vermeintlichen Pestbringer werden knapp und kommentarlos notiert und aus dem Klima der allgemeinen Angst und Hilflosigkeit abgeleitet, aber nicht kritisiert. Ausschlaggebend für diese Gewalttaten war für den gelehrten Mediziner die Ignoranz des ungebildeten Volkes, das im Gegensatz zu den Fachleuten die wahren Ursachen der Seuche nicht zu erkennen vermag und dessen hilflose Versuche, die Wurzel des Übels ausfindig zu machen, dadurch weitgehend gerechtfertigt werden.

Die Gründe, die seiner Ansicht nach tatsächlich ausschlaggebend waren, legte Chauliac im Folgenden in der pompösen Gelehrtensprache der Zeit dar: «Und was immer das Volk auch sagte, die Wahrheit ist, dass die Ursache dieser Sterblichkeit zweifach war: eine universelle aktive und eine andere, besondere, passive.»[36] Die übergeordnete *causa* ist für Chauliac die Konjunktion der drei Planeten Saturn, Jupiter und Mars. Diese Konjunktion drückt auf die Luft und die übrigen Elemente und wirkt dadurch auf die Körpersäfte des Menschen ein. Die zweite, speziellere und damit auch untergeordnete *causa* ist die Disposition der Körper, vor allem ihrer Schwächen und Gebresten. «Und deswegen starben vor allem diejenigen aus dem Volk, die schwere körperliche Arbeit leisteten, und diejenigen, die schlecht lebten.»[37]

Die Planetentheorie hatte immerhin den Vorzug, dass sie kosmisches Unheil und nicht menschliche Machenschaften für die Epidemie verantwortlich machte. Hinter den Gestirnen – darin waren sich Astrologen und Mediziner einig – stand Gott, ohne dessen Willen nichts im Weltall und auf Erden geschah, womit die große Frage nach dem letzten Grund weiterhin offen war. Das galt auch für die praktische Nutzanwendung dieser Theorie, also wie man sich vor dieser interplanetar erzeugten Mörderluft schützen konnte. Dass die Armen ihr viel zahlreicher erlagen als die Reichen – diese Diagnose Chauliacs trifft als einzige zu, in Avignon wie überall. Von den etwa sechshundert Personen des päpstlichen Hofes – Verwaltungsstab und rein repräsentatives Personal wie Musiker, Maler, Literaten und «Ehrenedelleute» zusammengerechnet – starben 99, niedere Chargen deutlich häufiger als höhere. Damit lag die Mortalität in der Umgebung des Pontifex Maximus ohne Frage niedriger als der Durchschnitt in der Stadt, so unsicher sich dieser auch beziffern lässt. Laut Chauliac überlebte nur etwa ein Viertel der Einwohnerschaft, was getrost ins Reich der Legende verwiesen werden darf, weil dann die nächste Pestwelle der 1360er-Jahre zur fast völligen Entvölkerung Avignons geführt hätte. Ein weiterer Arzt namens Chalin de Vinario behauptet, dass allein im Monat April innerhalb der Stadtmauern siebentausend Häuser unter Verschluss genommen werden mussten, weil ihre Einwohner verstorben waren, doch so viele Häuser kann die ganze Stadt mit ihren vierzigtausend Bewohnern gar nicht gehabt haben.

Clemens VI. und die Juden

In der unmittelbaren Umgebung des Heiligen Vaters ließ die Pest Zurückhaltung walten, was wahrscheinlich auf dessen ganz persönliche Abwehrstrategie zurückzuführen ist. Die Maßnahmen, mit denen sich Clemens VI. schützte, waren einfach und vor der Entdeckung der Antibiotika im zwanzigsten Jahrhundert zudem die einzigen, die Erfolg versprachen: Er ließ in seinen Gemächern auch während der heißen Sommerzeit Feuer brennen und niemanden von außen in seine Nähe kommen. Die Flammen sollten die tödlichen Lüfte abwehren, könnten aber auch die Flöhe ferngehalten haben. Und die Kontaktsperre war in Anbetracht der rasanten Ansteckung die einzige vom gesunden Menschenverstand diktierte Schutzmaßnahme. Ratten waren in der Nähe dieses Pontifex Maximus, der größten Wert auf komfortable Wohnverhältnisse legte und die Ästhetik des Alltags hochhielt, ohnehin nicht zu befürchten.

Clemens VI. war ein Mann von Welt, vom Scheitel bis zur Sohle, in guten wie in schlechten Zeiten. Er stammte aus einer vornehmen Adelsfamilie, war führender Berater des französischen Königs gewesen und wurde vor allem durch dessen Fürsprache zum Papst gewählt. Die schwindelerregend hohe Position, die er damit bekleidete, suchte er durch die Erhabenheit seines Palastes, seines Lebensstils und seines Auftretens zu veranschaulichen. Dem lag eine profunde reflektierte Massenpsychologie und eine nicht minder überzeugende Theorie der Massenbeeinflus-

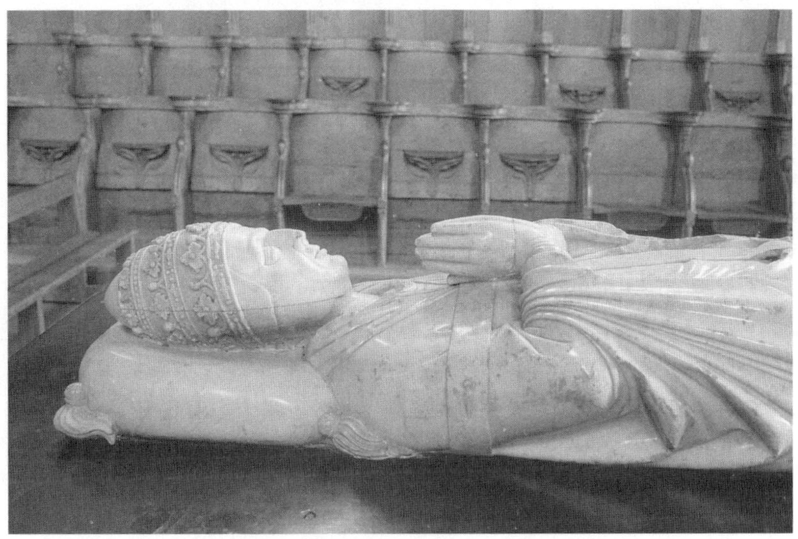

Der Papst, der nicht geschwiegen, sondern die Juden geschützt hat: Das Grabmal Clemens' VI. in der von ihm neuerbauten Abteikirche La Chaise-Dieu (Haute-Loire) zeigt den verstorbenen Pontifex Maximus als frommen Mann von Welt.

sung zugrunde: Die Menschen glaubten nur, was sie sahen, daher musste die durch biblische Einsetzungsworte und weitere, gleichermaßen komplizierte theologische Lehrsätze begründete Hoheit des Papsttums in eingängige Bildsprache, also in grandiose Bauten und eindrucksvolle Fresken, übersetzt werden. Der Papsthof in Avignon wurde auf diese Weise zum viel bewunderten, beneideten und nachgeahmten Modell der europäischen Monarchen. Doch hatte der Pontifikat dieses mondänen *vicarius Christi* auch noch eine andere Seite: Er gab ein Sechstel seiner hohen, aus der effizienten Besteuerung des europäischen Klerus fließenden Einnahmen für die Unterstützung der Armen aus – mehr als die allermeisten seiner Vorgänger und Nachfolger. Avignon war damit die europäische Stadt mit der besten «Sozialversicherung». Darüber hinaus hatte Clemens VI. die nötigen Mittel, um das Mietverhältnis mit Neapel zu beenden. Im Juni 1348, auf dem Höhepunkt der Pestepidemie, kaufte er der Königin Johanna von Anjou Avignon zu einem stark überhöhten

Preis ab. Für den Papst war das trotzdem eine gute Investition, denn jetzt wurde er Herr seiner Residenzstadt, die er vor dem Schlimmsten zu bewahren suchte. Und dieses Schlimmste kam nicht nur vom Pestbakterium, sondern auch von der Pestangst und Pestwut der Menschen.

Die durch Prunk und karitative Maßnahmen gleichermaßen veranschaulichte Machtstellung und Würde wurde dadurch, dass Clemens VI. die Pest überlebte, bestätigt. Doch das reichte nicht aus. Von der höchsten Autorität der Christenheit auf Erden wurden auch verbindliche Deutungen und Wegweisungen erwartet, wie das Massensterben zu verstehen und wie damit umzugehen war – und wie nicht. Dieser Aufgabe wurde der Aristokrat auf dem Papstthron mit seiner Bulle «Quamvis perfidiam» vom 26. September 1348[38] gerecht. Ihre Anfangsworte «Obwohl die Treulosigkeit» klingen unheilvoll, ebenso wie der anschließende Satz, denn der Papst hebt, im Anschluss an eine uralte judenfeindliche Tradition, hervor, dass er die «Treulosigkeit» bzw. «Glaubenslosigkeit» der Juden, die sich gegen die offenbaren Zeugnisse des christlichen Glaubens sperren und sich damit den Weg zur Erlösung verschließen, verdientermaßen verabscheut («merito detestemur»). Auf der anderen Seite – so weiter Clemens VI. in seiner Bulle – ist in Rechnung zu stellen, dass Christus, der Erlöser, geruhte, mit seiner menschlichen Natur aus demselben Volk der Juden hervorzugehen. Da die Juden jetzt die Hoheit des Papstes und «die Großmut der christlichen Frömmigkeit» zu ihrem Schutz anriefen, habe er in der Nachfolge zahlreicher – namentlich aufgeführter – Vorgänger beschlossen, dass ihnen «dieser Schild unseres Schutzes gewährt werden muss».

Dieser Schutz wird im Folgenden konkretisiert: «So bestimmen wir unter anderem, dass kein Christ Juden ohne Gerichtsurteil des Grundherrn oder des zuständigen Beamten der Gegend verwunden oder töten, ihnen Geld wegnehmen oder von ihnen Dienste außer denen, die in der Vergangenheit gewöhnlich geleistet wurden, erzwingen darf. Und wer gegen diese Bestimmung zu verstoßen wagt, läuft Gefahr, seine Ehre und sein Amt zu verlieren oder exkommuniziert zu werden, es sei denn, er kann seine Forderung korrekt belegen, wie in den Vorschriften ausführlicher dargelegt. Vor Kurzem aber kam uns die Nachricht – oder der

Wahrheit entsprechender: die Schande (unübersetzbares Wortspiel: «fama publica, sed infamia verius») – zu Ohren, dass einige Christen die Pest, durch welche Gott die Christenheit, durch deren Sünden erzürnt, züchtigt, fälschlich den Vergiftungen der vom Teufel verführten Juden zur Last legen und einige derselben Juden ohne Rücksicht auf Alter und Geschlecht aus eigenem dreisten Antrieb ruchlos ermorden. Und obwohl die besagten Juden bereit sind, in Sachen dieser Verleumdung das Urteil des zuständigen Richters hinzunehmen, lässt die Wut der Christen deswegen nicht nach, sondern steigert sich sogar dadurch weiter, dass dieser Irrtum mangels Widerstand gegen sie bestätigt zu werden scheint.»

Dieser Irrtum lässt sich mit den Mitteln des gesunden Menschenverstandes und der Logik jedoch schlagend widerlegen: «Und wenngleich auch wir die Juden, wären sie denn schuldig oder vielleicht auch nur Mitwisser eines solchen Verbrechens, für das eine in ihrer Schwere angemessene Strafe kaum auszudenken wäre, entsprechend bestraft sehen wollten, ist es gegen jede Wahrscheinlichkeit, dass die Juden Anlass oder Ursache dieser gewaltigen Geißelung sind. Denn die Pest wütet nach dem verborgenen Urteil Gottes überall, in so vielen Klimazonen, bei den Juden selbst, aber auch bei zahlreichen anderen Nationen, die nie mit Juden zusammengelebt hatten.» Deshalb erlässt der Papst an alle Amtsträger, die mit dieser Angelegenheit zu tun haben, das Gebot, in den Kirchen zu verkünden, dass jeder, der in der oben angegebenen Weise gegen Juden vorgeht, mit der Exkommunikation rechnen muss.

Nach dem Bericht des Konstanzer Kanonikus Heinrich von Dießenhofen wurden die Juden von Südfrankreich bis Solothurn getötet, außer in Avignon, wo sich der Papst der Verfolgung entgegengestellt habe – im Übrigen sehr zum Unwillen dieses Geistlichen, der von der Schuld der «Glaubensverweigerer» felsenfest überzeugt war. Diese Überzeugung dürfte die große Mehrheit der Bevölkerung und des niederen Klerus geteilt haben. Ähnlich wie bei der zwei Jahrhunderte später voll entfachten Hexenverfolgung klafften die Mentalitäten der Eliten und der kleinen Leute bei der Frage nach Schuld oder Unschuld der Juden oft weit auseinander: Was für die juristisch und klassisch gebildeten Schichten überwiegend Einbildung und Aberglaube des unwissenden Volks war, stand für dieses durch angebliche Wunderzeichen und Geständnisse, die in Wirklichkeit erfunden oder erzwungen waren, unverrückbar fest. Das schloss Übereinstimmungen nicht aus. Auch Angehörige der höheren Schichten konnten die volkstümlichen Weltbilder übernehmen und verinnerlichen. Immer, wenn solche «Kurzschlüsse» zustande kamen, intensivierte sich die Verfolgung exponentiell. Häufiger dürfte allerdings der Fall gewesen sein, dass Fürsten und städtische Oberschichten aus handfesten finanziellen oder politischen Interessen Pogrome gegen die jüdischen Gemeinden anfachten oder zumindest zuließen.

Der Papst und Petrarca, Geißler und Quacksalber

Völlig kohärent ist auch die Einschätzung Clemens' VI. in der Frage der Pest-Schuld nicht. Was eben noch als verdiente Strafe für die Sünden der gesamten Christenheit ausgegeben wird, geschieht wenige Zeilen später «occulto Dei judicio», aus Gottes unerforschlichem Ratschluss. Dieses Eingeständnis, die letzten Ursachen der Pest nicht zu kennen, war ebenso abgeklärt wie elitär und damit für den Alltag der großen Mehrheit der Menschen unbrauchbar. Zugleich war es eine Reinwaschung und damit eine dringend erforderliche Rechtfertigung in eigener Sache, schließlich standen die Amtskirche und ihr Haupt seit Jahrzehnten im Kreuzfeuer der Kritik verschiedener Seiten. Diesem auch noch die Verantwortung für die Pest zuzuschieben, lag daher gefährlich nahe.

Besonders vehement waren die Vorwürfe radikaler Bettelordenskreise. Für die sogenannten Franziskaner-Spiritualen hatte der irdische Stellvertreter Christi, dessen Reich nicht von dieser Welt war, durch sein ungehemmtes Streben nach weltlicher Macht und Reichtum seinen pastoralen Auftrag ins Gegenteil verkehrt. Als Folge dieses Missbrauchs verkündeten sie in naher Zukunft schwere Gottesstrafen; danach werde eine durchgreifende Erneuerung der Kirche geschehen und das Millennium anbrechen, das letzte Zeitalter mit Christus und seinen Getreuen auf Erden. Zu diesem Zeitplan und Ablauf des Weltenendes schien das Massensterben infolge der Pest genau zu passen. Dass das Grauen der Gegenwart das Vorspiel zum Jüngsten Gericht bildete und es daher höchste Zeit war, Buße zu tun – diese Überzeugung verbreitete sich wie ein Lauffeuer und brachte die Massenbewegung der Flagellanten hervor, die sich in öffentlichen Aufmärschen mit einer Geißel blutig schlugen, um dadurch in letzter Minute die Gnade des Herrn zu erwirken. Damit machten die «Geißler» offenkundig, dass sie der Heilsvermittlung durch die etablierte Kirche und den Papst misstrauten und ihre Rettung im wahrsten Sinne des Wortes in die eigenen Hände zu nehmen gedachten. Dass Clemens VI. neben der Verfolgung der Juden auch die Umzüge der Geißler verbot, war daher nur konsequent. Beides war für ihn finsterer Aberglaube und zugleich eine Absage an seine Autorität.

Ähnlich distanziert und skeptisch, also elitär, doch mit ganz anderen Stoßrichtungen äußert sich der große Humanist Francesco Petrarca, der wichtige Lebensphasen in und bei Avignon verbrachte, zur Pest. Er eröffnet seinen Rückblick auf die überstandenen Schrecken stilvoll mit einem Vergil-Zitat und geht dann zu glanzvoll gestalteten rhetorischen Fragen über: «Wann wird die Nachwelt glauben, dass es einmal eine Zeit gegeben hat, in der ohne Himmels- und Weltenbrand, ohne Kriege oder andere sichtbare Katastrophen nicht nur ein Teil der Erde, sondern fast der ganze Weltkreis ohne einen Bewohner zurückgeblieben ist? O glückliches Volk unserer Urenkel, das dieses Elend nicht kennt und unser Zeugnis vielleicht für Fabeln halten wird!»[39] Auch für Petrarca war die Ursache des Massensterbens im Wesentlichen ungeklärt: «Befrage die Historiker: Sie schweigen. Konsultiere die Ärzte: Sie erstarren. Forsche bei den Philosophen nach: Sie ziehen die Augenbrauen zusammen, runzeln die Stirn, drücken den kleinen Finger auf die Lippen und gebieten Ruhe.» Neben den Astrologen, deren «Diagnosen» Petrarca mit souveränem Spott bedachte, mussten sich vor allem die Mediziner diskreditiert fühlen. Ihre angebliche Heilkunst wurde bei nüchterner Betrachtung als das entlarvt, was sie bis zum achtzehnten Jahrhundert ganz überwiegend war: auf antikem Scheinwissen beruhende Quacksalberei. Als umso nützlicher präsentierte Petrarca sein eigenes, aus den Quellenschätzen des Altertums geschöpftes Wissen darüber, wie man mit solchen Katastro-

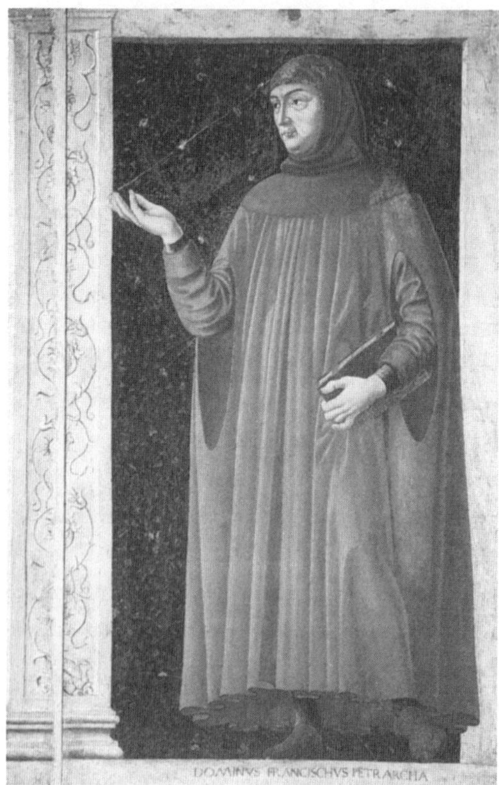

Im Gegensatz zum jugendfrischen Giovanni Boccaccio (vgl. Seite 78) hat Andrea del Castagno den ruhmgekrönten Poeten Francesco Petrarca als gesetzten Herrn an der Schwelle zum Greisenalter dargestellt. Beide Phantasieporträts kommen im Übrigen dem Charakter der dargestellten Literaten recht nahe.

phen umzugehen hatte, nämlich mit stoischem Gleichmut. Doch das war nicht die einzige Strategie, mit der der führende Literat die Pest sinnstiftend und ruhmvoll in die Darstellung des eigenen Lebens einfügte.

Clemens VI. überlebte das Wüten der Epidemie um vier Jahre und rettete damit den Nimbus seines Amtes. Das blieb auch in der Folgezeit so: Bis zum Ende der Pestwellen, das in Europa noch fast vierhundert Jahre auf sich warten lassen sollte, ist kein Pontifex Maximus dieser Seuche zum Opfer gefallen. Nachdem Clemens' dritter Nachfolger Gregor XI. 1377 die Kurie wieder nach Rom zurückgeführt und das Konzil von Konstanz dem Schisma dreier Päpste, von denen einer in Avignon residierte, ein Ende bereitet hatte, fiel die Stadt an der Rhone in einen

Dornröschenschlaf zurück, aus dem sie erst der Massentourismus des zwanzigsten Jahrhunderts wiedererweckte.

7. *Eine Stadt rückt zusammen: Die Pest in Paris*

Versöhnung, Trost und reiche Erbschaften

Im September 1348, also im Vergleich mit Avignon bemerkenswert spät, erreichte die Pest Paris, die mit Abstand größte und wichtigste Stadt des Königreichs Frankreich. Den Verheerungen, die die Seuche dort in den folgenden Monaten anrichtete, waren militärische und politische Krisen und Katastrophen in großer Zahl vorausgegangen. Fromme Zeitgenossen sahen darin die Strafe Gottes dafür, dass Philipp IV., der Schöne, fünfundvierzig Jahre zuvor so schnöde die Hand gegen Bonifaz VIII., den Stellvertreter Christi auf Erden, erhoben und diesen in Anagni gefangen gesetzt hatte. Bestätigt fühlten sie sich dadurch, dass dem ruchlosen Monarchen und seinen Nachkommen offensichtlich das Heil entzogen wurde, das so lange über der Dynastie der Kapetinger und speziell über seinem Vorvorgänger Ludwig IX., dem Heiligen, gewaltet hatte. Der Zorn des Herrn entzog dem frevelhaften Herrscher und seinen Söhnen nicht nur den Segen, sondern auch die Lebenszeit: Philipp überlebte den von ihm gedemütigten Papst um gerade einmal elf Jahre und starb 1314 mit sechsundvierzig Jahren, für einen «roi très chrétien», einen «allerchristlichsten König», deutlich zu früh. Danach schlug der Tod noch viel schneller zu: Philipps drei Söhne Ludwig X., Philipp V. und Karl IV. regierten zusammen gerade einmal dreizehn Jahre, zwei Monate und zwei Tage. Keiner von ihnen vollendete das dreißigste Lebensjahr. Für das fromme Europa war diese Familie gewogen und zu leicht befunden worden.

Mit König Philipp VI. regierte nach dem Aussterben der Dynastie im Hauptzweig die Seitenlinie der Valois, doch war diese Nachfolge alles andere als unumstritten. So erhob der englische König Eduard III. Erbansprüche, die in einen Krieg mündeten, der später als der Hundertjährige bezeichnet wurde und für Frankreich von Anfang an unglücklich verlief. So erlitt das dreimal stärkere französische Heer im August 1346 in der Schlacht bei Crécy gegen das englische Aufgebot eine verheerende Niederlage, die weithin ebenfalls als Gottesurteil angesehen wurde. Wie bei Avignon waren in mehreren Provinzen Frankreichs die Ernten 1347 mager ausgefallen, so dass in der Umgebung von Paris und in der Stadt selbst Lebensmittelteuerung herrschte. Wie viele Einwohner die französische Metropole zu diesem Zeitpunkt zählte, darüber gingen und gehen die Bilanzierungsversuche der Forschung weit auseinander. Das Spektrum reicht von 80 000 bis 300 000, wobei mittlere Werte die größte Wahrscheinlichkeit für sich haben. Paris zählte damit zu den wenigen Großstädten Europas außerhalb Italiens und hatte wie diese schon in Normaljahren enorme Versorgungsprobleme, die sich im Vorfeld der Pest stark zuspitzten.

Nach Krieg und Hunger standen die Zeichen auf noch mehr Unglück, wie aus einer Chronik hervorgeht, als deren Verfasser lange Zeit, wohl zu Unrecht, der Kartäuserprior Jean de Venette (ca. 1307 – ca. 1370) galt und die heute überwiegend einem anonymen Mönch desselben Ordens in Paris zugeschrieben wird: «Im Monat August des Jahres 1348 sah man über Paris in Richtung Westen einen Stern, der sehr groß war und nach der Abenddämmerung, wenn die Sonne unterzugehen begann, sehr hell schien. Er war nicht sehr weit über unserer Hemisphäre, sondern schien uns, im Gegensatz zu anderen Kometen, sogar sehr nahe zu kommen. Die Sonne verschwand, die Nacht nahte, aber der Stern bewegte sich nicht. Als es dann Nacht wurde, habe ich zusammen mit meinen Mitbrüdern gesehen, dass dieser große Stern in mehrere Strahlen zerbrach, die er auf Paris und nach Osten warf, bevor er sich vollständig auflöste. Viele Leute wunderten sich mit uns darüber. Ob es sich dabei um einen Kometen oder um eine andere Erscheinung handelte, die aus Luftausdünstungen bestand, die sich danach in Dämpfe auflösten – dieses Problem überlasse ich den Astronomen zur Entscheidung. Aber es ist gut möglich, dass es ein Vorzeichen der Pest war, die bald darauf nach Paris und nach ganz

Frankreich und anderswohin kam.»[40] Dieser Vorspann weist den «Pseudo-Jean de Venette» als einen ungewöhnlich distanzierten, ja abgeklärten Beobachter aus, der vieles für denkbar und wenig für bewiesen hält. Auf diese Weise steht er der Haltung seines Papstes sehr viel näher als der fanatisierten Menge, die nach Schuldigen suchte.

Die Schilderung der Vorgänge in Paris folgt dem damit vorgegebenen nüchternen, leise skeptischen Ton: 1348 und 1349 kommen mehr Menschen ums Leben als seit Menschengedenken. Wer einen Kranken besucht, steckt sich fast immer an, viele Priester fliehen, einige Mutige bleiben, in manchen Quartieren überlebt nur ein Zehntel der Einwohner. Die Nonnen des Hôtel-Dieu, des größten Krankenhauses von Paris, verrichten heroisch ihren Pflegedienst, viele davon bezahlen ihren Mut mit dem Leben.

Die aus Italien bekannten Bilder des Schreckens, wie die öffentliche Ordnung zusammenbricht und sich der familiäre Zusammenhalt auflöst, fehlen in diesem Bericht aus Paris fast völlig, ebenso wie phantasievollen Quantifizierungen der Gesamtopferzahl. Stattdessen überwiegen Schilderungen, die von Trost inmitten des Unheils künden: «Während dieser Epidemie gewährte Gott der Herr den Sterbenden seine Gnade so reichlich, dass fast alle im letzten Augenblick den plötzlichen Tod mit Freude annahmen. Und niemand schied aus dieser Welt, ohne gebeichtet und das Sterbesakrament empfangen zu haben. Und was noch viel mehr ist, für viele Sterbende in vielen Städten und Schlössern hat unser Heiliger Vater Clemens durch seine Beichtväter eine völlige Vergebung aller Sündenstrafen erteilen lassen. Und sie starben umso lieber und hinterließen der Kirche und den Mönchen zahlreiche Erbschaften und weltliche Güter, hatten sie doch vor ihrem eigenen Tod ihre Erben, Nächsten und Kinder sterben sehen.» Damit schlug der Kartäuser von Paris Töne an, die fast allen anderen Pestberichten widersprechen. Die große Mehrheit der Autoren hob die Anonymität und damit die Schrecken eines seriellen und damit entwerteten, jeglicher Würde verlustig gegangenen Todes hervor. In Paris aber bewirkte die Seuche wundersamerweise das Gegenteil. Hier hatte sie einen Tod zur Folge, der Mensch, Papst und Gott miteinander versöhnte. Kaum ein anderer Text zeigt so deutlich, wie sehr der

Bericht über die Pest von der Wahrnehmung, die Wahrnehmung vom Standpunkt und der Standpunkt von Interessenlage und vorgefassten Meinungen abhing.

Wie der Ordnungsruf der Pest verhallt

Wo der Kartäuser-Chronist steht, macht er in seiner Schilderung der Pestfolgen deutlich. Es beginnt mit einem Hoffnungsschimmer, denn nach dem Massensterben kommt es zu einer Explosion der Lebenslust und zur Massenfruchtbarkeit. Die Frauen gebären mehr Kinder als je zuvor, die Welt scheint sich umfassend zu erneuern. Doch dieser erste Eindruck täuscht: «Sollte man nicht denken, dass eine solche Sterblichkeit, die eine unendliche Menge von Menschen tötete, denen so viele nachfolgten, die Welt und das Zeitalter gebessert hätten? Ja, dass gewissermaßen ein neues Zeitalter anbrechen würde? Aber leider ging die Welt aus dieser Verwandlung nicht besser, sondern schlechter hervor.» Denn der jetzt herrschende Hedonismus hatte neue Verteilungskämpfe, verstärkte Habgier, endlose Prozesse um Testamente und statt Frieden noch mehr Krieg zur Folge: «Im Gegenteil, die Feinde des Königs von Frankreich und der Kirche brachten Kriege zu Land und zur See hervor, die schlimmer als vorher waren, und die Übel nahmen immer weiter zu.» Gott hatte die Pest geschickt, um die gottgewollte Ordnung zu stärken, und zwar die kirchliche wie die weltliche in Gestalt des Papstes und des Königs von Frankreich gemeinsam. Doch dieser Ordnungsruf der Pest verhallte nicht nur, er stärkte sogar die Gegenkräfte.

Damit sind auch die spontanen Selbsthilferegungen des Volkes diskreditiert: «Man machte die Juden für die verdorbene Luft und das verdorbene Wasser verantwortlich, ebenso für die vielen plötzlichen Todesfälle: Man beschuldigte sie, die Brunnen und Wasserläufe vergiftet und die Luft verpestet zu haben. Daraufhin entfesselte sich die Grausamkeit der Welt gegen sie so sehr, dass die Juden in Deutschland und anderswo, wo sie lebten, von den Christen massakriert und zu Tausenden verbrannt wurden. Dabei war ihre Tapferkeit, unerschütterlich und unsinnig zugleich, zu bewundern, ebenso die ihrer Frauen. Als man sie verbrannte, warfen die jüdischen Mütter ihre Kinder in die Scheiterhaufen, um zu verhindern, dass sie getauft wurden, und stürzten sich danach selbst hinein, um mit ihren Männern und Kindern verbrannt zu werden.» Den Vorwürfen, die diesen Pogromen zugrunde liegen, steht der Chronist skeptisch bis ablehnend gegenüber: Selbst wenn man von der Realität einzelner Vergiftungsanschläge, auch solcher von Christen, ausgehe, können sie nie und nimmer ein solches Massensterben, das auf dem Lande zur Verödung ganzer Dörfer führte, verursacht haben. Als übergeordnete Ursache kommt für den Chronisten nur der nicht näher bestimmte Wille Gottes infrage, der die Körpersäfte der Menschen in Unordnung gebracht hat. Die Mächtigen sind damit umfassend freigesprochen.

Diagnosen und Heilmittel der Pariser Universität

Doch das war nur die Meinung eines Mönchs. Um sich vor seinen Untertanen und vor Gott zu rechtfertigen, benötigte der König eine autoritative Stellungnahme der «Experten». Zu diesem Zweck erteilte er der Medizinischen Fakultät der Pariser Universität den Auftrag zu einem umfassenden Gutachten. Dieses lag schon im Oktober 1348 in lateinischer Form vor und wurde dem Monarchen wenige Monate später in einer französischen Fassung, in edelster Schönschrift und mit prachtvollen Illustrationen, überreicht: «Hier beginnt der Traktat, den die Magister der Medizin und der Astronomie zur Pestilenz, die die Physik Epidemie nennt, im Jahr des Herrn 1348 im Auftrag des sehr edlen und sehr mächtigen Fürsten, des Königs von Frankreich, erstellt haben, wegen der sehr großen und erstaunlichen Epidemie, die damals durch sein Königreich zog.»[41] Obwohl – wie gleich eingangs betont wird – hinsichtlich Wirkungen und Gegenmittel vieles unbekannt und ungewiss bleibt, fühlten sich die Verantwortlichen der Fakultät sehr wohl in der Lage, grundsätzliche und unbestreitbare Aussagen zu den Ursachen der Seuche zu treffen, und zwar «im Bestreben, damit dem öffentlichen Wohl zu dienen».[42] Das bezieht sich auf die Ratschläge, wie man die Epidemie in Ermangelung von wirksamen Medikamenten am besten übersteht, doch vor allem auf den Erhalt der öffentlichen Ordnung – Wissenschaft stellt sich in den Dienst der Politik.

Ab Zeile 119 geht es dann «Über die Ursache der allgemeinen Epidemie». Sie läuft fast wörtlich auf die Einschätzung Guy de Chauliacs hinaus: «So sagen wir also, dass die erste und höchste Ursache dieser Pestilenz eine bestimmte Himmelskonstellation war und ist.»[43] Die drei höheren Planeten standen im Zeichen des Wassermanns und haben dadurch die Luft auf der Erde verpestet, wie ausführlich erläutert wird. Die niedere und besondere Ursache besteht in den Schädigungen, die diese verdorbene Luft in anderen Elementen, Lebensmitteln und Wetterverhältnissen anrichtet, und zwar durch die Dämpfe, die von solch verdorbenen Substanzen ausgehen. Diese vergiften das Herz des Menschen und von dort aus die übrigen Gliedmaßen. Als Schutzmaßnahme werden gesunde Ernährung und Distanz zu Infizierten empfohlen; die Behandlung durch Ärzte lief auf Aderlässe und das Aufstechen von Pestbeulen hinaus. Nicht nur Petrarca dürfte sich gefragt haben, ob man für solche Resultate acht Jahre lang studiert haben musste.

Der König konnte allerdings zufrieden sein. Ausschlaggebend für die Heimsuchung seines Reichs waren die Planeten; was dahinterstand, ließen die Mediziner und Astronomen tunlichst im Dunkeln. Von Gottes Willen und Gottesstrafen ist nicht die Rede. Der Umgang mit der Seuche wurde stattdessen in die individuelle Verantwortung verschoben. Das schlug sich auch in konkreten Maßnahmen nieder: Die Pariserinnen und Pariser sollten ihre Abfälle nicht mehr auf die Straßen werfen und diese aus eigenen Mitteln pflastern. Doch bis es so weit war, sollte es noch Jahrhunderte dauern. Der König aber durfte seine Hände in Unschuld waschen.

8. Pogrome und Geißler: Würzburg, Straßburg, Frankfurt

Die Vernichtung der Würzburger Juden

Für den Pariser Karmeliter entfesselte sich die «Grausamkeit der Welt» gegen die Juden vor allem in Deutschland. Pogrome gab es vor und während der Pest auch in Frankreich, doch lag der Schwerpunt dieser Verfolgung unleugbar in Städten des Heiligen Römischen Reiches. Diese Gewaltexzesse bilden das hervorstechende und zugleich verbindende Merkmal für das Erscheinungsbild der Seuche im deutschsprachigen Raum, so dass sich eine Zusammenschau anbietet. Die Epidemie erfasste dieses Gebiet bereits im Sommer 1348 von Süden, über die Alpen, und von Westen, über die Rhone, doch erreichte sie ihren Höhepunkt dort oft erst im Jahr darauf – oder sie blieb völlig aus. Auf jeden Fall tritt in den meisten Chroniken die Schilderung der Krankheit, ihrer Symptome und der Folgen für die öffentliche Ordnung hinter der Verfolgung der Juden stark zurück.

Emblematisch für diese Berichterstattung ist der Text des Würzburger Kanonikers Michael de Leone: «Im Jahre des Herrn 1348 wird bekannt, dass die treulosen Juden in Teilen Frankreichs und Deutschlands die Wasser, aus denen Menschen und Pferde zu trinken pflegen, auf vielfache Art verpestet und Menschen mit teuren Giften getötet und auch anderweitig den Christen auf schandbare Art und Weise Schaden zugefügt haben, und zwar so sehr, dass deswegen Vornehme und einfache Leute sich dort in großer Zahl zusammengetan und gerüstet haben und danach die Juden verfolgten, weil viele Juden Mordtaten und Vermögensdelikte begangen hatten.»[44] Diese Übergriffe gegen die Juden, so weiter der geistliche Chronist, seien «ein göttliches Gericht zur Strafe von deren

Bösartigkeit», also ein von Menschen ausgeführtes Gottesurteil. Ganz ähnlich wird dann das Geschehen in Würzburg selbst erzählt und kommentiert: «Als die Einwohner von Würzburg die Juden wegen des Verbrechens der Giftanschläge der Juden hier und dort nicht länger ertragen konnten, zündeten die Juden von Würzburg ihre Häuser eigenhändig an und verbrannten sich und ihre Habe darin, nachdem sie von einem weltlichen Gericht dort deswegen zum Tode verurteilt worden waren.» Der Bericht endet mit der zufriedenen Feststellung, dass die Juden «fast in ganz Deutschland vernichtet worden sind».

Mit seinem Hass und seinen Anklagen ist der Bericht des Domherrn repräsentativ für die deutschen Chronisten der Zeit, und auch der Hintergrund, vor dem sich das grausame Geschehen im Würzburg des Jahres 1349 abspielt, fällt nicht aus dem Rahmen: Zum Zeitpunkt der Pogrome war die Angst vor der Pest verbreitet, doch die Pest war noch nicht in der Stadt, und dorthin sollte sie auch in nächster Zukunft nicht kommen. Erst nachdem die Nachrichten von den angeblich andernorts begangenen Verbrechen der Juden in Würzburg eintrafen, «entdeckte» man auch dort ihre Anschläge und ging brutal gegen sie vor, angeblich nach einem vorangegangenen Gerichtsverfahren, das durchaus vom Chronisten erfunden worden sein könnte.

Die nachfolgenden Kapitel des Berichts handeln davon, dass am 19. April 1349 in ganz Franken die Reben erfroren und am 2. Mai die Geißler in die Stadt gekommen seien. Zumindest deren Eintreffen dürfte nach der Vernichtung der jüdischen Gemeinde zu datieren sein. Dass damit konkrete finanzielle Interessen verbunden waren, steht außer Frage. So hatte der Bischof von Würzburg schon vor den Gewaltmaßnahmen sein Interesse am Vermögen der Juden bezeugt. Und wie immer bei Pogromen dürfte die Hoffnung auf Tilgung von Schulden bei jüdischen Bankiers eine Rolle gespielt haben. Die Hoffnungen auf Bereicherung wurden bald erfüllt: Schon Ende September 1349 übertrug Kaiser Karl IV. die gesamte Habe der Verbrannten an die Stadt und die Bischofskirche. Auf dem Grund und Boden des ehemaligen jüdischen Quartiers entstanden der neue Marktplatz und eine Marienkapelle.

Diese neue Zweckbestimmung deckt sich mit der Bemerkung de

Leones, dass die Juden nach göttlichem Ratschluss zur Strafe für ihre Ruchlosigkeit ausgerottet worden seien. Offenbar hofften die Verfolger, die sich als Vollzieher des göttlichen Willens verstanden, auf diese Weise weiterhin das allenthalben hereinbrechende Unheil der Pest fernhalten zu können. Eine soziale Dynamik des Geschehens ist nur ansatzweise zu erkennen. So zeigte sich das städtische Leitungsorgan des Rates angeblich dem gewaltsamen Vorgehen gegenüber anfangs abgeneigt. Legt man die einleitenden Feststellungen des Chronisten zugrunde, dass sich Vornehme und Nichtvornehme *(nobiles ac ignobiles)* überall zur Rache an den Juden zusammengetan hätten, ist in Analogie zu anderen Städten davon auszugehen, dass in Würzburg auf dem Lande begüterte Adlige, die häufig bei Juden in der Kreide standen, und die städtische Mittelschicht, deren Mitglieder jüdische Mitbewohner als unliebsame geschäftliche Konkurrenten empfanden, die treibende Kraft der Pogrome waren.

Ein Verfolgungsbündnis von Adel und Pöbel

Im heutigen «Dreiländereck» Basel–Straßburg–Freiburg zeichnet sich deutlicher als in Würzburg ab, welche wirtschaftlichen und politischen Folgen die Pest haben konnte und welche sozialen Bewegungen und Gewalttaten gegen Juden sie auslöste. In Straßburg war mit dem Domherrn Matthias von Neuenburg einer der wichtigsten Berichterstatter über die Ereignisse der Jahre 1348 und 1349 im Reich ansässig. Seine Schilderung setzt wie so viele andere mit dem heftigen Erdbeben vom 25. Januar 1348 ein, in dessen Folge «die Menschen den Weltuntergang befürchteten». Die eigentliche Pesterzählung[45] fällt wie die seines Würzburger Amtsbruders knapp aus: Das Massensterben beginnt in «Ländern jenseits des Mittelmeeres», und zwar so heftig wie seit der Sintflut nicht mehr. Manche Regionen wurden völlig entvölkert, zahlreiche «dreiruderige Schiffe, deren Besatzung gestorben war, trieben mit den geladenen Gütern ohne Führung auf dem Meer hin und her». Das Massensterben hat die Auflösung aller familiären Bindungen zur Folge, die Rechtsprechung bricht zusammen, die Gelehrten können keine Ursache außer der Gottesstrafe finden. Über diese Gemeinplätze hinaus ist die Schilderung auffällig auf den Papst fixiert: An seinem Hof seien besonders viele Menschen gestorben, er selbst «hatte in seinem Palast andauernd ein großes Feuer brennen und ließ niemanden zu sich vor». Letzteres stimmt zwar mit den Berichten aus Avignon überein, hat aber hier einen anderen, ganz besonderen Stellenwert.

Denn nach diesen wenigen Zeilen geht Matthias' Darstellung zu ihrem eigentlichen Thema über: der Verfolgung der Juden allgemein und speziell in Straßburg und Umgebung: «Und die Juden wurden beschuldigt, dass sie diese Pest verursacht oder zumindest verschlimmert hätten, und zwar dadurch, dass sie Quellen und Brunnen vergiftet hätten. Daher wurden sie vom Ufer des Mittelmeers bis nach Deutschland verbrannt, mit Ausnahme Avignons, wo Papst Clemens VI. sie schützte.»[46] Der Papst will es somit besser wissen als die gesamte Christenheit, doch er täuscht sich. Denn die Missetaten der Juden werden dem Chronisten zufolge überall dort, wo man sorgfältige Untersuchungen anordnet, einwandfrei erwiesen, zum Beispiel in Speyer und Worms, wo sie sich «in einem Hause versammelten und sich selbst verbrannten. Und man fand heraus, dass sie nahezu jede Art von Schandtat begangen hätten; so hätten sie sich in Spanien darauf geeinigt, Giftmischerei zu begehen sowie kleine Jungen zu ermorden, Urkunden und Münzen zu fälschen sowie Raub und andere Verbrechen zu begehen, die die Majestät Gottes beleidigten.»[47] Der Antrieb zu all diesen Vergehen ist also Blasphemie. Das alles aber erkennt der Papst nicht, obwohl er als Statthalter Christi auf Erden dazu verpflichtet wäre. Er veruntreut also sein Amt wie so viele andere Mächtige auch, die aus eigennützigen, meist finanziellen Gründen die Juden schützen – bis es ihnen durch tatkräftige Nachhilfe des Volkes wie Schuppen von den Augen fällt. Die Helfer der Juden – davon ist der Straßburger Domherr überzeugt – sind zum einen viele Fürsten und in den Freien Städten die Angehörigen der Oberschicht. Der Kampf gegen die Pest wird so zum Kampf gegen die Juden und dadurch zu einem Kampf des Volkes gegen «die da oben», in der Regel Bürgermeister und Rat.

Diese Frontstellung ist das Leitmotiv der gesamten Darstellung. Nach der Ermordung zahlreicher Juden wegen erwiesenen Giftmordes in der näheren und weiteren Umgebung fordert in Basel «das Volk», soll wohl heißen: die Mittelschicht der Handwerker und Ladenbesitzer, ein gewaltsames Vorgehen gegen diese, stößt damit jedoch bei den städtischen Behörden auf Ablehnung. Diese haben schon zuvor einige einflussreiche Bürger verbannt, die Juden Unrecht zugefügt hatten. «Und siehe da, da zog das Volk unter seinen Bannern vor das Rathaus. Darüber waren die Ratsherren erschrocken, und der Bürgermeister fragte die Menge, was sie wolle.»[48] Die Forderungen lauten: sofortige Rückberufung der Ausgewiesenen und Vertreibung aller Juden aus der Stadt. Vor dieser Zusammenrottung knickt die Obrigkeit ein: «Und Ratsherren und Volk schworen, dass in den nächsten zwei Jahrhunderten kein Jude mehr die Stadt bewohnen dürfe.»[49] Diesen Beschluss versuchen die einflussreichen Familien, die sich zu diesem Zweck mit den Führungsschichten von Straßburg und Freiburg zusammenschließen, heimlich auszuhebeln, doch können sie sich gegen die Wut des Volkes nicht durchsetzen – die Basler Juden werden gefangen gesetzt. «Aber das Geschrei des Volkes hörte nicht auf. Daraufhin wurden am Freitag nach dem Tag des heiligen Hilarius (= Gedenktag am 13. Januar) 1349 sämtliche Juden Basels auf einer Insel im Rhein in einem für diesen Zweck errichteten Haus ohne Gerichtsurteil verbrannt.»[50] Eine Woche später ereilt die Freiburger Juden dasselbe Schicksal.

Besonders ausführlich ist der Bericht des Matthias von Neuenburg für Straßburg. Um das Vorgehen in Sachen der Juden zu koordinieren, trafen sich der Bischof von Straßburg, die Adligen der Region und die Abgesandten der Städte im Elsass zur Beratung. Dabei votierten die Vertreter Straßburgs gegen ein gewaltsames Vorgehen und machten sich bei den vornehmen Herren, aber auch beim Volk, das überall gegen die Juden hetzte, unbeliebt. So konnten sich die moderaten Stimmen nicht durchsetzen: «An einigen Orten wurden die Juden nur ausgewiesen, aber das Volk lief ihnen nach, verbrannte manche, schlug andere tot oder ertränkte sie in Sümpfen.»[51] Das Verfolgungsbündnis von Adel und Pöbel versuchten Vertreter des Straßburger Magistrats mit der Warnung auszuhebeln, dass Bischof und Barone auf diese Weise bald

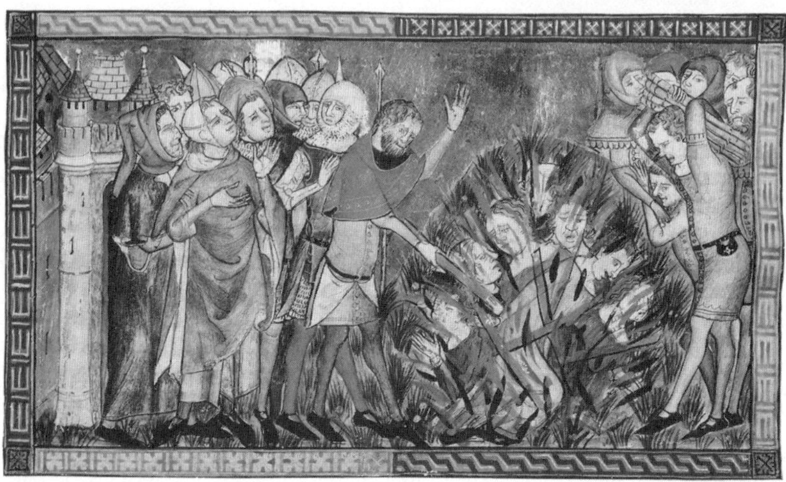

Die Pest setzt das Grausamste im Menschen frei: 1349 werden in Tournai unschuldige Juden als Sündenböcke verbrannt, und die Vertreter der höheren Schichten schauen zufrieden zu.

die Herrschaft in der Freien Reichsstadt an sich reißen würden, doch auch dieses Argument fruchtete nichts. Im Gegenteil. Um den Forderungen des Volkes zum Schein entgegenzukommen, wurden einige Juden hingerichtet, und zwar rasch, «damit sie nichts über andere, noch lebende Schuldige aussagen konnten».[52] Das vermutete zumindest die Menge, die deshalb der städtischen Führungsschicht noch mehr misstraute.

Der Machtkampf innerhalb der Stadtmauern war damit offen entbrannt: «Am Tag darauf (= 8. Februar) begaben sich einige Fleischer in das Haus des genannten Herrn Peter (= Peter Schwarber, als Schöffenmeister einer der führenden Politiker der Stadt) und baten darum, den Handwerkern vom Geld der Juden zu geben. Als sich dieser darüber empörte und einige Juden in seinem Haus beschützen wollte, verließen alle bis auf einen gewaltsam das Haus und riefen in den Straßen zu den Waffen.»[53] Damit war der Umsturz eingeleitet. Die alte Führungsschicht musste abdanken und wurde bald darauf gerichtlich verfolgt; in der neuen Stadtregierung dominierten die Zünfte und die zuvor von der Macht ausgeschlossenen Adligen. Damit war das Schicksal der Juden besiegelt:

«So wurden also am darauffolgenden Samstag die Juden ... auf ihren Begräbnisplatz in ein zu ihrer Verbrennung erbautes Häuschen geführt, und auf dem Weg dahin raubte ihnen der Pöbel ihre Kleider, in denen viel Geld gefunden wurde. Einige wenige wurden gerettet, die sich lieber taufen lassen wollten, sowie, gegen ihren Willen, einige schöne Frauen und zahlreiche Kinder, die man ihnen gewaltsam wegnahm und taufte. Alle anderen wurden verbrannt und viele, die den Flammen entkommen wollten, ins Feuer gestoßen.»[54]

Zu diesem Zeitpunkt war die Pest noch nicht in Straßburg angekommen. Auch hier vollzog sich das Pogrom also wie in Würzburg in der Furcht vor einer Gottesstrafe, die sich durch den vermeintlich gottgefälligen Akt des Judenmords noch abwenden lassen sollte.

Bettelmönche und Flagellanten

Dem Ausbruch der Seuche in Straßburg ging ein spektakulärer Auftritt unmittelbar voraus: «Als sich die Krankheit allmählich in Deutschland ausbreitete, begannen die Menschen, sich zu geißeln und über das Land zu ziehen. Im besagten Jahr 1349 kamen um die Mitte des Monats Juni siebenhundert von ihnen aus Schwaben in die Stadt. Sie besaßen einen Anführer und zwei Meister, deren Anordnungen alle gehorchten. Als sie am Morgen den Rhein überquert hatten, formten sie unter großem Zulauf des Volkes einen breiten Kreis, in dessen Zentrum sie sich auszogen ... Danach warfen sie sich einer nach dem anderen wie ein Gekreuzigter auf den Boden, und jeder von ihnen berührte vorbeigehend den Niedergeworfenen mit seiner Geißel.»[55]

Auch das weitere Prozedere war hierarchisch geordnet und strikt ritualisiert. Phasen der Selbstgeißelung wechselten sich mit Gebeten und Fürbitten für die Lebenden und die Toten im Fegefeuer ab. Zum Schluss wurde eine Epistel verlesen, in der ein Engel den tieferen Sinn der ganzen Zeremonie erklärte: Christus habe ihm offenbart, dass die Sünden der Menschheit so schwer geworden seien, dass jeder Einzelne vierunddrei-

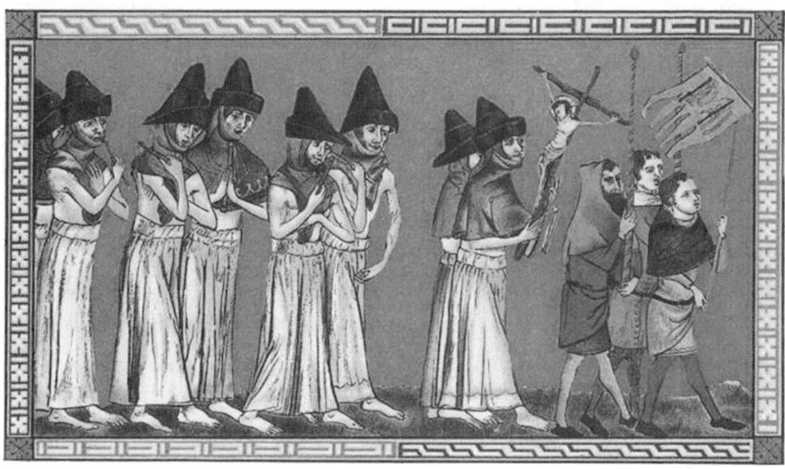

Erst kamen die Pogrome, dann die Geißler, dann die Pest. Die Darstellung von 1349 zeigt das Auftreten der Flagellanten in Tournai, wie es von den meisten Zeitgenossen wahrgenommen wurde: als wohlgeordneten Umzug honoriger Büßer, die die Gottesstrafe der Seuche in letzter Minute verhindern wollen.

ßig Tage lang auf Pilgerfahrt gehen und sich geißeln müsse, um Gnade zu erlangen.

Die ausführliche Schilderung des Straßburger Kanonikers macht deutlich, dass sich die Geißler als Gegen-Kirche mit alternativen Riten organisierten. Auch die massenhafte Selbstzerfleischung sollte also die Pest im letzten Moment abwenden oder abmildern. Eine solche Reaktion lag in der Logik der Gottesstrafe: Der Herr stellte die sündige Menschheit auf die Probe und gab ihr noch eine letzte Chance zu Besserung und Einkehr. Die Kirche mit ihrem Haupt in Avignon hatte diese Versöhnung nicht herstellen können, also kläglich versagt. Im Bann des unaufhaltsam heraufziehenden Massensterbens bot die rituelle Selbstbestrafung mit der anschließenden Fürbitte eine ultimative, verzweifelte Hoffnung auf Verschonung.

Die Straßburger Bevölkerung reagierte enthusiastisch auf die Geißler: «Die Leute schätzten sie so hoch, dass alle schnell eingeladen wurden und man keinen mehr fand, den man noch hätte einladen können … Tausend

Einwohner traten in tiefer Demut dieser Bruderschaft bei und gelobten, den schwäbischen Meistern während der genannten Zeit (= der 34 Tage) zu gehorchen.»[56] Damit war das Versprechen verbunden, strenge Disziplin zu wahren: Betteln war verboten, eine finanzielle Mindestausstattung Pflicht, zuvor musste gebeichtet, allen Feinden vergeben – und *last but not least* die Erlaubnis der Ehefrau eingeholt werden. Auch lebensgefährliche Selbstzerfleischungsexzesse waren verboten. Die Bewegung legte Wert auf Honorigkeit und wurde gerade deshalb für die Amtskirche zu einer akuten Bedrohung, wie die Limburger Chronik lakonisch zu berichten weiß: «Als das Volk den großen Jammer des Sterbens sah, das die Welt überzog, da bereuten die Menschen allgemein ihre Sünden sehr und suchten Buße. Und das taten sie aus eigenem Willen, und sie nahmen den Papst und die heilige Kirche nicht zur Hilfe und zu Rat, was eine große Torheit war und eine große Unvorsichtigkeit und ein Versäumnis und eine Verhärtung ihrer Seele.»[57]

Dieser Meinung war auch Papst Clemens VI. In seiner am 20. Oktober 1349 ausgestellten Bulle «Inter sollicitudines»[58] an die Bischöfe im Heiligen Römischen Reich steht das Geißlerphänomen ganz oben auf der Liste der «zahlreichen immensen Sorgen» (so die Anfangsworte der Bulle) dieses Unglücksjahres, die über die Kräfte des Heiligen Stuhls zu gehen drohen. Die Flagellanten werden als «große Gefahr für das Gemeinwesen» und als «Skandal für die Gläubigen» bezeichnet und daher mit einem «immerwährenden Verbot» belegt. Die individuelle Buße dagegen, die auch mit Selbstkasteiung einhergehen durfte, galt weiter als fromme und heilswirksame Leistung.

Aus der Perspektive des Papstes war besonders anstößig, dass die ebenso unerlaubte wie unvernünftige Bewegung von Mönchen aus den Bettelorden angeführt wurde. Die alte Feindschaft zwischen den Franziskaner-Spiritualen und der Amtskirche gewann so ganz neue Ausdrucksformen. Als besonders bedrohlich empfand der Papst die weit vorangeschrittene Organisation der Geißler in «Kongregationen, Konventikeln und Gemeinschaftsbildungen». Sie waren damit als häretisch erwiesen; einer eingehenden theologischen Widerlegung bedurften sie als «abergläubische Erfindung» *(superstitiosa adinventio)* nicht. Mit dem Begriff

«Aberglauben» sollten die europäischen Bildungseliten die volkstümlichen Religionsvorstellungen und Frömmigkeitsformen bis ins Zeitalter der Aufklärung hinein abwerten. Wie schon zur Verfolgung der Juden sprach der aristokratische Pontifex Maximus Worte der Vernunft, der Mäßigung und der Macht.

Eine reine «Unterschichtenbewegung» waren die Geißlerzüge zumindest am Anfang nicht überall. Stattdessen betonen die meisten Quellen nicht nur wie Matthias von Neuenburg ihre Frömmigkeit und ihre Ordnung stiftende Funktion, sondern auch ihre soziale Durchmischung aus Vornehmen, Klerikern und Volk. Im krassen Gegensatz dazu steht die Darstellung des Frankfurter Chronisten Caspar Camentz aus dem sechzehnten Jahrhundert: «Im Jahr 1349, als die Sekte der Geißler in hellen Scharen durch unser Deutschland, seine Städte und Dörfer, schwärmte, gelangte eine sehr große Anzahl von ihnen auch nach Frankfurt. Als sie hier bemerkten, dass die Juden in den besten Quartieren lebten, empörten sie sich – ob zu Recht oder zu Unrecht, wage ich nicht zu entscheiden – so heftig, dass sie die Schmach unseres Herrn rächen, die Waffen ergreifen und kämpfen wollten.»[59] Im nachfolgenden Straßenkampf – so Camentz weiter – ergriffen die Frankfurter Bürger für die Juden Partei und retteten einigen von ihnen das Leben.

Dieser Bericht hält einer näheren Überprüfung der Fakten jedoch nicht stand. Die Schuldzuweisung an die Geißler läuft auf eine Reinwaschung von Rat und Bürgerschaft hinaus, die von einem gewichtigen Dokument widerlegt wird. Ende Juni 1349 schloss die Freie Reichsstadt Frankfurt nämlich mit dem Römischen König Karl IV. aus dem Hause Luxemburg, der zu diesem Zeitpunkt vor Ort weilte, einen Vertrag. Darin lieh die Stadt dem künftigen (am 25. Juli in Aachen gekrönten) Kaiser einen hohen Betrag zur Bestreitung politischer Unkosten und erhielt dafür von diesem, gewissermaßen als Pfand und Sicherheit, die Verfügung über ihre örtliche Judengemeinde. In diesem Pakt wurde die Frankfurter Obrigkeit zwar zu deren Schutz verpflichtet, doch wurde zugleich geregelt, was bei gewaltsamen Übergriffen zu geschehen hatte: Sollte dieser Fall eintreten, wurden die städtischen Behörden und die Einwohner von jeglicher Verantwortung freigesprochen, ja sie durften sich dann das «herrenlos» gewordene Eigentum sogar aneignen und dieses zu Geld machen. Das lief auf einen Freibrief hinaus. Am 14. Juli kam es zum Mord an den Juden – Urkunden nennen etwa sechzig Opfer, doch kann die Zahl durchaus höher gelegen haben. Die Geißler und die Pest trafen erst einige Tage später ein. Der Zug der Flagellanten kann also das ohnehin schon aufgeheizte Klima nur weiter angefacht, nicht jedoch das Pogrom unmittelbar verursacht haben. Diese Wirkung dürfte das Auftreten der spektakulären Bußprozessionen häufig gehabt haben.

Weitere verallgemeinernde Rückschlüsse zu den Pestereignissen in anderen deutschen Städten sind mit größter Vorsicht zu ziehen. Die sozialen und politischen Partei- und Frontbildungen, wie sie sich in Straßburg abzeichnen, also ein Bündnis von Adel und Mittelstand mit kräftiger Mobilisierung der Unterschicht, lassen sich auch für einige andere Orte nachzeichnen, doch sind gegensätzliche Konstellationen wie in Würzburg, wo der höhere Klerus offensichtlich bei der Vernichtung der Juden eine wichtige Rolle spielte, und in Frankfurt, wo das regierende Patriziat die Führung übernahm, mindestens ebenso häufig. In den meisten Fällen dürfte die herrschende Gruppe des Rates gegen die Ausschaltung der Juden, die sie als unliebsame Konkurrenten im Bankgeschäft betrachtete, nicht nur nichts einzuwenden gehabt haben, sondern diese Eliminierung sogar verdeckt oder offen unterstützt bzw. betrieben haben. Das gilt insgesamt auch für die adeligen Herrschaften im Reich. Der habsburgische Herzog Albrecht von Österreich, der energisch für den Schutz der Juden eintrat, bleibt eine bemerkenswerte Ausnahme.

9. Ursachenforschung und Gegenmaßnahmen: Europäische Vergleiche

Pest und Gewalt nördlich und südlich der Alpen

Die Verfolgung der Juden konzentrierte sich, abgesehen von ähnlichen Vorkommnissen in Süd- und Ostfrankreich sowie in einigen spanischen Städten, auf Deutschland. Warum? Vor dem Hintergrund der nationalsozialistischen Terrorherrschaft und des Menschheitsverbrechens des Holocaust ist diese Frage immer wieder gestellt worden. Am sinnvollsten ist es vielleicht, sie negativ umzuformulieren: Warum kam es anderswo, zum Beispiel in Italien, nicht zur Verfolgung und Vernichtung der Juden? Alle hier näher untersuchten Städte auf der Halbinsel hatten bevölkerungsstarke jüdische Gemeinden, und trotzdem ist nirgendwo davon die Rede, dass deren Mitglieder vor oder während der Pest als Schuldige gebrandmarkt wurden und als Sündenböcke herhalten mussten.

Dass sich der «Avignonesische Schutzschirm», den Clemens VI. ausgespannt hatte, bis nach Italien erstreckte, kann getrost ausgeschlossen werden. Die nationalen Ressentiments der Gebildeten gegen die Herrschaft der französischen «Barbaren» über die Kirche und zahlreiche politische Querelen hatten in dieser Zeit zwischen Alpen und Ätna Ansehen, Autorität und Ausstrahlung des Heiligen Stuhls auf einen Tiefpunkt absinken lassen. Nochmals kann der Vergleich mit den großen Wellen der Hexenverfolgung ab der zweiten Hälfte des sechzehnten Jahrhunderts nützliche Aufschlüsse bieten, denn auch diese fand in den meisten Gegenden Italiens sehr reduziert oder gar nicht statt, weil die politisch bestimmenden Eliten aufgrund ihrer Bildungstraditionen und ihrer daraus resultierenden kulturellen Prägung scharf zwischen Realität und volkstümlicher Imagination unterschieden: Die Anklage, dass böse Frauen ein Bündnis mit dem Teufel eingegangen waren, um die Welt zu verderben, war für sie ebenso finsterer Aberglaube wie die Überzeugung, dass die Juden durch Brunnenvergiftung und andere Machenschaften die Pest verbreiteten. Diese rationale Einschätzung war aufs Engste mit einer hohen Präsenz der Antike, ihrer Literatur und Philosophie, verknüpft, die schon vor dem Aufkommen des Humanismus im vierzehnten Jahrhundert die kulturelle Physiognomie der Oberschicht bestimmte und auf diese Weise die Kluft zu den Bewusstseinshorizonten der kleinen Leute vertiefte.

Hinzu kam der politische Faktor. Die Juden in Deutschland waren da am ehesten geschützt, wo Fürsten wie Herzog Albrecht von Österreich – sehr zum Unwillen ihrer Untertanen – ihre Schutzfunktion wahrnahmen, für die die Angehörigen der religiösen Minderheit überall hohe Abgaben zu entrichten hatten. Oberster Schutzherr der Juden im Reich war im Prinzip das Reichsoberhaupt, zu dem die Juden als «Kammerknechte» in einem direkten Abhängigkeits- und Zahlungsverhältnis standen. Dass Karl IV. diese Verpflichtung nicht nur in Frankfurt, sondern auch in anderen zahlungsbereiten Städten regelrecht verpfändete, hat die Verfolgung nicht nur legitimiert, sondern fraglos auch intensiviert. Auf diese Weise wurde die jüdische Bevölkerung zum Spielball innerstädtischer Konflikte, unter anderem zwischen den regierenden Patriziaten und verschiedenen Sekundäreliten. So sticht im Vergleich zwischen den Pestereignissen nördlich und südlich der Alpen die unterschiedliche innere Stabilität der Städte und damit der unterschiedliche Grad der «Staatsbildung» ins Auge, der wiederum mit der unterschiedlichen Stellung der Führungsschichten zu tun hat.

Sehr summarisch gesprochen, waren diese Führungsschichten in Italien viel fester und sicherer etabliert als in Deutschland. Das schloss heftige Auseinandersetzungen zwischen den rivalisierenden Netzwerken der einflussreichen Familien und auch einzelne akute Krisen wie in Venedig 1355 und in Florenz 1378 nicht aus, doch war die Position der Eliten davon abgesehen langfristig und im Großen unbestritten und durch Kontinuität gekennzeichnet. Diese Dominanz ließ einen begrenzten sozialen Aufstieg neuer Familien zu, doch stets unter der Kontrolle der «Etablierten», die durch eine solche Kooptation, das heißt: Ergänzung nach Augenmaß, ihre Führungsstellung sogar weiter untermauerten. Damit war vom zwölften Jahrhundert an ein allmählicher Ausbau von Institutionen und Ämtern verbunden, der meistens immer noch sehr weit von den Begriffen moderner Staatlichkeit entfernt war, aber seine Feuerprobe in der Pest von 1348 sehr viel besser bestand, als es die Klagen und Anklagen der meisten erzählenden Quellen wahrhaben wollen. Ob eine höhere soziale und politische Stabilität auf dem Höhepunkt der Krise auch nördlich der Alpen gewaltsame Übergriffe gegen Minderheiten hätte verhindern können, muss offenbleiben. In ihrem Vorfeld, also der in deutschen Städten dafür besonders anfälligen Zeit, hätte es innerhalb der Stadtmauern dafür fraglos die nötigen Ressourcen gegeben.

Weitere Erklärungsversuche sind noch spekulativer. Von einer geringeren religiösen Durchdringung in Italien oder gar einem regelrechten Glaubensverlust in Denken und Fühlen breiter Schichten im Geiste der beginnenden «Renaissance» auszugehen, verbietet sich kategorisch. Alle Quellen belegen unisono, dass von einer solchen Säkularisierung weder in den oberen noch in den mittleren Schichten Italiens die Rede sein kann. Die Resonanz der Bußprediger, die bis zum Ende des fünfzehnten Jahrhunderts auf der gesamten Halbinsel die Massen mobilisierten, belegt das Gegenteil. Dass solche Predigten stark auf das Motiv der Endzeit und der finalen Buße vor dem Weltgericht abhoben, ist gleichfalls vielfach belegt. Allerdings tritt dabei die Gestalt des Antichrist als Akteur des letzten apokalyptischen Dramas stark zurück und damit vielleicht auch die Gleichsetzung der höllischen Gegenmächte mit irdischen Akteuren, speziell Minderheiten. Die Rechtfertigung der Judenvernichtung als gottgewollter Akt und rituelle Abwehr der Peststrafe könnte dadurch gegenstandslos geworden sein; ganz in den Vordergrund treten in Italien stattdessen individuelle und kollektive Buße, wie sie während der Epidemie in den größeren Städten der Halbinsel überall bezeugt sind.

Innerstädtische Gewalt ist grundsätzlich ein Spiegel innerstädtischer Machtverhältnisse; sie nimmt daher meist proportional zur Brüchigkeit des sozialen und politische Gefüges zu. Darüber hinaus spiegelt das Gewalt-Level im weitesten Sinne einen Prozess der Zivilisation: Je weiter diese voranschreitet, desto mehr wird Gewalt von Formen der Verrechtlichung und Mechanismen des Ausgleichs ersetzt, was Rückfälle in Exzesse der Gewalt zu keinem Zeitpunkt ausschließt. So schwer Gewalt im Einzelnen auch zu quantifizieren und zu messen ist, so verdichtet sich doch der Eindruck, dass innerstädtische Konflikte in Italien spätestens seit dem Beginn des vierzehnten Jahrhunderts insgesamt weniger gewaltsam ausgetragen wurden als nördlich der Alpen. Ein herausragendes Beispiel dafür ist der unblutige Verlauf der schweren «Parteikämpfe» im Florenz der Jahre 1433 und 1434, auf die noch zurückzukommen sein wird. Weder die Vertreibung der Medici und ihrer Anhänger noch deren Triumph ein Jahr später war von Todesurteilen gegen die unterlegene Seite gesäumt. Höchststrafe war in beiden Fällen die Verbannung aus der Stadt. Verglichen mit ähnlichen Vorkommnissen in französischen und deutschen Städten ist das eine völlig aus dem Rahmen fallende, sehr «zivile» Bilanz.

Pesttraktate im Maurischen Spanien und in Latein-Europa

Unter den Pestlandschaften Europas ist das Gebiet des heutigen Spanien in vieler Hinsicht eine Terra incognita. Das liegt zum einen daran, dass hier weniger Quellen fließen und deshalb lange Zeit gefährliche Analogieschlüsse zu besser untersuchten Ländern gezogen wurden. Zudem sind viele der späteren Quellen wie der lange Zeit als autoritativ angesehene Bericht von Juan de Mariana von 1592 nach italienischen Vorbildern, vor allem nach dem scheinbar authentischen Modell Boccaccios, angelegt. Belastbare Zahlen für die Bevölkerungsverluste gibt es für die Iberische Halbinsel noch weniger als für das übrige Europa. Ein interessanter Ansatz zu einer ungefähren Bestimmung der demographischen Einbußen in Spanien basiert auf der Auswertung von Testamenten in der katalanischen Stadt Girona. Er kommt zu dem Ergebnis, dass die notarielle Kodifizierung letztwilliger Verfügungen in den Pestmonaten Juli und August 1348 zwar deutlich zunimmt, doch weit weniger als bei einem

Massensterben zu erwarten gewesen wäre; so liegt die Steigerungsquote knapp unter einem Siebtel.

Bevölkerungsverluste von 50 bis über 60 Prozent in Nordspanien, von denen man bisher ausgegangen ist, erscheinen vor diesem Hintergrund sehr fraglich. Von einem Zusammenbruch der öffentlichen Ordnung kann hier wie auch in anderen Gebieten wie etwa Navarra oder Barcelona keine Rede sein – von Ausnahmen wie in Lerida abgesehen, wo es zu heftigen Ausschreitungen gegen die Juden mit etwa 300 Opfern kam.

Von besonderem Interesse ist in Spanien der interkulturelle Vergleich. Wie nahmen muslimische Gelehrte die Seuche wahr? Welche Erklärungen hatten sie? Welche Verhaltensweisen bzw. Therapien verordneten sie? Antworten liefern drei repräsentative Pesttraktate aus dem muslimischen Kulturbereich. Sie stammen von Ibn Khatima, einem renommierten Arzt und Philosophen aus Almeria, Ibn al-Khatib, einem mit diesem befreundeten Gelehrten aus Granada, und dessen Schüler Ali ash-Shaquiri. Im Kern stimmen ihre Analysen mit den Traktaten aus Italien, Frankreich oder Deutschland überein. Wie Guy de Chauliac unterscheiden sie zwischen entfernten und nahen Ursachen; oberste Kausalität ist auch hier die ungünstige astrologische Konstellation, hinter der der Wille Gottes steht, der die bösen Menschen für ihre Sünden bestraft. Der Konkurrenzsituation zwischen dem muslimischen und dem christlichen Spanien entsprechend wird genau registriert, wer von der Seuche getroffen wird und wer nicht. Die Prämisse und zugleich Schlussfolgerung ist auch hier: Gott schützt die wahrhaft Frommen und straft die Ungläubigen. Das Bindeglied zwischen der entfernten und der unmittelbar wirksamen Ursache der Pest ist auch für die muslimischen Gelehrten die von der kosmischen Sphäre ausgehende Vergiftung der Luft, die sich konkret im Zusammenspiel mit verschiedenen irdischen Faktoren wie etwa dem ungünstigen Klima und der Fäulnis bestimmter Lebensmittel bemerkbar macht. Stärker betont als in den meisten Abhandlungen christlicher Autoren wird hingegen die allenthalben lauernde Gefahr der Ansteckung durch Stoffe sowie Behälter aller Art und durch die bloße Begegnung mit den Infizierten. Die einzige halbwegs Erfolg versprechende und daher dringend angeratene Methode, sich der Epidemie zu entziehen, besteht deshalb darin, auf räumliche Distanz zu gehen und sich so weit wie möglich vor der verseuchten Außenwelt abzuschließen. Muslimische Gelehrte zogen damit dieselbe Konsequenz wie Papst Clemens VI., allerdings auf einer sehr viel reflektierteren theoretischen Basis. Die daraus abgeleiteten Verhaltensregeln laufen hingegen auf dieselben Anweisungen wie im Pariser Pestgutachten hinaus. Die konkreten Schutzmaßnahmen bestehen darin, sich maßvoll zu ernähren, wohlriechende Düfte einzuatmen und auf Sauberkeit der bewohnten Räumlichkeiten zu achten.

Ähnliche Instruktionen bieten die Pestschriften aus dem deutschsprachigen Kulturkreis. So erhielt Kaiser Karl IV. in einem Sendbrief, der in lateinischer und deutscher Sprache vorliegt, den Ratschlag, sich von pestverseuchten Orten und Personen fernzuhalten, Früchte von Lorbeer und Wacholder verbrennen zu lassen, saure Säfte zu trinken, öffentliche Bäder zu meiden, bei guter Laune zu bleiben, Gespräche über die Pest konsequent zu vermeiden, die Ohren zu verschließen, wenn jemand dieses Tabuthema trotzdem anschnitt, und sich mit der Heilpflanze Raute und Nüssen zu ernähren – «das sind die dem Römischen Kaiser übermittelten Lehren gegen die Pest, und sie sind ohne Zweifel wahr».[60] Mehr oder weniger identische Erklärungen finden sich in der einflussreichen Pestschrift des Jakob Engelin aus Ulm. Wie seine Kollegen führt er die Ursache der Krankheit auf die Verdorbenheit der Luft zurück, die zuerst das Herz erfasst und von diesem Zentrum aus den übrigen Körper vergiftet. Als Therapie schlägt er den Aderlass vor, weil so das verdorbene Blut wenigstens teilweise abfließt. In der Praxis war das wie das ebenfalls häufig empfohlene Aufstechen der Pestbeulen die sicherste Methode, den Arzt ebenfalls zu infizieren. Nach demselben Schema geht der *Traktatus contra epidemiam* des Breslauer Arztes Heinrich Rybbinus vor: Aus der fatalen Konstellation der drei Planeten entspringt die Verpestung der Luft, gegen die Schutzmaßnahmen in Verhalten und Ernährung ergriffen werden müssen.

So sticht – nimmt man den Faktor Ansteckung aus – bei muslimischen wie christlichen Pestgutachtern eine Einheitlichkeit der Wahrnehmung, Deutung und Therapierung hervor, die darauf zurückzuführen ist, dass auf beiden Seiten dieselben autoritativen Quellen der Antike, vor allem Hippokrates und Galenus, zugrunde gelegt werden. Von einem Wissensvorsprung einer «moderneren», näher an den beobachteten Fakten und deren Analyse ausgerichteten Medizin im muslimischen Spanien kann daher nur begrenzt die Rede sein.

Dass die an den Universitäten gelehrte Heilkunde keinerlei effiziente Heilungsmethoden oder Vorbeugestrategien zu vermitteln wusste, war für die Zeitgenossen eine Schreckenserfahrung. Die Frage, warum es dann nicht zu einer stärker empirisch ausgerichteten Betrachtungs- und Vorgehensweise kam, ist «unhistorisch», weil sie die damalige Medizin an den Errungenschaften späterer Jahrhunderte misst. Trotzdem ist diese Frage nicht abwegig, sondern berechtigt. Dass die präzise Bestimmung des Erregers und der Modalitäten seiner Bekämpfung eine Revolution der Wissenschaften und des Wissens voraussetzte und deshalb um die Mitte des vierzehnten Jahrhunderts undenkbar war, versteht sich von selbst. Doch das gilt nicht für eine systematische Beobachtung der Ansteckungsumstände, die durchaus Flöhe als Primärüberträger der Seuche hätte ausfindig machen können. Dass diese Entdeckung wie darüber hinaus eine umfassende Methodenerneuerung der Naturforschung und der Medizin ausblieb, zeigt, wie groß die interkulturelle Macht von Denkverboten war, und belegt zudem, dass große Krisen viel häufiger konservative Kehrtwendungen als kühne Aufbrüche zur Folge haben.

Ketzerische Notmaßnahmen in England

Die Pestberichterstattung im England der Jahre 1348 und 1349 zeigt – abgesehen von den in ganz Europa verbreiteten Stereotypen – eine bemerkenswerte Fokussierung auf das Verhalten der Geistlichkeit und auf die religiösen Folgen der Seuche. Stoßseufzer, dass die Londoner Bevölkerung nicht mehr an Gott und die guten alten Sitten geglaubt habe, gehören ohne Zweifel zu den moralisierenden Gemeinplätzen, die den Sittenverfall der Überlebenden und der nachfolgenden Generationen beklagen. Auffälliger sind Nachrichten, dass es nach dem Abklingen der Epidemie zu Übergriffen auf Kleriker gekommen sei wie im Sprengel des Bischofs von Bath, der sich während der «Seuchenmonate» auf einen abgeschiedenen Landsitz zurückgezogen hatte. Derselbe Oberhirte hatte für diese Krisenzeit überdies eine ungewöhnliche Notverordnung in Kraft gesetzt: «Die gegenwärtig wütende und ansteckende Pestilenz, die das ganze Land verheert, hat zahlreiche Kirchen und Ortschaften unserer Diözese um ihre Priester und Kleriker gebracht, die sich ihrer Herde hätten annehmen können. Da nun keine Geistlichen mehr auffindbar sind, die sich aus Liebe, Glauben oder für Lohn um die dortigen Gemeinden kümmern können, die Kranken aufsuchen und ihnen die Sakramente der Kirche austeilen (vielleicht auch aus Furcht vor Ansteckung oder Erkrankung), so tragen wir nun der Situation Rechnung, dass zahlreiche Menschen ohne Bußsakramente sterben. Denn diese Menschen wissen nicht, welche Zuflucht ihnen in einer solchen Notsituation zur Verfügung steht.»[61]

Dieser Ausweg bestand in einem radikalen Bruch mit der traditionellen Praxis der Kirche: «Die Menschen sind darüber zu informieren, speziell die erkrankten und die durch künftige Krankheiten bedrohten, dass sie im Augenblick des Todes, falls ihnen priesterliche Unterstützung fehlt, allen übrigen Menschen beichten können, und zwar so, wie es die Apostel lehren und legitimieren, selbst gegenüber einem Laien und einer Frau.» Das lief auf das Priestertum aller Gläubigen hinaus, ja schon fast auf ein lutherisches *sola fide*, auf ein Gerechtwerden durch den Glauben allein, sollte doch laut dieser Verordnung «wie auch sonst der Glaube ausreichen». Eine solche Bestimmung kam einer Selbstaufhebung der Kirche, ja des geistlichen Standes gleich und war dadurch absolut ketzerisch, wie der Autor des Dekrets sehr wohl wusste. Aus diesem Grund hatten diejenigen, die *in articulo mortis* die Beichte abnahmen und danach die Beichtenden von allen Sünden freisprachen, strengstes Stillschweigen über diese unerhörte Abweichung von den gültigen Regeln der Kirche zu wahren.

Über Verbreitung und Folgen dieser Notmaßnahme lässt sich nur spekulieren. Wurde sie von den Gläubigen akzeptiert, musste sie die Existenz der Amtskirche infrage stellen, zumindest aber Kritik am Klerus verschärfen, der sich – wie es die Verordnung anspricht und der Bischof selbst vormachte – seinem Dienst an der Seite der Pestkranken oft entzog. Das Verhalten eines Amtskollegen dürfte die Sache nicht besser gemacht haben: «Der Bischof von Lincoln ließ in seiner gesamten Diözese verkünden, dass die Priester … mit voller bischöflicher Autorität allen Menschen die Beichte abnehmen und ihnen die Absolution erteilen durften, es sei denn, sie hatten Schulden.»[62] Diese Schulden waren also vor einem mit der Kirche und Gott versöhnten Abscheiden zu begleichen, was in Anbetracht des rapiden Krankheitsverlaufs nur in seltenen Fällen möglich gewesen sein dürfte.

So muss das Erlebnis des Massensterbens in weiten Teilen Europas die Legitimität der Amtskirche infrage gestellt haben. Das konnte auf verschiedene Weise geschehen: durch den Schutz, den der Papst den Juden angedeihen ließ, durch sein Verbot der Geißler, aber auch durch das Auftreten des Klerus, das oft in krassem Gegensatz zum Anspruch der Kirche auf moralische Vorbildlichkeit und Führung stand.

Das Rätsel Polen

Das Königreich Polen fällt völlig aus dem europäischen Pest-Gesamtbild heraus, weil es hier wie in Mailand keine Pest und kein Massensterben gab. Warum ein ganzes Territorium weitgehend verschont blieb, ist ungenügend erforscht. Wie im Falle der Visconti-Metropole lassen sich dafür Sperren für Personen und Waren anführen, dazu das Fehlen großer Städte. Wie sich ein Gebiet von dieser Ausdehnung effizient isolieren ließ, bleibt dahingestellt und gehört zu den vielen offenen Fragen der Pestforschung. Außer Frage steht hingegen, dass das Prestige König Kasimirs III., des Großen, immens gewachsen sein muss, konnte er doch seine Untertanen vor einem Desaster dieser Größenordnung schützen. Der Aufstieg Polens zu einer europäischen Hauptmacht ist fraglos im Zusammenhang mit dieser effizienten Abwehr der Seuche zu sehen.

DRITTER TEIL

DIE MENSCHEN NACH DER PEST

1. *Gewöhnung, Prävention und kulturelle Prägungen*

Der größte Schock nach dem Massensterben von 1347 bis 1353 war die Erfahrung, dass die Seuche kein einmaliges Ereignis war, sondern in regelmäßigen Abständen von zehn bis fünfzehn Jahren zurückkehrte. In Italien war es zu Beginn der 1360er-Jahre wieder so weit. Neue Deutungen für dieses fatale Wiederholungsphänomen hatten weder Ärzte noch Theologen oder Astrologen parat. Sie alle griffen auf die traditionellen Formeln zurück. Glaubte man ihren Erklärungen, so standen die Planeten wieder einmal in ungünstiger Konjunktion zueinander, und auch der Zorn Gottes hatte sich nicht gemildert. Wie sollte es auch anders sein? Alle Chronisten, die ihren Bericht zeitlich über das erste Wüten der Pest hinausführten, waren sich ja darin einig, dass sich die Hoffnungen auf eine bessere Welt durch bessere Menschen nicht erfüllt hatten, sondern dass diese nach der Pest noch sehr viel schlechter, genusssüchtiger und sittenloser waren als zuvor. Das zentrale Argument, dass Gott die Menschen verdientermaßen züchtigte, gewann vor diesem Hintergrund fraglos an Glaubwürdigkeit. Auch die Mediziner, die beim ersten Auftreten der Seuche am meisten an Prestige verloren hatten, rangen sich nicht zu neuen Thesen oder gar Forschungen durch, sondern blieben bei ihrer Theorie: Krankheiten entsprangen einem Missverhältnis der menschlichen Körpersäfte, das im Fall der Pest von den tödlichen Ausdünstungen herbeigeführt wurde, welche die Planeten verursacht hatten.

Eine Hinwendung zur Empirie, das heißt: zum Studium des menschlichen Körpers durch Sezierung von Toten, blieb aus, obwohl Papst Clemens VI. solche Untersuchungen angeordnet haben soll. Solche neuen Ansätze und Methoden gab es erst ab 1500, im Zeitalter eines Leonardo da Vinci, Paracelsus und Andrea Vesalius, und auch dann nur sehr partiell und von den akademischen Medizinern heftig bekämpft. Mit medizinischen Mitteln war somit nichts zu machen; umso nachhaltiger mussten sich die Herrschenden fragen, wie sie künftig kolossale Krisen wie die des Jahres 1348 meistern wollten. Dabei gebot die Logik, sich am Beispiel Mailands zu orientieren, der Stadt, an der die Katastrophe vorbeigegangen war. Das galt insbesondere für die Nachfolger des erfolgreichen *signore* Luchino Visconti. Frucht dieser Überlegungen war die Errichtung eines monumentalen Lazaretts für die Pestkranken oder Pestverdächtigen außerhalb der Stadtmauern von Mailand zu Beginn der 1360er-Jahre. Allerdings konnte diese Maßnahme diesmal das Eindringen der Seuche in die Stadtmauern und die anschließende Ansteckung nicht verhindern.

Bei der zweiten Rückkehr der Pest in die Lombardei 1373 besann sich der regierende *signore* Bernabò Visconti des erfolgreichen Rezepts seines Vorfahren und ließ an den Häusern der Erkrankten oder der Ansteckung Verdächtigen Türen und Fenster zumauern, angeblich, bis diese kein Lebenszeichen mehr von sich gaben. Tatsächlich hielten sich die Auswirkungen der Seuche diesmal in engen Grenzen, und Bernabò ging wie schon Luchino als Prototyp des Tyrannen in die Geschichte ein. Als Ergänzung zur Einmauerungsmethode soll sich auch die rücksichtslose Ausweisung aller Personen, die verdächtige Symptome aufwiesen, bewährt haben, allerdings auf Kosten des Landgebiets, wo sich die Ansteckung dadurch erst recht verbreitete.

Eine weitere Maßnahme des machtbewussten *signore* ging ebenfalls weit über das reine Schaugehabe der meisten Obrigkeiten hinaus, das jahrhundertelang im Pestfall weiterhin vorherrschte. Er ordnete an, dass in allen Städten und Dörfern Listen über sämtliche Krankheitsfälle, speziell solche mit Pestsymptomen, angelegt wurden, um die Angesteckten danach sofort isolieren zu können – vor der Erfindung des Smartphones fraglos die effizienteste Methode, den Ausbreitungsradius der Ansteckung zu verfolgen.

Unter Bernabòs Nachfolger Gian Galeazzo Visconti wurden während der Pest von 1399/1400 erstmals Waren, vor allem Stoffe, systematisch gereinigt, um sie als Überträger der Krankheit auszuschalten. Alle diese aus heutiger Sicht sinnvollen Maßnahmen, die die Übertragung des Bakteriums durch Flöhe eindämmen konnten, waren allein von der unvoreingenommenen Erfahrung diktiert und widersprachen der gelehrten «Tödliche-Luft-Theorie».

Das galt auch für die Dreißig-Tage-Isolierung, die von der dalmatinischen Handelsstadt Ragusa (heute Dubrovnik) 1377 für alle Neuankömmlinge aus potentiellen Pestgebieten angeordnet wurde. Diese Frist wurde kurz darauf in Venedig um weitere zehn Tage verlängert und gab als Quarantäne (von italienisch *quaranta*, vierzig) einer von jetzt an zunehmend verbreiteten Abwehrmethode den Namen. Ab 1423 ging die Lagunenrepublik gegen Reisende aus «verdächtigen» Regionen noch rigoroser vor: Diese wurden vierzig Tage lang in einem Lazarett auf einer abgelegenen Insel der Lagune kaserniert. Durchgreifende Wirkungen erzielten alle diese Maßregeln nicht. Dazu wurden sie nicht konsequent genug umgesetzt, Ausnahmen ließen sich durch sozialen Rang und Bestechung mühelos erwirken. Außerdem fehlte es an Erzwingungspersonal wie Polizei oder Militär. Die Pest wurde auf diese Weise für viele Generationen zu einem Bestandteil der Lebenswelt und damit der Lebensgewohnheiten in Europa.

Die große Frage ist, in welchem Maße die Pest diese Lebensordnung dauerhaft verändert hat. Im Rückblick des neunzehnten und zwanzigsten Jahrhunderts erschien es über jeden Zweifel erhaben, dass das Schockerlebnis des Massensterbens tiefgreifende Umwälzungen in Wirtschaft, Gesellschaft und Kultur zur Folge gehabt haben musste. Entsprechend fruchtbar gestaltete sich die Entwicklung weitreichender Theorien. Sie reichten von einer langfristigen Schwächung der Wirtschaft, speziell des Agrarsektors, über die «Krise des Spätmittelalters» allgemein, die Geburt des frühmodernen Kapitalismus durch eine hedonistisch eingestellte Luxuskonsumenten-Klasse und die Entstehung einer neuen meditativen Frömmigkeit bis hin zum Anbruch der Renaissance und damit der Neuzeit insgesamt – um nur die wichtigsten dieser globalen Pestfolge-Thesen aufzuführen. Solche Deutungsversuche sind naheliegend und faszinierend, ja geradezu verführerisch eingängig, doch Geschichte vollzieht sich kaum je nach ihren Gesetzen. Um den «Pestfaktor» als Triebkraft des historischen Wandels zu bestimmen, sind genauere Bestandsaufnahmen und vielfältige Differenzierungen vonnöten.

2. *Wirtschaftliche Vorteile der Besitzlosen*

Der Florentiner Pest-Verlierer Marchionne di Coppo Stefani ist mit seinen Klagen über den allgemeinen Sittenverfall, die Teuerung und die dreisten Ansprüche der unteren Klassen in Stadt und Land bereits ausgiebig zu Wort gekommen. Obwohl seine rückblickenden Kommentare vor Ressentiments gegen die unverschämten Parvenüs nur so strotzen, dürfen manche seiner Beobachtungen im Einzelnen durchaus als präzise gelten. Ja, in seinem Fall schärfte die Wut den Blick auf den tatsächlich eintretenden Wandel sogar beträchtlich. Eine erste wichtige Veränderung im Wirtschaftsleben der Stadt Florenz und ihres Umlands bestand darin, dass ein neues Amt zur Regelung von Preis- und Lohnstreitigkeiten eingerichtet werden musste. Dieser *giudice della grascia* (wörtlich: Lebensmittel-Richter) hatte zahlreiche Konflikte zu entscheiden, deren Ursachen er nicht wirksam bekämpfen konnte. Zum einen beklagten sich die kleinen Leute darüber, dass ihre Löhne während der Pest und unmittelbar danach mit dem starken Anstieg der Lebenshaltungskosten nicht Schritt hielten, und verlangten, dass Preis-Obergrenzen für wichtige Lebensmittel wie Brot und Wein festgesetzt werden sollten. Das geschah nach Marchionnes Angaben auch, doch hatten solche Höchstpreisedikte nicht die erhoffte Wirkung, sondern waren teilweise sogar kontraproduktiv, da die Anbieter daraufhin andere, nicht reglementierte Märkte beschickten.

So berechtigt solche Beschwerden über «das teure Leben» anfangs auch waren, so schnell führte die veränderte Situation auf dem Arbeitsmarkt Abhilfe herbei – wiederum sehr zu Marchionnes Ärger: «Die Arbeiter auf dem Land verlangten neue Pachtkontrakte, nach denen ihnen quasi die gesamte Ernte gehört hätte. Und sie lernten schnell, noch mehr zu fordern, nämlich dass der Landbesitzer auf seine Kosten und Risiken ihnen die Ochsen stellen sollte. Und dazu übernahmen sie Arbeiten bei anderen gegen Bezahlung. Und außerdem lernten sie, wie man keine Schulden und keine Pacht mehr bezahlte. Auch dazu wurden neue Gesetze erlassen. Und Arbeitskräfte anzuheuern, wurde immer teurer. Man konnte sagen, dass die Landgüter jetzt den Pächtern gehörten; und sie verlangten Ochsen, Saatgut und Vorschüsse zu günstigen Konditionen.»[1] Die hier mit der Wut des mäßig begüterten städtischen Landbesitzers konstatierten Veränderungen sind, streicht man die Übertreibungen heraus, von der Forschung bestätigt worden.

Die von Marchionne so empört beschriebene Bewirtschaftungsform ist die *mezzadria*, die «Halbpacht», bei der der Pächter in etwa die Hälfte der Ernte als Pacht abzuliefern hatte und der Landbesitzer die genannten «Betriebsmittel» zur Verfügung stellte. Dieses Landnutzungssystem war 1348 relativ neu und wurde durch die Folgen der Pest wahrscheinlich in seiner Verbreitung wesentlich gefördert. Für den Pächter – damit hat Marchionne ebenfalls recht – war das eine substantielle Verbesserung, vor allem bei der Übernahme größerer Anbauflächen, denn auf diese Weise konnte er seine Überschüsse vermarkten und, zumindest in den ersten Nach-Pest-Jahrzehnten, von günstigen Preisen für Getreide und andere Feldfrüchte profitieren.

Diese verbesserten Konditionen spiegeln die grundlegenden Verschiebungen im demographischen und wirtschaftlichen Gefüge nach 1348 adäquat wider, und zwar weit über Florenz und Italien hinaus: Die Seuche hatte, wie schon die Zeitgenossen nahezu unisono feststellten, sozial sehr ungleich zugeschlagen, nämlich die unteren Schichten deutlich stärker dezimiert als die Eliten. Dadurch wurde Arbeitskraft in allen Sektoren knapp und teurer; langfristig stiegen die Löhne in der Textilproduktion ebenso wie für Hausangestellte und Landarbeiter europaweit markant an, sehr zum Ärger ihrer Arbeitgeber. Auf dem Land wurde die Lage für die Verpächter sogar teilweise dramatisch. Viele Höfe waren verwaist und nur schwer wiederzubesetzen, was die Pächter durch die Aushandlung günstigerer Konditionen konsequent für sich ausnutzten – für Marchionne und seinesgleichen eine schamlose Erpressung, die die gottgewollte Ordnung ins Wanken brachte. Auch innerhalb der Städte ist im Gefolge der Pest von einer deutlichen Besserstellung der unteren und mittleren Schichten auszugehen, und wahrscheinlich wuchs auch ihr Selbstbewusstsein. Die Pest hatte die ökonomischen Machtverhältnisse zugunsten der politisch Ohnmächtigen verschoben. Warum sollten nicht weitere Verschiebungen zu ihrem Vorteil folgen?

«Wenn ihr die Handlungen der Menschen ins Auge fasst, so werdet ihr erkennen, dass alle diejenigen, die großen Reichtum und große Macht gewinnen, diesen Reichtum und diese Macht durch Täuschung oder Gewalt erlangt haben. Und das, was sie sich durch Betrug und Gewalt angeeignet haben, bezeichnen sie dann als ehrenhaften Profit, um die schäbige Art und Weise dieses Gewinns zu verdecken. Wer aus Mangel an Einsicht oder aufgrund übermäßiger Bedenken diesen Weg nicht einzuschlagen wagt, geht in Abhängigkeit und Armut zugrunde. Denn die treuen Diener bleiben immer Diener, wer ehrlich ist, bleibt immer arm, und nur die ungetreuen und frechen Knechte legen die Knechtschaft ab wie ihre Lumpen. Gott und die Natur haben die Güter dieser Welt mitten zwischen die Menschen gestellt und damit mehr dem Raub als ehrlichem Streben, mehr den bösen als den guten Künsten ausgesetzt.»[2]

So begründet der historisch bezeugte Anführer der Florentiner Wollarbeiter mit den ihm von Machiavelli in den Mund gelegten Worten seine Aufforderung, den Umsturz konsequent zu Ende zu führen und sich selbst als neue wirtschaftliche, soziale und politische Führungsschicht zu etablieren. Machiavelli, der radikalste Querdenker im frühneuzeitlichen Europa (und darüber hinaus), legte hier zu Beginn des sechzehnten Jahrhunderts seine Ideen den Revolutionären von 1378 und ihren Anführern in den Mund. Doch allein schon dadurch, dass sie den Versuch wagten, sich auf gleicher Augenhöhe neben den Großhändlern, Bankiers und Textilproduzenten zu platzieren, zeigten die Ciompi, dass das Massensterben von 1348 Folgen hatte. Die Rangstufen der Gesellschaft waren nicht für immer und ewig vergeben, von einer gottgewollten Ordnung konnte erst recht keine Rede sein. Warum hätte Gott sonst zugelassen, dass es jetzt zu einer Neuverteilung von Reichtum und Macht kam? So dürften allerdings nur diejenigen gedacht haben, die nichts zu verlieren hatten. Die Besitzenden gingen stattdessen in die Defensive, mental und mit ihren soziopolitischen Strategien.

Die für Florenz aufgezeigten Folgen der Pest für die Löhne der unteren Schichten in der Stadt und auf dem Lande lassen sich mit aller Vorsicht auf die meisten Länder Europas übertragen. Die Überlebenden der von jetzt an regelmäßig aufeinanderfolgenden Pestepidemien waren in mehrfacher Hinsicht die ökonomischen Gewinner, vor allem in der unteren Hälfte der Gesellschaft. Was Marchionne über das skandalös verschobene Autoritätsgefüge zwischen Landbesitzern und Landnutzern zu sagen hatte, bestätigte sich in weiten Teilen des Kontinents. Infolge der periodisch hereinbrechenden Seuchen waren zahlreiche ländliche Siedlungen verlassen worden, so dass die Grundherren für die Nutzung von Grund und Boden günstigere Bedingungen einräumen mussten. Auch dörfliche Autonomien und Selbstverwaltungsrechte wurden in der Folgezeit ausgebaut und gestärkt. Solche Errungenschaften wurden an der Wende zum sechzehnten Jahrhundert durch die Wiederzunahme der Bevölkerung und die Arrondierungs- und Zentralisierungsmaßnahmen des grundherrlichen Adels aufs Höchste gefährdet. Die Folge waren die Bauernaufstände der Jahre 1524 und 1525, die als Bauernkrieg in die Geschichte eingegangen sind.

3. *Die Stärkung der Mächtigen*

Auf dem Weg zur Einzelherrschaft

Die meisten italienischen Chronisten waren sich darin einig, dass nach dem Abklingen der Pest die Stunde der Parvenüs geschlagen hatte. Nirgendwo erschallten die Rufe über den Aufstieg vorher unbekannter Familien empörter als in Florenz. So viele herrenlose Reichtümer, so viele leerstehende Paläste harrten ab 1348 angeblich einer Neuverteilung, die nicht nur das eingespielte politische System, sondern mit diesem heilige Traditionen und gute Sitten auszulöschen drohte. Im Falle Matteo Villanis und Marchionne di Coppo Stefanis waren diese Klagen sehr persönlich motiviert. Andererseits leuchtet ein, dass nach dem demographischen Aderlass der Seuche nicht nur beträchtliche Vermögenswerte umgeschichtet wurden, sondern auch politische Führungspositionen neu besetzt werden mussten. Die Frage ist allerdings, wie einschneidend diese Auffüllung pestbedingter Vakanzen ausfiel und welchen Einfluss sie auf Politik, Gesellschaft und Kultur der nachfolgenden Jahrzehnte hatte.

Für die meisten größeren Städte Italiens lässt sich dieses Gewicht der *gente nuova,* der «neuen Leute», anhand von Ämterlisten, Heiratsallianzen und später auch Steueraufkommen relativ präzise umreißen. Im Gegensatz zum heute bei parteiinternen Streitigkeiten um aussichtsreiche Listenplätze gerne vorgebrachten Argument, dass das Land «neue, unverbrauchte Kräfte» brauche, war das «neu» im vierzehnten Jahrhundert (und noch sehr lange danach) zutiefst negativ eingefärbt. Diese Abqualifizierung entsprach voll und ganz dem Wertesystem der altrömischen Republik, wo die *homines novi,* die Quereinsteiger außerhalb der großen alten Geschlechterverbände *(gentes),* ebenfalls stereotyp schlechter Gesinnungen, nämlich Neid und Neigung zum Umsturz, und unwürdigen Auftretens verdächtigt wurden.

Ein erster summarischer Blick auf die Elitenlandschaft Italiens zeigt allerdings, dass keiner der großen Familienverbände, die die Geschicke des Landes bis zur tiefen Zäsur der Napoleonischen Herrschaft ab 1800 bestimmten, seinen Aufstieg der vermeintlichen sozialen Umbruchszeit von 1348 verdankte. Im Gegenteil: Langfristig war die Dominanz der Familien, die bereits vor der Pest führend waren, danach noch ausgeprägter und gesicherter, was Übergangszeiten mit intensiven Rangstreitigkeiten nicht ausschließt. Frei erfunden sind die Geschichten vom Aufstieg der *gente nuova* zwar nicht, aber sie betrafen in beträchtlichem Maße die Umschichtung innerhalb der Elite selbst.

«Familie» oder «Haus» *(casa)* bezeichnete im vierzehnten Jahrhundert ein weitgespanntes Clangefüge aus zahlreichen, oft mehrere Dutzend umfassenden Einzelhaushalten. Diese «Kleinfamilien» trugen denselben Namen, wiesen aber, was Vermögen, Ämtertraditionen und damit

Rang anging, oft sehr große Unterschiede auf. So konnte ein einziger Sippenverband das ganze Spektrum von armen Schluckern bis zu führenden Plutokraten abdecken. Hier konnten bislang im Schatten stehende Zweige nach 1348 also durchaus Erbschaften antreten, die langfristig einen Platz an der wirtschaftlichen und politischen Sonne garantierten.

Doch das waren nicht die Fälle, die die konservativ eingestellten Berichterstatter zur Weißglut reizten. Sie echauffierten sich über die «ganz neuen Leute», deren Namen vorher niemand in den engeren und weiteren Kreisen der städtischen Oligarchien gekannt hatte, und auch sie gab es nach der Pest in beachtlicher Zahl. Dabei war das Phänomen des sozialen Aufstiegs an und für sich nicht verpönt. Es kam aber darauf an, auf welche Art und Weise er sich vollzog, und das hieß: in welchem Maße er von den etablierten Geschlechtern kontrolliert wurde. Familien starben aus, und die dadurch freigewordenen Positionen in Wirtschaft und Politik mussten neu vergeben werden. Das war offensichtlich Gottes Wille, ebenso wie das Prinzip der Handverlesung nach sorgfältiger Einzelprüfung, das danach zum Tragen kam. Es bedeutete konkret, dass sich der Aufstieg neuer Mitglieder der Führungsschicht durch Kooptation, also durch die ausdrückliche Zustimmung der älteren Familien, vollziehen musste, und eben dieser Grundsatz und dieses Verfahren waren durch die Verheerungen der Pest empfindlich gestört worden.

Nach 1348 tauchten diese «Pestprofiteure», ganz wie Villani und Marchionne es beobachteten, in nicht unbeträchtlicher Zahl tatsächlich in den politischen Gremien der Republik Florenz auf. Meistens handelte es sich bei ihnen, historisch betrachtet, um «Zurückgebliebene», das heißt: jetzt plötzlich erbberechtigte Sippenzweige, die den Umzug ihrer unternehmungslustigeren und risikobereiteren Verwandtschaft vom Land in die Stadt während des zwölften und dreizehnten Jahrhunderts nicht mitvollzogen hatten und deshalb jetzt klischeehaft als bäurisch, ungeschlacht und grenzenlos gierig abgestempelt wurden. Durch diesen «Nachzug» fühlten sich die führenden städtischen Geschlechter in peinlicher Art und Weise an ihre eigenen Ursprünge erinnert, die sie seit einigen Generationen durch betont aristokratisches Gehabe wie den Erwerb von Rittertiteln und die Austragung von Ritterturnieren zu überdecken suchten.

Aber gerade die wenigen alten Geschlechter, die ihre Ursprünge noch auf nachweisbare aristokratische Ahnen zurückführen konnten, wie die Donati und die Conti Guidi in Florenz, hatten, was lupenreine Abstammung betraf, ein unerbittlich gutes Gedächtnis: Keiner der vor und nach der Pest politisch führenden Familienverbände hatte adelige Wurzeln, stattdessen waren sie alle nach dem Umzug vom Land in die Stadt erst durch Handwerk und Ladengeschäft und dann durch Großhandel, Bank und Textilproduktion reich und einflussreich geworden. In den Augen der ältesten, seit geraumer Zeit beträchtlich welkenden Stadtelite waren die führenden Kreise also selbst *gente nuova* – umso weniger goutierten diese jetzt den Aufstieg einer zweiten Parvenü-Welle.

Für den sozialen und politischen Umgang mit diesen Aufsteigern gab es zwei Strategien, die gütliche und die konfliktträchtige. Eliten-Ergänzungen hatte es nach politischen Umschwüngen in der turbulenten Geschichte der italienischen Städte im zwölften und dreizehnten Jahrhundert immer wieder gegeben; in der Regel vollzogen sie sich so, dass man den passableren der Neuankömmlinge Einheiratung, zunächst in weniger prestigeträchtigere Linien der führenden Clans, gestattete und sie so allmählich «integrierte». Das bedeutete, dass diese «Neuankömmlinge» in der Regel einige Generationen im Wartestand zu verharren hatten, bis man ihnen nach dem weiterhin angewandten strikten Kontroll- und Handverlesungsverfahren allmählich höhere Posten und Positionen anvertraute. Diesem Prozedere folgte nach der Pest von 1348 auch der venezianische Adel, der nach weiteren schweren Verlusten an Führungspersonal und Finanzmitteln durch den Krieg gegen Genua 1381 dreißig neue Familien in den Adel kooptierte – nach Zahlung eines hohen «Eintrittsgelds», versteht sich. Bis diese neuen Familien wirklich «dazugehörten», sollte es länger als zweihundert Jahre dauern.

Doch selbst zu einem so partiellen Entgegenkommen waren die dominierenden Kreise von Florenz nicht bereit. Stattdessen erfanden und praktizierten sie ein Diskriminierungs- und Ausschlussverfahren, das sich auf älteste Werte der Kommune berief, diese Traditionen aber in Wirklichkeit für ganz neue Zwecke instrumentalisierte. Seit dem zwölften Jahrhundert hatten sich die italienischen Stadtrepubliken in ihrer «außenpolitischen» Grundorientierung in die Lager der «kaisertreuen» Ghibellinen und der an den Papst und den König von Neapel angelehnten Guelfen sortiert. Allerdings agierten diese «Parteien» schon bald nach rein lokalen Interessen und vor allem Interessengegensätzen; so präsentierte sich die Republik Florenz nach dem letzten inneren Umschwung von 1282 durchgehend als Vorreiterin des gesinnungsstarken Guelfentums, während ihre toskanischen Rivalen Pisa und Siena aus denselben Gründen ihre Loyalität zum Reichsoberhaupt nördlich der Alpen zelebrierten. «Gut guelfisch» galt danach in Florenz als staatstragend, «ghibellinisch» als politisch subversiv, obwohl von so globalen Anbindungen der «Republikfeinde» um die Mitte des vierzehnten Jahrhunderts längst keine Rede mehr sein konnte. Mit dieser pauschalen Klassifizierung hatten die in der «*parte guelfa*», der «Guelfenpartei», zusammengeschlossenen Führungskreise eine Ideologie und einen Mechanismus gefunden, mit denen sie die unliebsamen Auf- und Quereinsteiger von Macht und Einfluss fernzuhalten vermochten. Dafür genügte eine *ammonizione*, ein Veto bei der regelmäßigen Neubestimmung der amtsfähigen Individuen im *squittinio*, dem Forum, in dem sich die politische Klasse regelmäßig neu definierte und sortierte. Mit der Brandmarkung als «ghibellinisch» ließen sich jedoch nicht nur «echte» Parvenüs, sondern auch unliebsame Elemente aller Art wie der hochbetagte Matteo Villani ausschließen.

Allerdings hatte der inflationäre Gebrauch dieser Stigmatisierung zunehmende Zerstrittenheit innerhalb der regierenden Oligarchie selbst zur Folge, war doch jetzt kaum noch ein Familienverband vor dem damit ausgesprochenen Ausschluss geschützt. 1378 war diese Zerrüttung so weit vorangeschritten, dass die Ciompi den Moment zum erfolgreichen Losschlagen für gekommen hielten. Da es einige Vertreter der politischen Klasse – auch aus dem zu diesem Zeitpunkt noch keineswegs sonderlich prominenten Familienverband der Medici – für opportun hielten, zwecks persönlicher Profilierung als «Volkstribun» mit den Aufständischen gemeinsame Sache zu machen, verstärkten sich die Spannungen innerhalb der dominierenden Clans so sehr, dass sie sich volle drei Jahre lang nur durch weitreichende Zugeständnisse an den Mittelstand an der Macht behaupten konnten. Damit hatte es 1382 jedoch ein Ende – die Führungsschicht präsentierte sich jetzt ein knappes halbes Jahrhundert lang im Inneren neu sortiert, hierarchisiert und damit konsolidiert.

Im Großen und Ganzen ähnlich ist die «Elitenlage» im europäischen Kontext anzusetzen. Nirgendwo etablierten sich als Folge der Pest neue Machteliten auf Dauer. Auch in Städten wie Straßburg, wo es im Zuge der Pogrome im Vorfeld der Pest zum Machtwechsel zugunsten nachrückender Kreise kam, war dieser Umschwung in der Regel nur kurzfristig. Viel häufiger sahen sich die schon vor 1348 dominierenden Schichten durch ihre Interventionen vor und während der Pest bestätigt und gestärkt, vor allem durch die von ihnen erteilte Lizenz zum gewaltsamen Vorgehen gegen die Juden und ihre eigene aktive Rolle in diesen Pogromen. Die Ausnahmezeit der Epidemie verlangte nach aktiver Gegenwehr und nach Rettergestalten. Wer sich entsprechend profilieren konnte, stieß auf Zustimmung und Akzeptanz. Das galt gerade auch dann, wenn Regierende im Zuge der Krise Sonderkompetenzen an sich zogen. Nochmals drängt sich die Analogie zur intensiven Hexenverfolgung nach der Mitte des sechzehnten Jahrhunderts, aber auch zur «Coronakrise» des Jahres 2020 auf.

In Italien wurde dadurch das politische Modell der Einzelherrschaft, speziell die *signoria* der Visconti in Mailand, immer attraktiver. Gradmesser für diese steigende Beliebtheit ist, dass sich die Zahl der Stadtrepubliken im Menschenalter nach 1348 stetig weiter reduzierte. In Venedig hingegen konnte das Gespenst der «Tyrannei» mit der Niederschlagung der Falier-Verschwörung auf Dauer gebannt werden. Auch Florenz blieb dem Namen nach Republik, doch vollzogen sich in ihrem Inneren Veränderungen, die ohne die große Pest nicht zu erklären sind.

Republikanische Ideale und nützliche Netzwerke – das Beispiel Florenz

Nach welchen Regeln und Werten die Kommune regiert werden sollte, stand seit ihrer Entstehung gleichsam in Granit gemeißelt fest: «Um die Republik gerecht zu führen, muss man mit der Waage der Justitia in der Hand, fern von allen Parteiungen, egoistischen Gruppierungen und Interessenvereinigungen aufwachsen. Denn die Gefolgsleute einer Partei regieren die Kommune nicht, sondern spalten und zerstören sie.»[3] Solch hehre Ideale formulierte um 1401 Giovanni Banchini, der sich als Dominikaner unter dem Ordensnamen Giovanni Dominici als einer der wortmächtigsten Bußprediger der Zeit einen Namen in ganz Italien machte und es bis zum Kardinalat (und 1832 zum Rang eines Seligen) bringen sollte. Was Dominici hier auf den Punkt brachte, waren Gemeinplätze der «Republikspiegel», die zur moralischen Aufrüstung der politikfähigen Bürger seit Generationen gelehrt, publiziert und verehrt, aber nie konsequent befolgt wurden und deshalb von «heiligen Männern» stets aufs Neue eingeschärft werden mussten.

Wie sich Politik in der Stadtrepublik wirklich abspielte, schlug sich in Aufzeichnungen privater Art nieder, zum Beispiel dann, wenn der Vater dem Sohn die Erfolgsregeln allen öffentlichen Handelns ins Stammbuch schrieb: «Stellt niemals, weder aus Furcht noch als Folge falscher Ratschläge, euer Eigentum oder euren Rang infrage und trennt euch ebenfalls nie von euren Verwandten und euren Freunden, denn auf deren Unterstützung bauen alle anderen.»[4] Wer auf die hehren Grundsätze des Gemeinwohls vertraute und um der reinen Gerechtigkeit willen seine nützlichen Verbündeten vor den Kopf stieß, wurde als unzuverlässiger Sonderling ausgestoßen oder schlimmer noch: als Verräter an der gemeinsamen Sache gebrandmarkt. Moral und Erfolg standen sich unversöhnlich gegenüber. Wer nach oben kommen oder oben bleiben wollte, musste die Basisregeln beherrschen: «Verbündet euch vorrangig mit euren Nachbarn und Verwandten. Und helft euren Freunden in der Stadt und außerhalb von ihr.»[5] Was der einflussreiche Patrizier Neri Capponi ebenfalls um 1400 seinen Nachkommen diktierte, waren die Lektionen eins und zwei aus dem Lehrbuch der Klientelbildung. Offen aussprechen oder gar für die Öffentlichkeit niederschreiben konnte man sie nicht, das hätte einen Aufschrei der Moralisten zur Folge gehabt, die es, wie Dominicis Karriere zeigt, ja auch nicht anders machten und dieselbe Regel befolgten: Wer im Leben etwas werden will, suche sich einen einflussreichen Fürsprecher und mache sich in seinen Diensten für ihn und damit auch für sich so nützlich, bis er sich eines Tages ein eigenes Netzwerk von Gefolgsleuten und Verbündeten aufbauen kann.

Da politisches Ideal und politische Praxis himmelweit auseinanderklafften, behalfen sich die humanistischen Historiker und Politiktheoretiker mit einem Taschenspielertrick: Sie blendeten die tatsächlichen Strategien politischer Karrieren und damit die Klientel als Keimzelle aller Politik aus und erklärten den Erfolg ihrer Auftraggeber und Protektoren allein durch deren Verdienste. Ein einziger Querulant und Querdenker, nämlich Niccolò Machiavelli, spielte dieses Spiel der Verleugnung und Verdrängung nicht mit: «Die Wahrheit ist, dass die eine Art der Rivalitäten der Republik Schaden zufügt und die andere Art ihr nützlich ist. Zerstörerisch sind die Rivalitäten, die auf Interessengruppen und nützliche Freundschaften zurückgehen, der Republik zuträglich hingegen diejenigen, die davon frei sind. … Die Feindschaften in Florenz waren stets von klientelären Auseinandersetzungen geprägt und daher fatal.» Die gute Rivalität bestand darin, mit allen Kräften um das Wohl des Staates zu ringen. Doch das taten in Florenz immer nur die Verlierer: «In Florenz standen sich zwei besonders einflussreiche Bürger gegenüber: Cosimo de' Medici und Neri Capponi (= ein Nachkomme des eben zitierten Klientel-Befürworters). Neri hatte sein Prestige durch öffentliche Leistungen erworben; deshalb erntete er viel Bewunderung, doch wenig Gefolgschaft. Cosimo aber, der durch öffentliche wie heimliche Taten aufgestiegen war, hatte mindestens ebenso viele Klienten wie Bewunderer.»[6]

So negativ äußerte sich Niccolò Machiavelli in seiner 1525 für den Medici-Papst Clemens VII. fertiggestellten Geschichte von Florenz über den Großvater seines Auftraggebers, Cosimo de' Medici, der seine Herrschaft zumindest zum Teil nach dem falschen, ja verderblichen Klientelprinzip des Gebens und Nehmens in einem Netzwerk errichtet habe. In späteren Abschnitten desselben Werks fällt das kosmetische «zum Teil» weg, und die Darstellung weitet sich zur abschreckend gemeinten, doch für Möchtegern-Aufsteiger ungemein nützlichen Lektion «So baut man eine Interessenpartei auf, erklärt sich zur Inkarnation der Republik und regiert hinter der Fassade der Gemeinnützigkeit». Für Machiavelli war das der Fluch, der seit jeher über Florenz lastete, und Cosimo nur der geschickteste aller eigennützigen Netzwerk-Knüpfer.

Wie die Pest den Aufstieg der Medici ermöglichte

Die «Medici-Partei» steht fraglos in einer langen Tradition der erfolgreichen Klientelpolitik. Darin ist Machiavelli zuzustimmen. Doch weist sie, was ihren Aufbau, ihre Organisation, ihre Effizienz und ihre Propaganda betrifft, eine Reihe von Merkmalen auf, die neu und nur durch die langfristigen Folgen der Pestepidemien von 1348 und ihrer fünf Wiederholungen bis zu den 1420er-Jahren zu erklären sind.

Die einzige unanfechtbar feststehende Angabe zur Bevölkerungszahl einer größeren europäischen Stadt im weiteren zeitlichen Umkreis der Pest von 1348 sind wie erwähnt die 37 048 Florentinerinnen und Florentiner vom Säuglings- bis zum Greisenalter, die als Ergebnis der zu Steuerzwecken veranstalteten Volkszählung des Jahres 1427 zu Buche schlagen. Dass bei den zu deklarierenden Vermögenswerten nach allen Regeln der verdeckten Buchführungskunst verschleiert und gefälscht wurde, steht fest, doch ist die Zahl der angegebenen Personen über jeden Zweifel erhaben; es war zwar ratsam, möglichst viele *bocche*, zu füllende Münder, pro Haushalt anzuführen, da man pro Mund Abzüge geltend machen konnte, doch hätte eine phantasievolle Vervielfältigung der Familienmitglieder unweigerlich Denunziationen der Nachbarschaft zur Folge gehabt, deren Steuerquote dadurch gestiegen wäre. Durch die Reduzierung der Gesamtbevölkerung auf etwa ein Drittel im Laufe von neun Jahrzehnten waren die Einflusszonen und Machverhältnisse der florentinischen Gesellschaft grundlegend neu sortiert worden. Der Aufbau der

Gesellschaft verlagerte sich dadurch von der Horizontalen zur Vertikalen, von der Zunft und der Bruderschaft hin zur hierarchisch angeordneten Interessengruppe und damit zum Klientelverband.

Für Machiavelli bestand ein weiteres Grundprinzip der florentinischen Geschichte darin, dass jede herrschende Interessengruppe von einer Gegenpartei zumindest so weit in Schach gehalten wurde, dass sich ihre Dominanz nicht zu einseitig und damit drückend bemerkbar machte. Dieses antagonistische Prinzip aber konnte nur in einer Gesellschaft funktionieren, deren Spitze eine gewisse Breite aufwies, also von einigen Dutzend nach den Kriterien Reichtum, Ämterbekleidung und Verwandtschaft weitgehend gleichrangigen Familienverbänden gebildet wurde, die sich gegenseitig in Schach hielten. Diese horizontale Dichte aber war infolge der Pest-Dezimierungen bis zur Mitte der 1420er-Jahre regelrecht eingeschmolzen und in eine neue Konstellation verwandelt worden, in der sich nur noch zwei Hauptgruppierungen block- und lagerartig gegenüberstanden. In der ersten, älteren und nach traditionellen Maßstäben prestigeträchtigeren «Partei» scharte sich ein gutes halbes Dutzend noch einigermaßen einflussreicher Sippenverbände um eine unwesentlich herausgehobene «Leader-Familie», die Albizzi.

Ganz anders die gegnerische Fraktion: Hier dominierte eine einzige «Kernfamilie», die aus dem Klientelchef Cosimo de' Medici, seiner Gattin Contessina aus dem alten und vornehmen Clan der Bardi und seinen Söhnen Piero und Giovanni bestand. Ein zweiter Zweig, der von Cosimos jüngerem Bruder Lorenzo begründet wurde, ordnete sich der Führung des Erstgeborenen bedingungslos unter, so dass in dieser «Blockbildung» eine klare Hierarchie und eine unbestrittene Führung gewährleistet waren.

Beide Lager waren nach den Regeln und Normen der Klientel gebildet, doch mit ganz unterschiedlichen Methoden. Die «Albizzi-Interessengruppe» war überwiegend nach Traditionen der Allianz, der Heiratsverbindungen und der in Jahrzehnten gewachsenen Loyalitäten zusammengefügt, die «Partei» der Medici hingegen fast ausschließlich durch schier unerschöpflich fließende Geldmittel. Dieses neue «Bindemittel» erwies sich als sehr viel solider als die zunehmend abgenutzten

Verklammerungen der Vergangenheit. Im entscheidenden Moment des Herbstes 1434, als der Machtkampf auf Messers Schneide stand, ließ sich sogar der Papst vom Geld der Medici auf ihre Seite ziehen. Eugen IV. war von der Stadtgemeinde aus Rom vertrieben worden, focht selbst einen erbitterten Machtkampf mit dem rebellischen Konzil von Basel aus und plante deshalb, seine angeschlagene Stellung durch einen großen Coup zu stärken: Ein Konzil von seinen Gnaden sollte nach fast fünfhundert Jahren die Union mit der griechischen Kirche verkünden. Für dessen Einberufung wie auch für die Reisekosten des byzantinischen Kaisers aber war der Pontifex Maximus auf das Geld der Medici angewiesen – kein Wunder, dass er jetzt für sie Partei nahm und damit den Machtkampf zu ihren Gunsten entschied.

Dieser Aufstieg der Medici zur Macht mit diesen Methoden wäre vor 1348 nicht zu bewerkstelligen gewesen. Der erste Unterschied zur «Vor-Pest-Zeit» besteht in der Ausdünnung des «Eliten-Dachs» in Florenz zur Zweier-Spitze. Zu Beginn des vierzehnten Jahrhunderts verfügten die Familien mit den größten Anteilen an den global operierenden Handelskompanien jede für sich über mehr Mittel als die Medici einhundert Jahre später, doch fiel dieser Reichtum durch seine Verteilung auf mehrere Clans politisch nicht so stark ins Gewicht wie später. Noch einschneidendere Veränderungen hatte der enorme demographische Aderlass zur Folge. In einem politischen System, in dem grob gerechnet ein Fünftel der männlichen Bevölkerung über politische Basisrechte verfügte, hätten bei einer Gesamteinwohnerzahl von gut hunderttausend selbst die außerordentlich hohen Profite der Medici-Bank nicht ausgereicht, um sich die Gefolgschaft der ausschlaggebenden Mehrheit zu sichern. Nach der Schrumpfung auf etwa ein Drittel im Jahr 1427 sah diese politische «Marktlage» hingegen sehr viel günstiger aus. So mussten jetzt aus den höheren und mittleren Zünften nur noch etwa zweitausend – sehr unterschiedlich einflussreiche – Individuen von den Vorteilen der Medici-Herrschaft überzeugt werden; gelang das bei der Hälfte plus einem gewissen Sicherheitsabstand, war der Erfolg erst einmal gesichert. Und mit einer solchen Anfangsmehrheit ließen sich zusätzliche Schutzmechanismen für die Zukunft durchsetzen. Sie bestanden darin, durch unauffällige Eingriffe in das Wahl-Los-Verfahren zur Besetzung der Ämter dafür zu sorgen, dass nur noch verlässliche Gefolgsleute in politische Schlüsselpositionen gewählt werden konnten; das ganze Prozedere lief also darauf hinaus, die durch die Pestepidemien bereits extrem reduzierte *classe politique* nach den Kriterien Status, Ergebenheit und Effizienz ein weiteres Mal zu sichten und so einen Kernbestand erprobter Parteigänger herauszufiltern, mit denen sich auch schwere Krisen überstehen ließen. Diese waren nicht nur absehbar, sondern von vornherein einkalkuliert, ebenso wie die Ausnahmemaßnahmen zur Behebung solcher Notstände. Die Republik Florenz verwandelte sich auf diese Weise von einer relativ offenen und breiten Oligarchie zur *cosa nostra* einer Interessengruppe unter der Führung einer einzigen Kernfamilie; umso konsequenter wurde die faktische Aushöhlung der alten Kommune mit den Mitteln einer zum Äußersten gesteigerten Propaganda nicht nur verdeckt, sondern sogar als Vollendung der florentinischen Freistaatstraditionen verherrlicht. Nüchtern betrachtet waren das Verengungsprozesse, die erst als Folge des Massensterbens durch das Pestbakterium in die Wege geleitet und langfristig zum Erfolg geführt werden konnten, auch wenn die Verlierer des neuen Systems immer wieder für Unruhe sorgten.

Die Pest von 1348 hatte ein für alle Mal gezeigt, dass nichts auf Erden, keine Führungsstellung von Familien und Schichten und damit auch kein politisches System, für die Ewigkeit geschaffen, sondern alles umstürzbar war. Machiavelli wollte im Rückblick zeigen, dass die Ciompi an die Macht gelangt wären, hätten sie diese entscheidende Lektion nur verstanden. Begriffen hatte sie stattdessen Cosimo de' Medici, der reichste Mann seiner Zeit. Seine Erkenntnis lautete: Fast alle Menschen sind käuflich, vor allem dann, wenn man ihnen ihre Käuflichkeit als Dienst am Gemeinwesen schönredet, denn dann fallen persönlicher Vorteil und gute Gesinnung in eins. Bis heute ist das die Zauberformel für erfolgreiche Massenpsychologie und zielgerichtete Politik.

Schule gemacht hat das Beispiel der Medici in den europäischen Städten des fünfzehnten und sechzehnten Jahrhunderts nicht, obwohl die demographischen Verluste durch die Pestepidemien nach 1348 durchaus vergleichbar waren. Auch an Familien, die durch wirtschaftlichen Erfolg und Reichtum aus der Führungsschicht herausragten, fehlte es nicht, siehe die Fugger in Augsburg. Doch im Gegensatz zu den Medici investierten diese nicht zielgerichtet in den Aufbau eines Klientelsystems, das ihnen an dessen Spitze zu indirekter Machtausübung in Stadt und Umland verholfen hätte. Einem solchen Umbau der Machtverhältnisse standen in den deutschen Reichsstädten, die sich am ehesten mit den italienischen Stadtrepubliken vergleichen lassen, mehrere Faktoren entgegen. Hier war die rechtliche Hoheit des Kaisers nicht wie in Oberitalien pure Theorie, sondern lebendige Praxis, vor allem in Krisen- und Umbruchszeiten, so dass sich die Verlierer eines solchen Machtbündelungs-Prozesses jederzeit mit erfolgversprechenden Aussichten an das Reichsoberhaupt als Rechtsoberhaupt hätten wenden können. Ein weiterer Ausbau der Klientelhoheit zu fürstlicher Stellung, wie ihn die Medici von Beginn an anstrebten, verbot sich also durch die Reichsverfassung von selbst. So gingen die «deutschen Medici» andere Wege; sie führten die Fugger über mehrere Generationen hinweg in den Reichsgrafen- und Reichsfürstenstand empor.

Cosimo de' Medici als Retter

Dass Cosimo de' Medicis Wille zur Macht durch die Erfahrung der Pest hervorgebracht wurde, lässt sich nicht expressis verbis belegen, doch sprechen starke Indizien dafür. 1389 geboren, gehörte er einer Generation an, die die Pest von 1400 im jugendlichen und die Epidemien von 1417 und 1423/24 im geschäftlich und politisch zunehmend verantwortlichen Alter erlebte. Nach dem Aufstand der Ciompi, in dem ein Mitglied des Medici-Familienverbands durch die zeitweilige Parteinahme für die Wollarbeiter sich und seine Verwandten gründlich diskreditiert hatte, war Cosimo unter der Führung der Albizzi-Partei der Weg zu größerem Einfluss auf die Politik von Florenz nach den traditionellen Regeln des Systems verbaut. Doch die letzten Jahrzehnte hatten gezeigt, dass sich solche Gesetze außer Kraft setzen ließen, wenn man nur die dafür nötige Zauberformel fand. Im Nachhall der großen Epidemien lautete diese: Florenz wartet auf seinen Retter, der die Stadt vor künftigem Unheil bewahrt! Einen Erlöser von solchem Format konnte nicht das graue System der kleinlichen Gruppenkontrolle und der Rekrutierung nach Reichtum und familiärem Wohlverhalten hervorbringen. Der künftige Vermittler zwischen der Stadt und den himmlischen Mächten musste höhere Weihen und Legitimationstitel aufweisen. Nach den vorherrschenden Mentalitäten der Zeit zeigte sich diese Vorherbestimmung in der Konstellation der Gestirne. Die Übereinstimmung zur vorherrschenden Erklärung der Pest ist kein Zufall. Gott straft die Sünden der Menschen durch die Seuche, und er befreit sie von diesem Übel dadurch, dass er ihnen einen erwählten Herrscher sendet, der den Segen Gottes an seine Stadt weitergeben kann.

Ein erstes Zeichen, das auf diese übernatürliche Sendung verwies, war der Tag der Geburt. Mit Cosimos tatsächlichem Geburtstag, dem 10. April, war in Sachen Vorherbestimmung nichts anzufangen. Deshalb «verlegte» Cosimo ihn auf den 27. September. Das war der Tag des heiligen Cosmas, der sich in legendärer Vorzeit als wundertätiger Arzt einen Namen gemacht hatte. Das passte so perfekt zum Familiennamen Medici – italienisch: Ärzte – und zum Familienwappen der *palle*, Bälle oder Pillen, dass es für die Auswahl des Vornamens ausschlaggebend gewesen sein dürfte. Durch die Umfunktionierung des Heiligen-Gedenktages zu seinem eigentlichen, «höheren» Geburtstag rückte der erfolgreiche Bankier dem Heiligen nicht nur näher, sondern geradezu an dessen Stelle und verschmolz mit diesem zu einer einzigen Gestalt. Von jetzt an wurde der Heilige mit den Gesichtszügen des «Paten von Florenz» gemalt.

Ihren vollgültigen Niederschlag fand die Verherrlichung Cosimo de' Medicis als Retter vor der Pest in einem Fresko von Paolo Uccello im «Grünen Kreuzgang» (*chiostro verde*) von Santa Maria Novella aus den 1440er-Jahren. Sein «offizielles» Thema ist das Ende der Sintflut, doch das ist nur der Aufhänger für eine andere Geschichte, die hier in Farben erzählt wird. Auf der linken Seite des Freskos streckt Noah, der Kapitän der Arche, die Hand mit dem Ölzweig über Bord, den die Taube als Zeichen der Wiederversöhnung zwischen Gott und den Menschen zurückgebracht hatte. In der Bibel bestand deren Rest aus gerade einmal acht

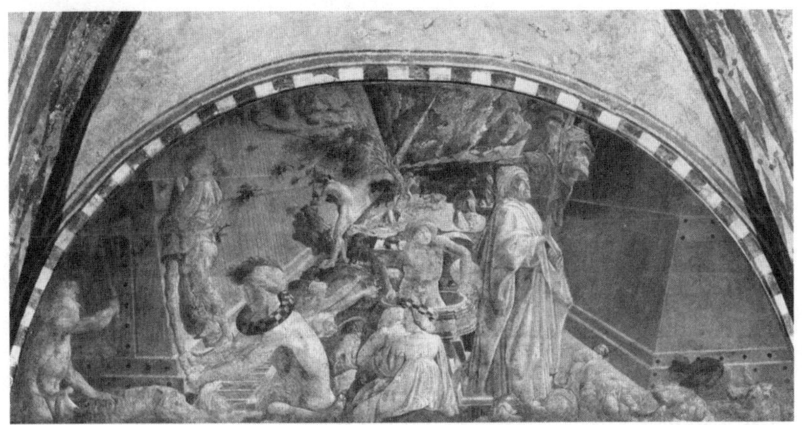

Im Grünen Kreuzgang des Klosters Santa Maria Novella hat Paolo Uccello um die Mitte der 1440er-Jahre das Ende einer Sintflut gemalt, die in Wirklichkeit eine Pest war.

Personen, nämlich aus Noah, seiner Frau und ihren drei Söhnen nebst Gattinnen. Auf dem Bild aber haben eindeutig mehr Personen überlebt, zum Beispiel ein Mann, der sich in einem Fass vor den tödlichen Fluten in Sicherheit gebracht hatte, sowie die alles beherrschende Gestalt im vornehmen Gewand, die von Noah gesegnet wird. Ihre Handbewegung, die dem Unheil Einhalt gebietet und zugleich seine Wiederkehr verhindert, weist sie als Retter vor dem Untergang und ihr markantes Gesicht als Cosimo de' Medici aus. Damit ist eine Kernaussage des Manifests in Farben unmissverständlich formuliert: Noah ist nur ausführendes Organ des göttlichen Willens. Den berechtigten Zorn des Herrn gemildert und schließlich in unverdiente Gnade umgewandelt aber hat Cosimo de' Medici. Er ist der wahre Heilsvermittler und damit der Retter von Florenz.

Die zuvor verhängte, jetzt aber auf Dauer aufgehobene Strafe ist jedoch nicht die Sintflut, sondern die Pest. Das macht nicht nur die «unbiblische» Zahl der Überlebenden, sondern auch die Szene am linken unteren Bildrand deutlich, wo die Körper der Toten dicht an dicht und unbestattet liegen, genauso, wie die Pestberichterstatter allerorten die Lage auf dem Höhepunkt der Seuche beschreiben. Dass zu den Opfern der Katastrophe auch ein kleines Kind zählt, könnte sogar traumatisches

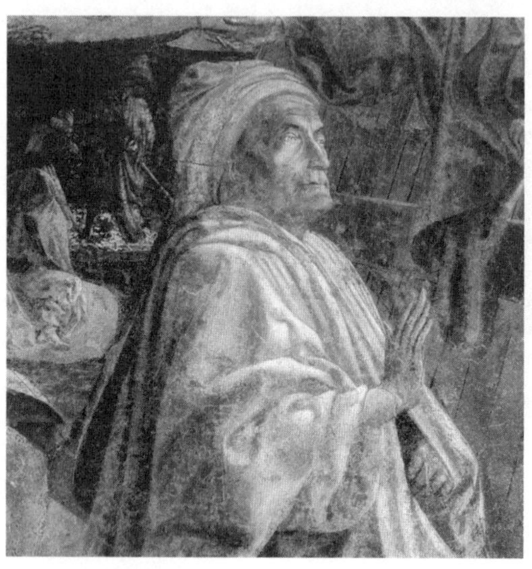

Das Ende des Massensterbens, dessen Opfer makaber aufgereiht am Boden liegen, hat der Große Retter herbeigeführt, der die Züge Cosimo de' Medicis trägt.

Eigenerleben des Malers widerspiegeln. Zudem sprengt auf der gegenüberliegenden Seite ein grimmiger Mann zu Pferd mit dem Schwert in der Hand heran. Er ist damit als einer der Apokalyptischen Reiter ausgewiesen, die zusammen mit Krieg und Hungersnot auch die Pest herbeiführen. Das Fresko ist damit die Bewältigung einer unheilvollen Vergangenheit und zugleich Vision und Verheißung einer beglückenden Zukunft: Wenn die Florentiner dem gottgesandten Wegweiser Cosimo folgen, wird er sie auf sicheren Pfaden durch ein harmonisches, von Frieden und Eintracht geprägtes irdisches Dasein und als dessen krönenden Abschluss zur ewigen Seligkeit führen.

Dass das Pest-Bannungs-Fresko im Kreuzgang der Kirche geschaffen wurde, in der sich die eleganten jungen Leute aus Boccaccios *Dekameron* zur Flucht vor der Epidemie aufs Land verabreden, ist wahrscheinlich Zufall; allerdings war die Basilika für das gebildete Publikum dadurch als Pesterinnerungsort ins Gedächtnis gebrannt, so dass die Bildbotschaft gerade hier besonders sinnfällig werden musste.

Ähnliche Signale wie Uccellos Bild sendet das Deckenfresko über den Gräbern der Familie Medici in der Basilika San Lorenzo aus. Hier wurde ein nächtlicher Sternenhimmel gemalt, an dem sich Astronomen bis heute die Zähne ausbeißen. Ob ein besonders «heilsträchtiger» Moment wie die Wiedervereinigung der lateinischen und der griechischen Kirche auf dem Konzil von Florenz verewigt oder, wahrscheinlicher, der Wille der Vorsehung, wie ihn Gott in die Gestirne schreibt, ganz allgemein und allgemeingültig veranschaulicht werden soll – die grundlegende Aussage ist auch hier unmissverständlich: Die Medici führen Florenz herrlichen neuen Zeiten ohne Pest entgegen. Das war eine kühne und gefährliche Botschaft, denn wenn sich die Seuche innerhalb der Stadtmauern wieder heftig ausbreitete, war der selbsternannte Retter desavouiert und blamiert.

Die Annalen der Arnostadt verzeichnen in den ersten drei Jahrzehnten des fünfzehnten Jahrhunderts den üblichen Seuchenrhythmus, der sich danach allerdings deutlich verlangsamte. Ob 1437 tatsächlich Yersinia pestis oder ein anderer Krankheitskeim umging, ist ungewiss. Für 1449/50 sind Fälle von Beulenpest bezeugt, doch scheinen sich ihre Auswirkungen in engen Grenzen gehalten zu haben. Nach wiederum unsicheren Angaben für 1457, die sich im Tagebuch des Gewürzhändlers Luca Landucci nicht wiederfinden, ist der nächste größere Ausbruch für 1478/79 bezeugt. Da er als Folge des Krieges auftrat, den Papst Sixtus IV. im Bündnis mit dem König von Neapel gegen Florenz angezettelt hatte, konnte man diese Seuche den Söldnern der feindlichen Mächte und dem verhassten Pontifex in die Schuhe schieben; nach dem Friedensschluss vom Dezember 1479 stand Cosimos Enkel Lorenzo de' Medici sogar als doppelter Retter da, weil er die Stadt vor dem Krieg und vor der Pest bewahrt hatte.

Dass die Vormachtstellung der Medici in den ersten Jahrzehnten ab 1434 insgesamt akzeptiert oder zumindest passiv hingenommen wurde, spiegelt über die Eigentümlichkeiten der örtlichen Verhältnisse hinaus die zunehmende Attraktivität des Einzelherrschafts-Modells nach mailändischem Vorbild wider. Dass sich die Medici mit ihren komplexen Strategien diesem Vorbild schrittweise annäherten, machte das Bündnis deutlich, das Cosimo ab 1450 mit dem neuen Stadtherrn der lombardischen Metropole, Francesco Sforza, schloss, und zwar sehr zum Ärger und zur Irritation der weiterhin lebendigen Opposition der überzeugten Republikaner am Arno.

Die Frage, wie und in welchem Maße Macht durch Pestverschonung und effizientere Pestbewältigung verstärkt wurde, beschränkt sich nicht auf Mailand und Florenz. Schon in den Jahren 1348 und 1349 blieben wichtige süddeutsche Städte wie Nürnberg, Augsburg und Würzburg von der Seuche ausgespart oder wiesen zumindest sehr viel glimpflichere Verläufe auf. Die Auswirkungen, die diese Ausnahmestellung auf die politischen Verhältnisse hatte, sind wenig untersucht, doch ist davon auszugehen, dass sich die regierende Elite dadurch bestätigt fühlen musste. Von einem ähnlichen Bestätigungsmechanismus ist für Prag auszugehen, das beim ersten Auftreten der Pest ebenfalls glimpflich davonkam.

4. *Das neue Selbstbewusstsein der Unterschichten*

Wie die Pest Wirtschaft, Gesellschaft und Politik verändert hat, lässt sich teilweise recht präzise nachzeichnen. Welche Wandlungen die große Epidemie in den Vorstellungswelten breiter Schichten bewirkt hat, ist dagegen ganz überwiegend eine Sache von Hypothesen und Spekulationen. Der wichtigste Grund dafür ist, dass in den überlieferten Quellen meist nur die Mentalitäten der Eliten ihren Niederschlag finden, das heißt ihre lebensleitenden Vorannahmen, Weltsichten, Bewusstseinshorizonte, Imaginationen und Glaubenshaltungen, die von denen der unteren Schichten oft weit entfernt waren. «Fenster» in die Vorstellungswelten der einfachen Leute öffnen sich meistens nur dann, wenn kollektive Verhaltensweisen wie die Verfolgung der Juden und die Umzüge der Flagellanten beschrieben werden. Doch wenn es um Motivationen und Antriebe dieser Massenbewegungen geht, fließen allzu oft die Wahrnehmungen und Beurteilungskriterien der Eliten verfälschend mit ein, zum Beispiel in den Akten weltlicher und geistlicher Gerichte, die solche Aktionen zu untersuchen und zu bestrafen haben. Aus diesen Gründen sind pauschale und weitreichende Thesen über «Mentalitätskrisen» vor und nach dem Massensterben sehr problematisch – um es vorsichtig auszudrücken.

Einer solchen weit verbreiteten These zufolge ließ das Grauen des Massensterbens den Tod und damit das Leben in einem neuen Licht erscheinen und hat dadurch eine tiefere Glaubensinnerlichkeit, ein permanentes «Memento mori» und damit eine bewusstere, individuellere Religiosität hervorgebracht. Die nicht minder beliebte umgekehrte These hingegen unterstellt, dass die Erfahrung, wie gefährdet, ja fragil die Existenz des Einzelnen ist, ein trotzig entschlossenes «carpe diem» erzeugt, also den Willen, das kurze Dasein in all seinen genussreichen Facetten so weit wie möglich auszukosten, gefördert habe. Beide Theorien stützen sich auf zeitgenössische Pestberichte, lassen sich darüber hinaus aber schwer belegen und erst recht nicht quantifizieren. Zudem hatte der Tod im vierzehnten Jahrhundert schon in «Normalzeiten» einen ganz anderen Stellenwert: Die Kindersterblichkeit dürfte allgemein weit über fünfzig Prozent gelegen haben und in den unteren Schichten noch viel höher ausgefallen sein, und die durchschnittliche Lebenserwartung kann auch nach Überstehen der besonders riskanten ersten Lebensphasen das dreißigste Lebensjahr kaum übertroffen haben. Es bedurfte also nicht der Pesterfahrung ab 1347, um die Fragilität des menschlichen Daseins zu erkennen und zu erfahren. So ist mit aller Vorsicht davon auszugehen, dass die entgegengesetzten Reaktionen verinnerlichte Frömmigkeit und hemmungsloser Hedonismus während des Massensterbens zwar vorkamen, doch sicherlich in beschränkterem Umfang als von den Quellen beschrieben und in selteneren Fällen auf Dauer.

Sehr viel sicherer ist der Schluss, dass das massenhafte Sterben «der da oben» bei den unteren Schichten ein neues Gefühl für menschliche Egalität, für die Verwundbarkeit der Eliten und die jederzeit erschütterbare Grundlage ihrer Herrschaft erzeugt hat, siehe die Revolution der Wollarbeiter, der Ciompi, in Florenz. Die Berichte über die neue Dreistigkeit der einfachen Leute allein sind zwar stark von subjektiver Wahrnehmung geprägt und daher kein Beleg für tatsächlich gewandelte Mentalitäten. Da sie aber mit den harten Fakten stark gestiegener Löhne und ebenso deutlich verbesserter Arbeits- und Nutzungsbedingungen in Stadt und Land zusammenfallen, spricht einiges dafür, dass die unteren Schichten durch die Pesterfahrung selbstbewusster wurden und entsprechend auftraten.

In diesem Zusammenhang gewinnt ein Grundzug der Kulturgeschichte Italiens im fünfzehnten Jahrhundert komplementäre Beweiskraft: Die Eliten dieser Zeit waren intensiv darum bemüht, sich durch die Zelebrierung eines höheren Menschentums, durch gezielte Selbstdarstellung in Palästen, Villen und Grabkapellen, aber auch durch eine kunstvoll ritualisierte Ästhetik des Alltags, durch elegante Kleidung und eine raffiniert elaborierte Sprache, durch verfeinerte Tischsitten und ostentative Affektkontrolle von den mittleren und unteren Schichten abzuheben. Dieser Trend, ja geradezu Zwang zur Kumulierung und Monopolisierung von Sozialprestige erlaubt es überhaupt erst, von einer historischen Entwicklungsphase namens «Renaissance» zu sprechen – und diese Entwicklung lässt sich rückblickend durchaus als eine Reaktion auf die Einebnung von Vornehmheit und Prestige durch die Gleichheit des Sterbens in der großen Pest verstehen.

Das gestiegene Selbstgefühl breiter Schichten im Umfeld der Pesterfahrung manifestierte sich in religiös motivierten Massenbewegungen wie den Geißlerumzügen und, makaber genug, in den Gewaltausbrüchen gegen die Juden. Auch wenn der Einfluss höher positionierter sozialer Kreise und Schichten auf Motivationen und Aktionen solcher Bewegungen beträchtlich war, steht außer Frage, dass in ihnen städtische und ländliche Unterschichten nicht nur mobilisiert, sondern selbst, aus eigenem Antrieb und im eigenen Interesse, aktiv wurden. Wiederum mit aller Vorsicht lässt sich daraus schließen, dass das Erlebnis der Pest zunehmenden Vertrauensverlust auf allen Ebenen zur Folge hatte: Weltliche und kirchliche Autoritäten hatten die Katastrophe weder schlüssig erklären noch wirkungsvoll bekämpfen können und waren daher diskreditiert. Diese Erfahrung konnte in den Ruf nach dem großen Retter oder in den Impuls zur Selbsthilfe münden. Politisch dürfte das erste dieser Modelle, in religiöser Hinsicht das zweite besonders attraktiv gewesen sein.

Der Antrieb, in Zeiten sich anbahnenden oder bereits eingetretenen Unheils die Kommunikation mit Gott und damit den Heilserwerb selbst zu organisieren, wurde durch die Haltung der Kirchenspitze ungewollt gefördert. Mit dem Verbot, die Juden als Verursacher der Pest zu verfolgen, hat sich Clemens VI. als einer von ganz wenigen Päpsten die Anerkennung des führenden Aufklärers Voltaire und den Respekt von Juden und Christen bis heute erworben. Auf die Masse der einfachen Gläubigen wirkte dieser Aufruf zur Vernunft ebenso wie das Verbot der populären Geißler jedoch fraglos abschreckend, abgehoben, arrogant und volksfeindlich, so dass sich die Kluft zwischen Kirchenspitze und Kirchenvolk stark vertieft haben muss. Päpste und Kurie haben darauf reagiert, jedoch mit deutlicher Verspätung.

Eine wirksame Methode, die Kluft zwischen Kirche und Volk zu schließen, war die Propagierung von Pest-Heiligen, denn die Anrufung solcher himmlischer Fürsprecher kam dem Streben der einfachen Leute nach Prävention und Schutz in idealer Weise entgegen. Die Heiligen übernahmen dadurch im Himmel dieselbe Funktion wie einflussreiche Persönlichkeiten auf Erden. Doch die Einsicht, dass es eines auf Hilfe in Pestzeiten spezialisierten Protektors bedurfte, um den Bedürfnissen des Volkes nach himmlischem Schutz zu entsprechen, kam spät; so setzte sich der Kult des heiligen Rochus als Beschützer vor der Pest erst im fünfzehnten Jahrhundert von Südfrankreich aus allmählich durch. Die 2020 unversehens ins Rampenlicht gerückte heilige Corona gehörte ursprünglich nicht zu diesem Kreis. Unterschiedlichen Legenden zufolge erlitt sie unter den Kaisern Mark Aurel oder Diokletian als christliche Bekennerin den Märtyrertod, doch beschränkte sich ihr Kult stets auf einzelne Regionen wie das Veneto, die Gegend um Ancona und Bayern und ihre Schutzfunktion auf Metzger, Geld und Tierseuchen. Zur Protektorin gegen die Corona-Pandemie wurde sie erst durch die gleitende Ausweitung dieser letzteren «Zuständigkeit».

Eine ganz andere Querverbindung von Pest und volkstümlichen Mentalitäten lässt sich für das England des späteren vierzehnten Jahrhunderts konstruieren. Hier hatte der gelehrte Theologe John Wyclif seit den 1370er-Jahren vehemente Kritik an der Machtfülle der Päpste geäußert. Sein Angriff mündete schließlich in die vollständige Bestreitung und Delegitimierung des Papstamts, dessen Inhaber als Antichrist angeprangert wurde. Parallel dazu entwickelte Wyclif eine Theologie der göttlichen Gnadenwahl und Prädestination, die jegliche Heilsvermittlung der Kirche zwischen Gott und den Gläubigen ausschloss. Ähnliche Erfahrungen hatten die Bewohner mancher englischen Diözesen während der Pest gemacht, als in Ermangelung priesterlichen Personals weitreichende Kompetenzen, im Extremfall sogar die Abnahme von Beichten und die Lossprechung von Sünden, an Laien übertragen worden waren. Wyclifs radikal antiklerikale Haltung kam offenbar volkstümlichen Ressentiments und Bestrebungen weit entgegen, wie sich im großen Bauernaufstand des Jahres 1381 zeigte. Weitere Parallelen zu ziehen, zum Beispiel zum Puritanismus des siebzehnten Jahrhunderts, der gleichfalls ohne eine hierarchisch organisierte Kirche auskam, ist verführerisch und hochgradig spekulativ zugleich.

Mehr als solche Versatzstücke oder Ersatzbausteine einer Pest-Mentalitätsgeschichte lassen sich nicht zusammentragen. Geschichte als Wissenschaft besteht auch darin, Nichtwissen einzugestehen, denn die Vergangenheit ist nie vollständig rekonstruierbar.

5. *Der Machtverlust der Päpste*

Die Erschütterungen und Neuorientierungen, die die Pest in den Vorstellungswelten und Verhaltensweisen der oberen Schichten auslöste, lassen sich aufgrund ergiebigeren Quellenmaterials tiefenschärfer nachzeichnen als die Auswirkungen auf die Mentalität des Volkes. Besonders deutlich zeichnen sich diese Veränderungen im kirchlichen und religiösen Bereich ab.

Die Rolle der Kirchenspitze war schon lange vor dem Ausbruch der Seuche bei Intellektuellen und Mächtigen äußerst umstritten. Gründe dafür waren vor allem ihr Reichtum, ihre Prunkentfaltung und ihr Anspruch auf den doppelten Primat, also auf uneingeschränkte Herrschaft über die Kirche sowie auf moralische Oberaufsicht und Weisungshoheit über alle Machthaber der Christenheit. Diese Kritik an der «Machtkirche» wurde durch die Erfahrung der Pest weiter gesteigert und in neue Richtungen gelenkt. Zur Zielscheibe wurden vor allem die Päpste selbst. Clemens VI. hatte mit seiner Erklärung des Massensterbens durch den unerforschlichen Ratschluss Gottes zwar jede Schuldzuweisung an sich und seine Vorgänger zurückgewiesen, doch machte er die Opposition innerhalb der Bettelorden damit nicht mundtot. Die Überzeugung, dass der Stellvertreter Christi auf Erden die ihm übertragene Mission veruntreut und dadurch das Unheil über die Christenheit gebracht hatte, gewann unaufhaltsam an Zustimmung. Von dort aus war es nur noch ein kleiner Schritt zu der Behauptung, dass die Päpste die Macht, die eigentlich allen Gläubigen gemeinsam zukam, schnöde usurpiert und dann für unwürdige Machtzwecke missbraucht hatten.

Die Forderung nach einschneidenden Reformen der Kirche «an Haupt und Gliedern», die lange vor der Pest aufgekommen war, wurde ab der Mitte des vierzehnten Jahrhunderts immer lauter. Dazu hatte der «Pest-Papst» Clemens VI. selbst durch seinen ausgeprägten Nepotismus und seinen aufwendigen Lebensstil wesentlich beigetragen. Zu seiner Wahl hatten sich 1342 achtzehn Kardinäle zusammengefunden; in seinem zehnjährigen Pontifikat ernannte er nicht weniger als sechs Mitglieder seines Familienverbandes zu Kardinälen. Das war ein Rekord in Sachen Verwandtenförderung, der in Zukunft zwar eingestellt, aber nicht gebrochen werden sollte. Einer dieser neuen Purpurträger war sein Bruder Hugues Robert, der im Konklave von 1362 die nötige Stimmenmehrheit auf sich vereinte, die Wahl jedoch ablehnte, vielleicht um das Amt durch dieses Familien-Comeback nicht vollends in Misskredit zu bringen. Solche Skrupel hegte Clemens' Neffe Pierre Robert acht Jahre später nicht; er bestieg 1370 als Gregor XI. den Thron Petri. Auf diese Weise wurde für die ganze Christenheit unübersehbar, dass das höchste Amt auf Erden zum Spielball einer kleinen Adelsclique mit besten Beziehungen zum französischen Königshaus abgesunken war, auf dem nicht der Segen, sondern der Fluch des Himmels ruhte. Ob solche Päpste den Zorn Gottes, der sich in der ersten Pestepidemie manifestiert hatte, besänftigen konnten, erschien mehr als zweifelhaft.

Reaktionen auf den sehr «weltlichen» Pontifikat Clemens' VI. zeigten sich gleich nach seinem Tod Anfang Dezember 1352. Während der Beratungen über die Wahl seines Nachfolgers kam es zu einer ungewöhnlichen Gruppenaktion. Die Kardinäle setzten ein Schriftstück auf, das dem neuen Papst die Richtlinien seines Pontifikats vorschreiben sollte. Hauptnutznießer dieser ersten «Wahlkapitulation» waren seine Verfasser selbst, die jetzt als Korporation zusammen mit dem Pontifex Maximus die Kirche regieren wollten. Bestrebungen, die auf eine solche «Gewaltenteilung» und damit auf eine rudimentäre «Konstitutionalisierung» der Kirche abzielten, waren nicht neu, gewannen aber im Licht der jüngsten Pestvergangenheit eine neue Bedeutung: Gemäß dieser «Kardinalsideologie» hatte Petrus stets als *primus inter pares* zusammen mit den Aposteln, nie aber als deren «Fürst» gehandelt. Wenn die Kirche zu diesem «Interaktionsmodell» zurückfände, wäre durch die Beschneidung der päpstlichen Machtfülle nicht nur Skandalen wie dem Hyper-Nepotismus ein Riegel vorgeschoben, sondern auch ein Reformprozess eingeleitet, der die Kirche wieder zu ihren heiligen Ursprüngen zurückführen konnte. Dass dieser Versuch, den Papst an den kollektiven Willen seiner Wähler zu binden, vom sehr konkreten Gruppenegoismus einer schmalen Oligarchie diktiert wurde, steht außer Frage. Doch ist in diesem Akt der kollektiven Selbsthilfe auch eine Reaktion auf die Erschütterungen der Epidemie von 1348 zu sehen: Die Versöhnung zwischen Himmel und Erde, die die allmächtigen Päpste nicht hatten herbeiführen können, sollte durch eine Rückkehr zu den Wurzeln der Kirche gelingen. Im nachfolgenden Vierteljahrhundert aber kam es nicht einmal zu einer Versöhnung zwischen französischen und italienischen Kardinälen. Diese Spaltung vertiefte sich zu einem unheilbaren Riss, als Gregor XII. die Kurie 1377 nach Rom zurückführte. Als im April 1378 unter dem Druck der Römer mit Urban VI. ein Neapolitaner Papst wurde, schien die Rückkehr des Papsttums nach Rom unumkehrbar. Doch damit und mit den schroffen Machtansprüchen des neuen Pontifex fanden sich die französischen Kardinäle, die weiterhin die Mehrheit im Senat der Kirche besaßen, nicht ab. Schon im August 1378 erklärten sie Urban VI. für abgesetzt und wählten mit Clemens VII. einen Nachfolger bzw. Gegenpapst aus ihrem Kreis. Dieser abermalige Akt der Selbsthilfe brachte jedoch keine Lösung, sondern eine weitere Verschärfung, denn von jetzt an war die Christenheit in zwei Lager gespalten, die sich unerbittlich bekämpften. Um dieses Schisma, das immer mehr Gläubige an der Heilsvermittlung der Kirche irrewerden ließ, aufzuheben, wählten Kardinäle beider Seiten 1409 in Pisa mit Alexander V. einen Papst, für den sie sich allgemeine Anerkennung erhofften. Doch damit wurde die Lage nur noch komplizierter, denn jetzt gab es drei nominelle Kirchenoberhäupter mit eigener Gefolgschaft.

Damit war erwiesen, dass die hohen Kleriker die Probleme der Kirche nicht selbst lösen konnten. Aber die Kirche bestand nicht allein aus Kardinälen, Bischöfen und Priestern, sondern auch und vor allem aus den Gläubigen, denen sie den Weg zur ewigen Seligkeit ebnen sollte. Da sie dies offensichtlich nicht mehr vermochte, ging die Hoheit über die Kirche in Not – so führende Theoretiker der Konzilshoheit wie Jean Gerson – auf die Kongregation der Christen insgesamt und von dieser auf deren legitime Vertreter, die Fürsten und Magistrate der Republiken, über. Diese Theorie war gleichfalls schon vor der Großen Pest von Theologen und Philosophen wie Marsilius von Padua und Wilhelm von Ockham konzipiert worden, gewann im Zeichen des Dreier-Schismas ab 1409 jedoch eine ganz neue Bedeutung und Durchschlagskraft.

Im Sinne dieser Thesen ergriff der römische König und spätere Kaiser Sigismund, der Enkel Karls IV., die Initiative und erreichte in Kooperation mit Spanien, England und Frankreich die Einberufung eines Konzils in das Städtchen Konstanz am Bodensee, das im Herbst 1414 seine Arbeit aufnahm. Die Lösung, die dort zur Behebung der Kirchenspaltung gefunden wurde, war so einfach wie radikal: Das Konzil erklärte sich zur Herrin der Kirche und nahm damit das Recht für sich in Anspruch, die drei konkurrierenden Päpste vorzuladen, ihre Legitimitätstitel zu überprüfen und sie gegebenenfalls abzusetzen. Und so geschah es. Dann bestimmte das Konzil eine Kommission, die aus eigenen Deputierten und den Kardinälen bestand, zur Kür eines neuen Papstes, der im November 1417 als Martin V. sein Amt antrat. Siebzig Jahre nach Ausbruch der Pest in Europa hatte die Kirche immer noch keine Reform, wohl aber eine Revolution an ihrer Spitze erlebt, denn Martin V. war ein Pontifex von Konzils Gnaden. Untermauert wurden die neuen Machtverhältnisse von einer «konziliaristischen» Theorie, die die Hoheit der Generalversammlung der Gläubigen aus der Bibel ableitete und mit kirchenrechtlichen Argumenten begründete: Ein Einzelner konnte irren, die Gesamtheit der Christen dank Gottes Gnade nicht.

Es wäre überzogen, diesen Umsturz der Kirchenführung vorrangig auf die Pest zurückzuführen. Doch sind die Nachwirkungen dieses Schockerlebnisses in zwei Kernmerkmalen unübersehbar: in der radikalen Infragestellung der überkommenen Autoritäten und im kraftvollen Impuls zur Selbsthilfe.

Schon bald nach dem Konzil erwies sich, dass die Konstanzer Lösung neue schwere Konflikte zwischen den Anhängern der Konzils-Souveränität und den Befürwortern des uneingeschränkten päpstlichen Primats hervorbrachte. Aus diesen Auseinandersetzungen ging das Papsttum ab der Mitte des fünfzehnten Jahrhunderts als Sieger hervor. Dieser Triumph war kein Einzelfall. Langfristig gewann das fürstlich-zentralistische Element nahezu überall die Oberhand über die korporativ-genossenschaftlichen Kräfte, nicht nur in den fürstlichen, sondern in seiner oligarchischen Ausformung auch in den republikanisch regierten Territorien. Diese Entwicklung im kausalen Zusammenhang mit den von jetzt an deutlich seltener auftretenden Pestepidemien und den allmählich etwas verbesserten Techniken zu ihrer Prävention und Eindämmung wie zu ihrer mentalen Bewältigung zu sehen, ist verführerisch, aber letztlich unbeweisbar.

6. Wie die Humanisten mit der Pest umgingen

Petrarca, der Berg und die Seuche

Kein anderer Europäer hat sich so wortgewaltig zur Pest von 1348 geäußert wie Francesco Petrarca in seinen kunstvoll stilisierten Briefen, die sich über die im Briefkopf genannten Empfänger hinaus an die gesamte literarische Öffentlichkeit wenden. Hier nur eine kurze Kostprobe aus seinem in Versform gehaltenen Schreiben «an sich selbst»: «Weh mir, was muss ich ertragen? Welch grausame Qual hat das Schicksal mir noch verordnet? Ich erlebe eine Zeit, in der die Welt auf ihr Ende zurast, in der Junge wie Alte in meiner Umgebung in hellen Scharen dahingerafft werden. Kein sicherer Platz, kein geschützter Hafen bleibt mir erhalten, keinerlei Hoffnung auf die dringend ersehnte Rettung. So zahllos sind die Leichenzüge, wohin ich auch blicke, dass sich mir die Augen verdunkeln. Die Kirchenschiffe hallen von Wehklagen wider und sind voller Totenbahren, die Hochgeborenen liegen, gleichgemacht, neben dem einfachen Volk. Meine Seele denkt an ihr letztes Stündlein, ich muss mit dem Ende des Lebens rechnen. Dahingegangen sind, ach, die lieben Freunde, vergangen die heiteren Unterhaltungen, verblichen die geschätzten Antlitze der Freunde. … Gnadenlos versuchen die Parzen die Fäden des Lebens zu zerreißen, am liebsten alle auf einmal, wenn sie nur könnten … Zahlreich sind die Verblichenen, die in den finsteren Tartarus hinabstürzen … Alles besiegt nämlich der Tod, der mit Gewalt in unsere unsicheren Verstecke eindringt.»[7]

Solche und ähnliche Passagen erwecken den Eindruck, dass die Pest für den Briefschreiber ein Schlüsselerlebnis, ja eine Lebenswende darstellte, deren Ergebnis knapp zwei Jahrzehnte später so lautet:

«Wenn ich die Geschäfte und Geschicke der Menschen überdenke, vor allem die unsicheren und plötzlich hereinbrechenden Veränderungen, denen sie unterworfen sind, so finde ich kaum etwas Zerbrechlicheres und Unbeständigeres als das Leben des Menschen. Erkenne ich doch, dass die Natur für alle ihre lebenden Hervorbringungen auf wundersame Weise gesorgt hat, nämlich dadurch, dass sie von sich selbst nichts wissen. Und ich sehe darüber hinaus, dass allein wir Menschen Erinnerung, Voraussicht und Vernunft besitzen, aber ich sehe auch, dass diese herausragenden Gaben unseres Geistes uns Verderben und Qualen bringen. Wir sind ja permanent von ebenso unnötigen wie unnützen, ja sogar schädlichen und fatalen Sorgen gepeinigt … Niemand, der nüchtern auf sein eigenes Leben zurückblickt, wird bestreiten, dass es so ist. Wann haben wir jemals einen ruhigen, gelassenen, nicht von Angst und Mühe verdorbenen Tag verbracht?»[8] So lautet Petrarcas Lebensbilanz – die eigene, wie die allgemein menschliche – in der Vorrede zu seiner moralphilosophischen Schrift *Heilmittel gegen Glück und Unglück (De remediis utriusquae fortunae)*, deren Manuskript er im Oktober 1366 abschloss. Trost und Stärkung braucht der Mensch, dieses elende Mängelwesen, wenn es ihm schlecht geht, wie zum Beispiel während der Pest, aber mindestens ebenso sehr, wenn ihn das launische Glück nach oben, in Glanz, Macht und Reichtum, gespült hat. Denn dann wird er übermütig, überschätzt sich – und ist hilflos, ratlos und heillos, wenn ihn die unberechenbare Fortuna wieder in das Nichts hinabstürzt. Das Heilmittel, das der weltweise Petrarca sich selbst und den anderen verordnet, lautet dementsprechend: Standfestigkeit, Unerschütterlichkeit, stetes Bei-sich-selbst-Sein, in guten wie in bösen Zeiten. Denn hinter Fortuna steht Gott, dessen unerforschlichen Ratschlägen sich der Mensch demütig ergeben muss.

Die Pest, so scheint es, hatte den brillanten Literaten und gefeierten Gelehrten Petrarca Demut, Resignation und Ergebenheit in den Willen Gottes gelehrt und mit ihm, dem Begründer des europäischen Humanismus, dieser neuen Kulturströmung zugleich ihren Stempel aufgedrückt. Doch wie so oft sind die naheliegenden Schlüsse die gefährlichsten. Vielmehr muss der scheinbar abgeschlossene Fall «Petrarca und die Pest» neu aufgerollt werden.

Francesco Petrarca wurde im Juli 1304 als Sohn eines angesehenen und begüterten Notars in der florentinischen Untertanenstadt Arezzo geboren und starb fast auf den Tag genau siebzig Jahre später in Arquà bei Padua – ein in den Zeiten der regelmäßig wiederkehrenden Pest geradezu biblisch langes Leben. Mit seinem Vater, der wie Dante als Folge florentinischer Parteikämpfe aus der Heimat verbannt wurde, zog er in früher Kindheit nach Avignon. Dort entfaltete er im Umkreis des päpstlichen Hofes und zeitweise auch in der ländlichen Umgebung intensive philologische und literarische Aktivitäten; durch elegische Dichtungen in seiner italienischen Muttersprache *(Canzoniere)* wie durch Briefe und Traktate, die das Lateinische in enger Anlehnung an den als Vorbild bewunderten Cicero zu einer seit Jahrhunderten nicht mehr gekannten Eleganz erhoben, gewann er früh den Ruf als Haupt einer Bewegung, die sich die ganzheitliche Wiedererschließung und Wiederaneignung der antiken Kultur auf die Fahnen schrieb. Dieses Ansehen als Gelehrter und Poet ließ sich ausgezeichnet in Karrierechancen ummünzen. So trat der gefeierte Literat in den geistlichen Stand, der ihm mancherlei prestigeträchtige und lukrative Ämter einbrachte, ohne dass er den damit üblicherweise verbundenen Verpflichtungen Keuschheit und Gehorsam unterworfen wurde. Darüber hinaus profilierte er sich als Diplomat in Diensten verschiedener Herren, unter anderem im Rom Cola di Rienzos, stets bestrebt, die Rückkehr des Papsttums aus dem gehassten und verachteten Avignon nach Rom in die Wege zu leiten.

Auf alle diese Lebensstationen blickte Petrarca zurück, als er mit dreiundvierzig Jahren, einem nach Zeitmaßstäben sehr gesetzten Alter, im Frühjahr 1348 in Parma das Wüten der Pest erlebte und diese Erfahrung in die bewegenden Klagen des in Auszügen zitierten Briefes einfließen ließ. Um diese «Pestzeugnisse» angemessen zu verstehen und zu verorten, sind Rückkoppelungen mit der Biographie hilfreich. Als professioneller Literat trat Petrarca in einen lebenslangen Wettkampf mit den bewunderten wie beneideten Vorbildern der Antike, stets im Bewusstsein, diesen nicht für sich entscheiden zu können. In dieser aussichtslosen, doch deshalb nicht weniger stimulierenden Konkurrenz war die Wahl der literarischen Waffen von den großen Vorbildern vorgegeben, wie die «Tartarus»-Floskel im Brief-Ausschnitt belegt – Rhetorik und Stimmungslage des Schreibens sind somit in hohem Maße «antik». Zum anderen war Petrarca wie kaum ein Europäer seit der Antike bemüht, sein Ego, sein Leben und sein Schreiben in eine sorgfältig konzipierte Selbstdarstellung einzubringen. So strebte er rastlos danach, sich stets aufs Neue literarisch zu erfinden und sich in diesen wechselnden Erscheinungsformen der «res publica litterarum», der Gelehrtenwelt und ihrer mächtigen Sponsoren, zu präsentieren. Dieses Streben nach Selbstvergewisserung und Selbstverewigung steigerte sich nicht selten zu einer regelrechten Legendenbildung in eigener Sache.

Diese drei Strategien fanden ihren Niederschlag in drei literarischen Mythenbildungen: dem sogenannten «Laura-Erlebnis», der angeblichen Besteigung des Mont Ventoux und der Erfahrung der Pest. Alle drei sind aufs Engste miteinander verbunden. So behauptete Petrarca, am 6. April 1327 in Avignon erstmals eine himmlisch schöne junge Frau namens Laura gesehen zu haben, die ihn in der Folgezeit zu seinen herb-süßen, von Anbetung und Verzicht gezeichneten Dichtungen und schließlich zu abgrundtiefer Trauer inspiriert habe, als sie auf den Tag genau einundzwanzig Jahre später der Pest in Avignon zum Opfer fiel. Schon die Zeitgenossen rätselten leidenschaftlich darüber, um welche Dame dieses Namens es sich dabei gehandelt habe. Zeitweise schien eine gewisse Laura de Sade, Ahnherrin des berühmt-berüchtigten Marquis gleichen Namens, das Rennen um diesen Ehrentitel zu machen, doch ist nach dem heutigen Wissensstand von einer literarischen Erfindung auszugehen.

Die zweite angebliche biographische Schlüsselepisode, die Besteigung des Mont Ventoux, verdient als Vorläuferin der Pest-Texte eine eingehendere Erörterung. Petrarca berichtet über die Unternehmung in einem seiner berühmtesten Briefe wie folgt:[9] «Heute (= am 26. April 1336) habe ich den höchsten Berggipfel dieser Gegend, den man zu Recht Ventosus, den Windreichen, nennt, bestiegen … Am dafür festgelegten Tag gingen wir (= Petrarca und sein jüngerer Bruder) von zu Hause fort und kamen gegen Abend nach Malaucène, einen am nördlichen Fuße dieses Berges gelegenen Ort. Wir blieben dort einen Tag und bestiegen dann heute, jeder von einem Diener begleitet, diesen Berg, und zwar mit vielerlei Mühen.»

Auf dem Weg zum Gipfel treffen die beiden Petrarcas einen alten Hirten, der ihnen von dem Unternehmen abrät, das ihn selbst vor fünfzig Jahren fast das Leben gekostet hätte. Doch von so kleinlichen Bedenken lässt sich der kühne Wanderer nicht entmutigen: «Denn das selige Leben liegt auf einem hohen Gipfel, und, wie man sagt, führt nur ein schmaler Pfad da hinauf. Dazwischen liegen viele Hügel, und so muss man mit tapferem Schritt von einer Tugend zur anderen weiter aufsteigen.» Diese Selbstmotivation hat Erfolg, über schrecklich klaffende Erdspalten und furchterregend steile Bergflanken wird der Gipfel erstiegen. Als er erreicht ist, spricht der Dichter erhabene Worte aus den Bekenntnissen des Augustinus, die er mit emporgeschleppt hat: Die Menschen besteigen Gipfel der Gebirge und bereisen die Ozeane – und verlieren dabei sich selbst. Das Fazit der heroischen Gipfeltour lautet also: Besser wäre es, sich in sich selbst zu versenken und die eigene Nichtigkeit zu erkennen, als sich in den Weiten der Natur zu verlieren.

Allerdings spricht alles dafür, dass Petrarca den Mont Ventoux nur im Geiste bestiegen hat. Von Malaucène bis zum Gipfel sind über 20 Kilometer und 1565 Höhenmeter zu überwinden. Diesen Hin- und Rückweg in einem weg- und steglosen Gelände an einem Tag zu schaffen, war vor knapp siebenhundert Jahren unmöglich. Stattdessen ist die Bergbesteigung als ein Sinnbild der Selbsterforschung, der Selbsterkenntnis und der Selbstdisziplinierung zu verstehen. Auch die beschriebene Bekehrung auf dem Mont Ventoux durch die Lektüre von Augustinus' *Bekenntnissen* wird so nicht stattgefunden haben, denn die Mitnahme eines so schweren und sperrigen Buchs auf einem so mühsamen Aufstieg machte ja nur Sinn, wenn man bereits wusste, was darin stand. Dann aber war die Abwendung von den trügerischen Herrlichkeiten dieser Welt und damit auch von der grandiosen Gebirgslandschaft längst vollzogen und die Bergbesteigung überflüssig. Tatsächlich hatte Petrarca die Absage an ein mondänes Leben, das er in Wahrheit kaum geführt haben dürfte, schon lange vor dem 26. April 1336 literarisch vollzogen, und zwar bereits unter ausdrücklicher Berufung auf den Kirchenvater Augustinus.

1346 erfolgte dann nochmals eine literarische Bejahung einer betont asketischen Lebensführung, und im Jahr darauf, ein Jahr vor der Pest, stilisierte er in seinem Traktat *Secretum meum* («Mein Geheimnis») – einem fiktiven Dialog zwischen Augustinus und «Franciscus», der für Francesco Petrarca steht – eine weitere Konversion mit viel erhaben formulierter Weltverachtung.

Die Pest war dann nur noch eine weitere Bestätigung dieser weltabgewandten Selbstdarstellung: «Wo soll ich anfangen, wohin mich wenden? Überall herrschen Leid und Angst ... Ich möchte sterben, wenn ich nicht das Leid dadurch, dass ich weine oder darüber schreibe, verarbeiten kann.»[10] Damit gibt der Autor den Deutungsschlüssel für seine Texte selbst preis: Die Pest ist, so schrecklich sie auch wütet, eine Quelle der literarischen Erfindung, der Selbststilisierung und Selbsterhöhung. Das soll nicht heißen, dass das Pesterlebnis nicht tiefe Emotionen erzeugt hat, doch was bleibt, stiftet der Dichter: literarischen Nachhall.

Der Lebensbericht hat seine eigene Dynamik, erzeugt seine eigene Wirklichkeit und folgt eigenen Zwecken, die sich aus den Stationen des tatsächlichen Lebenswegs ableiten. Das virtuelle Leben ist auf diese Weise weit von der gelebten Vita abgehoben und zugleich mit ihr aufs Engste verbunden. So zeigt das Ringen um Fassung im Buch über den Umgang mit Glück und Unglück, wie wünschbar und wie schwierig, wenn nicht gar unmöglich eine stoische Lebenshaltung im Zeichen der wiederkehrenden Epidemien war.

Über die literarische Verarbeitung hinaus ließen sich Darstellung und Auswertung der Pest auch konkret und handfest instrumentalisieren. Alles, was an harten Fakten zu Petrarcas Leben überliefert ist – und das ist nicht wenig –, belegt die lebenslange defensive Lebensklugheit des Humanisten, der geschickt die Anbindung an die Mächtigen herzustellen und ihre Patronage zu nutzen wusste. Hatte er diese einflussreichen Persönlichkeiten einmal vor den Kopf gestoßen, wie zum Beispiel die mächtige römische Adelsfamilie Colonna mit seinem Eintreten für Cola di Rienzo, wusste er diese schnell wieder für sich einzunehmen. Einer seiner großzügigsten Protektoren war niemand anderes als Papst Clemens VI., der den Literaten mit fetten Pfründen versorgte, obwohl dieser nur die niederen Weihen erhalten hatte.

Eine besonders ertragreich sprudelnde geistliche Einnahmequelle erschloss sich Petrarca sogar als Folge der Pest. Als sein Freund Dino da Urbino an der Seuche starb und dessen hoher geistlicher Posten frei wurde, beantragte der Dichter ihn für sich und erhielt ihn durch die Gunst des weltmännischen Pontifex schon im August des Pestjahres 1348.

Doch nicht nur für die eigene Karriere, auch für die humanistische Bewegung als ganze ließ sich aus der Pest Kapitel schlagen. Die meisten humanistischen Gelehrten des vierzehnten und fünfzehnten Jahrhunderts, die sich den *studia humanitatis,* also der Grammatik des Lateinischen, der Rhetorik, der Geschichte, der epischen Dichtung und der Moralphilosophie, widmeten, teilten gewisse Grundüberzeugungen. Einig waren sie sich in ihrer Frontstellung gegen verknöcherte Kleriker und Mönche mit ihrem barbarischen Küchenlatein, ihren theologischen Spitzfindigkeiten und ihrer Geringschätzung der Antike. Zudem nahmen sie für sich in Anspruch, ihre Zeitgenossen sehr viel zeitgemäßer als ihre kirchlichen Konkurrenten zum guten Leben anzuleiten. Damit verbunden war der Anspruch, alles irdische Geschehen mit den Parametern antiker Klugheitslehre und des gesunden Menschenverstands adäquater als weltfremde Theologen und andere Phantasten wie die Astrologen zu deuten: «Man darf sich daher nicht von ihrem Betrug und ihrem leeren Geschwätz in die Irre führen lassen. Denn von dem, was sich am Himmel zutragen wird, wissen wir schlicht nichts. Und die, die das Gegenteil behaupten, sind wahnsinnig oder einfach nur frech. Von dem, was in der Welt geschieht, wissen wir allerdings eine ganze Menge.»[11]

Das bedeutet für das vermeintliche Wissen über die Pestursachen, dass es reines Nichtwissen ist, wie aus einer Rede Petrarcas an Gott hervorgeht: «Doch bleibt uns verborgen und verschlossen, warum in der Geschichte aller Jahrhunderte ausgerechnet wir es verdient haben, so schrecklich bestraft zu werden. Das hängt gewiss nicht mit Deiner mangelnden Gerechtigkeit zusammen – mehr wissen wir nicht. Denn die Tiefe Deiner Ratschlüsse ist dem Verstand des Menschen unzugänglich und unverständlich.»[12] Das gilt für alle danach aufgeführten Hypothesen: Dass die gegenwärtig Lebenden schlimmer sein sollen als ihre Vorfahren, ist mehr als unwahrscheinlich. Dass die von der Pest heimgesuchten

Menschen die Buße der kommenden Generationen vorwegnehmen, ist weder theologisch noch philosophisch haltbar. Der Sinn der Pest erschließt sich also nicht, doch deshalb an einem gerechten Gott zu zweifeln, wäre fatal. Die einzig richtige Konsequenz besteht für Petrarca darin, unwissend zu dulden und sich das ewige Leben in einem besseren Jenseits durch das gute Leben in diesem irdischen Jammertal zu verdienen.

Damit ist ein drittes gemeinsames Merkmal der Humanisten neben ihrer Ablehnung der klerikalen Hegemonie und ihrem Anspruch auf überlegene Lebenslehre genannt: ihre zumindest in reiferen Jahren klar hervortretende christliche Grundprägung, auch wenn sie zeitweise mit «heidnischen» Philosophien liebäugelten und im Einzelnen sehr unterschiedlicher Meinung darüber waren, welche Schlüsse aus dem Bekenntnis zur höchsten Wahrheit des Christentums zu ziehen waren. Bei Petrarca überwog die demütige Unterwerfung unter den Willen Gottes, die alle rationale Kritik letztlich auslöschte. Ganz ähnlich fiel seine Haltung gegenüber den großen Autoren der Antike aus, zum Beispiel in den Briefen, die er an Cicero, wohnhaft in der Unterwelt, schrieb. Kulturell sah er sich wie seine ganze, im Verhältnis zum Altertum abgesunkene Gegenwart zu Füßen dieses unerreichten Großmeisters der lateinischen Sprache, doch religiös fühlte er sich der heidnischen Vergangenheit durch die unverdiente Gnade Gottes turmhoch überlegen. Auch das war ein unauflöslicher Widerspruch und damit ein weiteres unerschließbares Geheimnis Gottes. Feste politische Überzeugungen im Sinne einer ausgeprägten Vorliebe für Republik oder Monarchie hegte Petrarca nicht, wie schon sein Anschluss an adelige Protektoren, sein Eintreten für den römischen Tribunen Cola di Rienzo in Rom und seine anschließende Lebenszeit im Dienst der Visconti in Mailand belegt. Stattdessen legte er an die Politik rein moralische Maßstäbe wie Uneigennützigkeit und Rechtschaffenheit an.

Coluccio Salutatis trotzige Selbstbehauptung

Ein Blick auf die nächsten Humanisten-Generationen zeigt, wie sich die Haltungen zu Religion, Politik und Pest allmählich veränderten. War für Petrarca das Pesterlebnis die Bestätigung einer eher passiven, resignativen Lebenseinstellung, so hatte dieselbe Erfahrung für den 1331 oder 1332 in der toskanischen Provinz zwischen Lucca und Pistoia geborenen Coluccio Salutati, der der Republik Florenz von 1375 bis 1406 als Kanzler diente, ganz andere Konsequenzen: «Eure Flucht ist unehrenhaft, nämlich allen Tugenden entgegengesetzt, die das Fundament eines ehrenvollen und moralisch trefflichen Zusammenlebens bilden.»[13] Diesen Tadel richtete Salutati an einen Florentiner, der seine Rettung vor der Pest im Rückzug aufs Land gesucht hatte. Ein guter Bürger müsse in der Not standhaft bleiben und dürfe seine Heimatstadt nicht feige im Stich lassen. Diese Position hatte schon Boccaccio drei Pestwellen zuvor vertreten. Für Salutati musste ein guter Bürger sogar bereit sein, sein Leben im Dienst des Vaterlands zu opfern. Das galt insbesondere für diejenigen, denen die Republik Ämter zur Förderung des Gemeinwohls übertragen hatte.

Diese herbe Pflichtethik ist unübersehbar an Ciceros Werk *De officiis (Vom pflichtgemäßen Handeln)* ausgerichtet, doch gewinnt sie ihre eigenständigen und unverwechselbaren Züge durch die großen Krisen des späten vierzehnten Jahrhunderts. Florenz war zu diesem Zeitpunkt nicht nur durch die regelmäßigen Ausbrüche der Seuche, sondern in noch höherem Maße durch die Expansionspolitik der Visconti in Mailand bedroht, deren Nimbus nicht zum Geringsten aus einer erfolgreicheren Pestbewältigung bestand. Diese wiederum wurde auf die überlegene Herrschaftsform der *signoria* insgesamt zurückgeführt, die damit als gottgewollt ausgewiesen werden sollte.

In der ideologischen Auseinandersetzung, die zwischen den Mailänder Hofgelehrten und den florentinischen Humanisten über diese Grundsatzfragen ausgetragen wurde, war Salutati der Turm in der Schlachtformation der Republikaner. Er brandmarkte die Herrschaft Gian Galeazzo Viscontis als Tyrannei, die den Unterworfenen das Kostbarste raubt, nämlich ihre Freiheit und damit ihre Menschenwürde. In einer solchen Willkürherrschaft kann sich keine lebendige Kultur entfalten, sondern nur sterile Lobhudelei aufkommen. Der servilen Liebedienerei unter der Tyrannei der Visconti stellte Salutati die Ideale uneigennütziger Amtsführung im Dienste der Republik gegenüber, denen er nach dem Urteil seiner Mitbürger und nach dem nüchternen Ausweis seines Testaments exemplarisch gerecht geworden ist. Im Gegensatz zu seinem späteren Nachfolger Leonardo Bruni, der in der florentinischen Vermögenshierarchie weit emporkletterte, hat er seinen Nachkommen keine großen Besitztümer hinterlassen, sich bei der Ausübung seines Amtes also nicht bereichert.

Die Schreckenserfahrung der Pest von 1348, die Salutati als Siebzehnjähriger erlebte, das Entsetzen über ihre regelmäßige Rückkehr und die begleitenden innen- wie außenpolitischen Krisen – in Salutatis Amtszeit fiel nicht nur der Ciompi-Aufstand, sondern auch ein verlustreicher Krieg gegen den Papst, den ältesten Verbündeten der Republik – konnten also nicht nur Verzweiflung und Ressentiments, sondern auch Widerstandsgeist wecken. Diese trotzige Haltung stolzer Selbstbehauptung im Zeichen widrigster Umstände brachte ein Wertesystem hervor, das älteste kommunale Traditionen mit humanistischer Gelehrsamkeit verschmolz.

Langen Bestand hatten diese neuformierten Ideale allerdings nicht. Die ebenfalls von den Pestwellen mitverursachte Ausrichtung der florentinischen Politik nach rivalisierenden Klientelverbänden untergrub die republikanische Haltung, deren gesteigertes Pathos vor diesem Hintergrund immer hohler wurde. Der führende Humanist der auf Salutati folgenden Generation, der um 1370 geborene Leonardo Bruni, trieb mit seinem Lob der Stadt Florenz, das er zu Anfang des neuen Jahrhunderts verfasste, die Verherrlichung der Republik als Hort der Freiheit und Gerechtigkeit auf die Spitze, doch die Umformung und Umfunktionierung des Freistaats zur *cosa nostra* der Medici erwähnte er in seinem späteren Geschichtswerk mit keinem Wort.

Im Zuge der weiteren Entwicklung veränderte sich die Einstellung der Humanisten zur Antike grundlegend. Von der Demutshaltung

Petrarcas war schon bei den Hauptvertretern der Generation, die auf Bruni folgte, den beiden 1405 geborenen Literaten und Philologen Lorenzo Valla und Enea Silvio Piccolomini, kaum noch etwas zu finden. In ihren Texten machte die grenzenlose Bewunderung einem selbstbewussten Sich-Messen Platz, das sich danach zu einem immer ausgeprägteren Überlegenheitsgefühl gegenüber dem Altertum wandelte. Welchen Einfluss der deutlich verlangsamte Rhythmus der Pestepidemien auf diese insgesamt sehr viel optimistischere Sicht des Menschen und der Geschichte hatte, gehört ins Reich der Spekulation.

7. *Auf der Suche nach der Pest in Bildern und Statuen*

Totentanz und Grabmäler

Maler und Bildhauer waren im vierzehnten Jahrhundert Handwerker, die Bestellungen von Auftraggebern aus den höheren Schichten und aus kirchlichen Kreisen entgegennahmen und umsetzten. Dabei folgten sie strengen Vorgaben zu Bildthema und Bildgestaltung, die bis zu den Einzelheiten der dargestellten Figuren, ihrer Größe und der Farben ihrer Kleider, vertraglich fixiert wurden. Architekten hatten einen etwas höheren Status, waren aber ebenfalls auf Aufträge der Reichen und Mächtigen oder von öffentlichen Institutionen angewiesen. Kunstwerke mussten diese notariell festgelegten Bedingungen erfüllen und darüber hinaus gefallen, wenn der ausführende Künstler auf weitere Bestellungen hoffen wollte.

Doch so festgelegt und eingeengt der Künstler auch war, musste er doch in seine Werke individuelle Merkmale einfügen, die ihn von anderen positiv abhoben und ihn in der heftigen Konkurrenz um Aufträge günstig platzierten. Der Erfolg seiner Werke hing vom richtigen Mischungsverhältnis ab: Zu viele eigenwillige Elemente brachten ihm den Ruf der Unberechenbarkeit oder sogar mangelnder Vertragstreue ein, zu wenig davon ließ ihn im grauen Durchschnitt versinken. Kunstwerke, die unter dem unmittelbaren Eindruck oder im Nachhall der Pest entstanden, sind also potentiell ein doppelter Spiegel: Sie zeigen, wie die Auftraggeber das Ereignis deuteten und verarbeiteten, aber auch, wie die Künstler darauf reagierten und es bewältigten. Es liegt daher nahe, in den Hervorbringungen von Malern, Bildhauern und Baumeistern im Zeitalter der gedrängt auftretenden Epidemien ab 1347 Reflexe der Art zu sehen, die die Pest-Chronisten in ihren immergleichen Beobachtungen zusammengefasst haben: mehr Frömmigkeit, intensivere Suche nach Fürbitte und Schutz auf der einen Seite, mehr Lebenslust, Sinnlichkeit und «Weltlichkeit» auf der anderen Seite.

Diese Vorerwartung hat die Deutung von Kunst und Künstlern nach der Großen Pest wesentlich geprägt. So hat man den Widerhall der verheerenden Epidemien im Siegeszug des Makabren erkennen wollen, der sich vor allem in der Bildgattung des Totentanzes *(danse macabre)* und in der Gestaltung der Grabmäler abzeichnet. Denn in Frankreich, England und Spanien werden die vornehmen Verstorbenen auf ihrer letzten Ruhestätte immer häufiger nicht mehr nur als souverän und in sicherer Erwartung der Erlösung Ruhende, sondern auch im Zustand körperlicher Auflösung gezeigt. Das Entsetzen über die krude sichtbar gemachte Verwesung sollte ohne Frage Demut, Weltabgewandtheit und Gottvertrauen fördern, also eine Haltung, die die Theologen auch als Frucht der Pesterfahrung anrieten.

Ob man diese didaktische Wendung tatsächlich auf den Triumph des Todes in Pestzeiten zurückführen darf, ist jedoch unsicher. Zum einen vollzieht sie sich erst im Laufe des fünfzehnten Jahrhunderts, also mit beträchtlichem Zeitabstand zum Initialschock von 1348; zum anderen steht sie im Zusammenhang mit neuen theologischen Strömungen, die eine individuelle, auf sittliche Eigenverantwortung abzielende Frömmigkeit in der Nachfolge Christi propagieren. Dasselbe gilt für die Fresken und Buchillustrationen, die den Triumph des Todes als Reigen des Knochenmanns mit Menschen aller Stände, von Papst und Kaiser herab bis zum Bettler, darstellen. Die Gleichheit vor dem Tod, die diese *danses macabres* suggerieren, ist zwar ebenfalls eine moralische Lektion der Pest-Pädago-

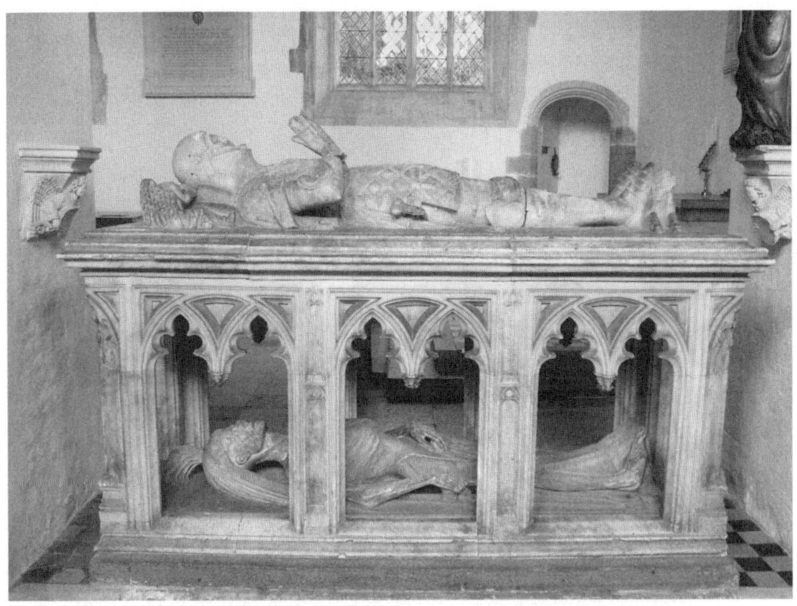

Das Grabmal John Fitzalans, des 14. Earls von Arundel, zeigt den 1435 mit 27 Jahren in einer Schlacht des Hundertjährigen Krieges tödlich verwundeten englischen Heerführer in zweifacher Gestalt: in voller Rüstung betend oben auf dem Sarkophag, als verwesenden Leichnam darunter. Damit war eine didaktische Funktion verbunden: Der Betrachter sollte nicht nur für den Verstorbenen, sondern auch für sein eigenes Seelenheil beten. Ob die Beliebtheit solch makabrer Darstellungen im 15. Jahrhundert mit der Erfahrung der Pest zusammenhängt, muss offenbleiben.

gik, die zum besseren Leben anleiten wollte, doch setzte sich dieses Bildgenre ebenfalls erst ab der zweiten Hälfte des fünfzehnten Jahrhunderts durch, und zwar in Mittel- und Nordeuropa, doch nicht in Italien. Hier gestaltet sich die Suche nach Reflexen des pestbedingten Massensterbens genauso schwierig wie nördlich der Alpen.

Eines der berühmtesten Todesbilder der abendländischen Kunst überhaupt, das «Triumph des Todes» genannte Fresko im Camposanto, dem monumentalen Friedhof von Pisa, wurde lange als prototypischer Ausdruck des Pesterlebnisses von 1347/48 angesehen, wird heute aber auf die Zeit vor der Epidemie datiert. Das Bild handelt zwar vom Ster-

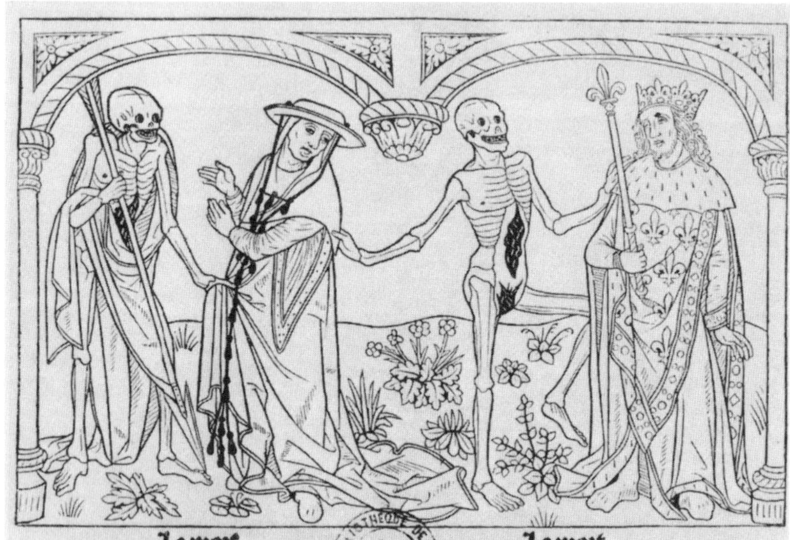

Le mort
Vous faictez leſbay ſe ſemble
Cardinal: ſus legierement:
Suiuons les autres tous enſēble:
Rien ny vault eſbaiſſement.
Vous auez veſcu haultement
Et en honneur a grant deuis:
Prenez en gre leſbatement.
En grant honneur ſe pert laduis

Le cardinal
Jay bien cauſe de meſbair
Quant ie me voy de cy pres pris.
La mort meſt venuee aſſallir:
Plus ne veſtiray vert ne gris.
Chapeau rouge chappe de pris
Me fault laiſſer a grant deſtreſſe:
Je ne lauoye pas apris.
Toute ioye fine en triſteſſe.

Le mort
Venes noble roy couronne
Renomme de force et de proeſſe:
Jadis fuſtez enuironne
De grant pōpez: de grāt nobleſſe
Mais maintenāt toute haulteſſe
Laiſſeres: vous neſtes pas ſeul.
Peu aures de voſtre richeſſe.
Le plus riche na quun linceul.

Le roy
Je nay point apris a danſer
A danſe et note ſi ſauuage
Las: on peut veoir et penſer
Que vault orgueil force lignage.
Mort deſtruit tout: ceſt ſon vſage:
Auſſi toſt le grant que le maindre.
Qui moing ſe priſe plus eſt ſage.
En la fin fault deuenir cendre:

In dieser französischen Danse macabre-Darstellung von 1485 holt der halb verweste Tod, dem die Eingeweide aus der Bauchhöhle ragen, einen Kardinal und einen König zum letzten Reigen ab. Sein Kommentar zu diesem bitteren «Darf ich bitten»: Auch der Reiche hat nur ein einziges Leichentuch.

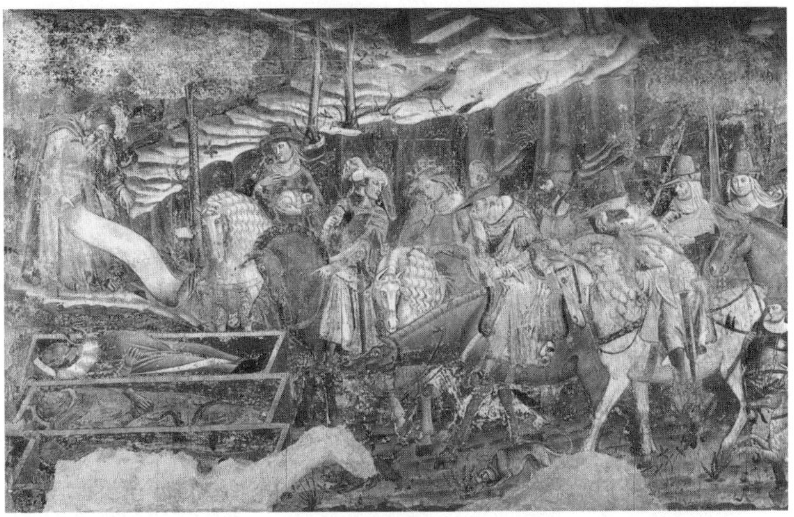

Das Fresko vom Camposanto in Pisa, das Buonamico Buffalmacco einige Jahre vor der Großen Pest malte, zeigt nicht den Triumph des Todes, sondern soll zum guten Sterben anleiten, das den Sterbenden mit Gott versöhnt. Zu diesem Zweck zeigt ein Eremit einer eleganten Gesellschaft zu Pferde an drei offenen Särgen, wie der Körper nach dem Tod verwest: So vergeht der Ruhm der Welt.

ben, aber gemeint ist die Kunst des guten Sterbens, dem eine lange Vorbereitung auf den Tod vorausgehen muss. Wie das gelingt und scheitert, zeigen vier verschiedene Szenen. Wie sich der fromme Christ mitten im Leben auf dessen unausweichliches Ende vorzubereiten hat, machen fromme Einsiedler in der Wildnis in der ersten Szene vor. Im krassen Gegensatz dazu schwelgt in der zweiten Szene eine elegante Hofgesellschaft in den Genüssen dieser vergänglichen Welt. Zusammengeführt werden beide Haltungen durch vornehme Ausflügler zu Pferd in der dritten Szene: Sie stoßen auf drei geöffnete Särge mit Toten in allen Stadien der physischen Auflösung. Einer der Einsiedler erklärt ihnen, was diese Erscheinung zu bedeuten hat: Bald werdet ihr auch so weit sein, nutzt also die Frist, die euch noch gegeben ist, um Buße zu tun und beim Jüngsten Gericht ein gnädiges Urteil zu empfangen! In der vierten Szene ruft eine Gruppe von Bettlern dem Tod, der sie schnöde verschmäht hat, Verwün-

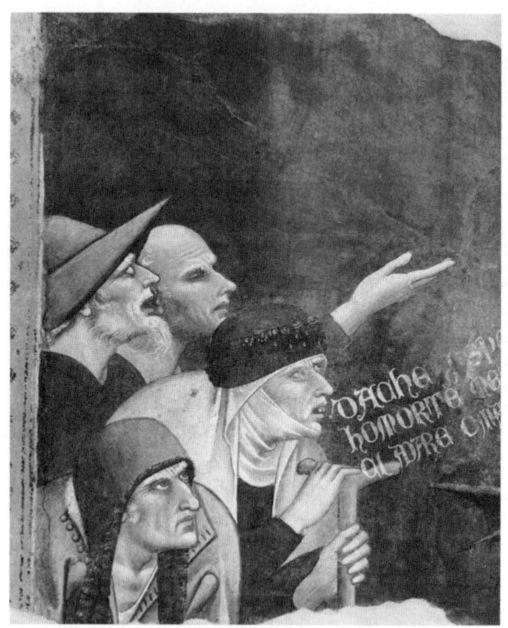

Von Orcagnas Fresko des Jüngsten Gerichts in der florentinischen Basilika Santa Croce sind nur noch Fragmente vorhanden. In einer der erhaltenen Szenen verfluchen die Armen und Kranken den Tod, da er sie zugunsten der Schönen und Reichen verschmäht. Zu Zeiten der großen Pest, nach der die Bilder entstanden, war es genau umgekehrt – Bettler und Obdachlose hatten kaum eine Überlebenschance.

schungen nach – vergebens. Das allein schon widerspricht der Erfahrung der Epidemiezeiten: Wer zusammengepfercht in Elendsquartieren oder gar auf der Straße lebte, dessen Überlebenschancen tendierten gegen Null. Damit illustriert das Fresko des Malers Buffalmacco, der in vielen Novellen als notorischer Spaßmacher und Witzbold, fast schon als Happening-Künstler fortlebt, eine weitere tiefe Wahrheit, die in den zeitgenössischen Pestberichten kaum anklingt und im 41. Kapitel des «apokryphen» Buches Jesus Sirach allgemeingültig zusammengefasst ist: wie bitter der Tod für die Reichen und Schönen ist und wie süß er für die Armen und Entrechteten sein kann.

Ganz ähnliche Szenen sind in den Resten eines Freskos aus der florentinischen Basilika Santa Croce zu sehen, die dem Maler Orcagna zugeschrieben werden. Das Fresko entstand mit Sicherheit nach der Pest von 1348 und wurde ebenfalls «Triumph des Todes» genannt, obwohl eigentlich «Bestrafung der Bösen nach dem Tod» treffender wäre. Die mit viel Liebe zum grausamen Detail gemalten Episoden zeigen die entfesselten Teufel bei der Tortur der Missetäter und eine Gruppe von blinden und verkrüppelten Elendsgestalten, die über den entschwindenden Tod fluchen, weil er es in seinem unerforschlichen Ratschluss versäumt hat, sie von der Misere ihres irdischen Daseins zu erlösen. Die Darstellung der Hölle mit den Qualen der Verdammten ist Teil einer verlorenen Darstellung des Jüngsten Gerichts mit Christus als Weltenrichter, der die einen in die seligen Gefilde des Paradieses beruft und die anderen in die Feuer der Hölle stürzt. In einem Freskenzyklus der Strozzi-Kapelle von Santa Maria Novella in Florenz, der ebenfalls einige Jahre nach der ersten Pestwelle von 1348 gemalt wurde, ist Hölle und Paradies als dritter Aufenthaltsort der Verstorbenen das Fegefeuer hinzugefügt. Ob, wie vielfach vermutet, solche Darstellungen des Jüngsten Gerichts nach dem Massensterben Konjunktur hatten, ist schwer zu ermessen. Bildstatistiken sagen wenig aus, dafür sind im Laufe der Jahrhunderte zu hohe Bild-Verluste in Rechnung zu stellen. Unter psychologischem Gesichtspunkt wäre eine gestiegene Beliebtheit des Genres allerdings verständlich, doch kann das auch ein Fehlschluss des 21. Jahrhunderts sein.

Die Fresken in Santa Maria Novella, die Nardo di Cione, einem Bruder Orcagnas, zugeschrieben werden, zeigen in statischer Anordnung die grundverschiedenen Daseinsformen nach dem Tod: die gelassen strahlende Entspanntheit der Gottesschau im Paradies, den unruhigen Zwischenaufenthalt im Wartesaal des Purgatoriums und die grenzenlosen Qualen der Hölle als Endzustand der Verworfenheit. Bezieht man diese strikt hierarchische Schichtung auf das vorangehende Erlebnis der Epidemie, dann stellen sich die Fresken als beruhigende und vergewissernde Gegenbilder dar, die im Rückblick dem seriellen Massensterben die verlorene Würde zurückgeben und dessen Egalität widerlegen: Auch wenn an ein und demselben Tag Hunderte starben, so war der Weg, den sie danach einschlugen, doch nicht derselbe. Die Pest selbst war dann eine letzte Prüfung, die die einen bestanden und die anderen nicht. Die Pest war dann keineswegs nur Gottesstrafe, sondern auch Gottessegen. Das Jüngste Gericht, das sich für viele mit der Pest ankündigte, durfte kommen.

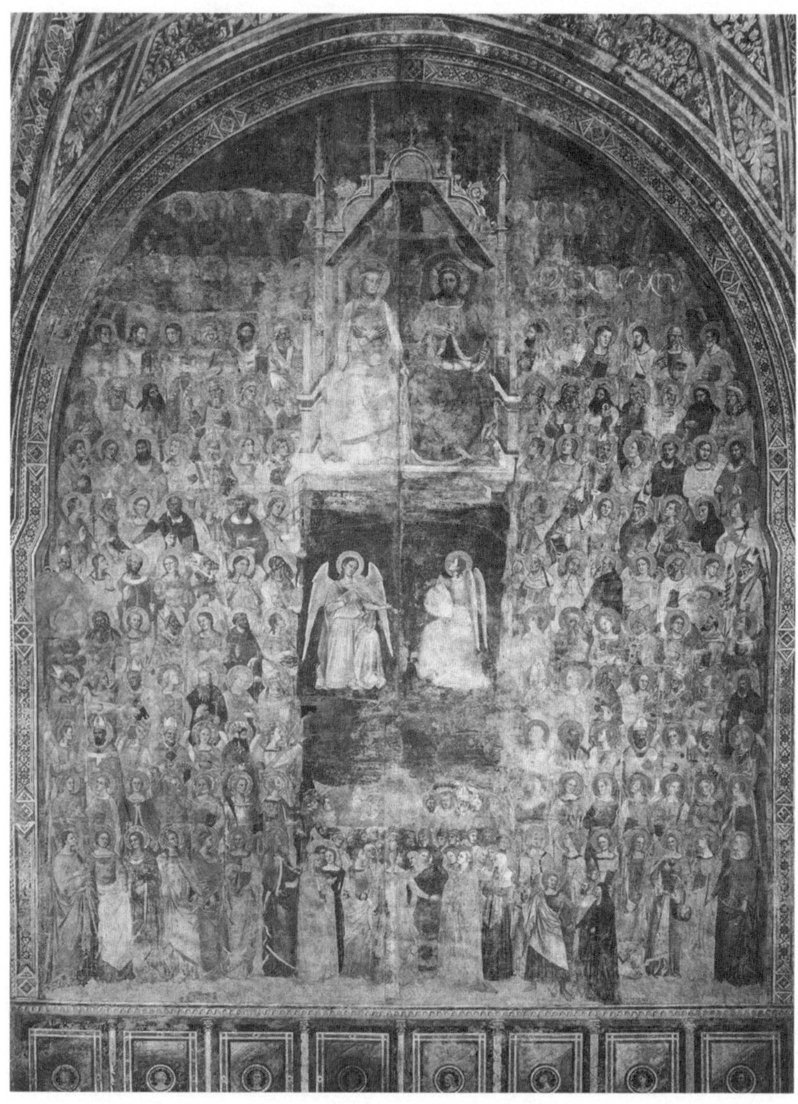

In der Cappella Strozzi von Santa Maria Novella malte Nardo di Cione von 1354 bis 1357 das Jüngste Gericht. Seine Fresken machen deutlich, dass das Leben nach dem Tod so ungleich ist wie im Diesseits. Dieser Teil des Freskos zeigt, deutlich nach Verdienst abgestuft, die Erlösten.

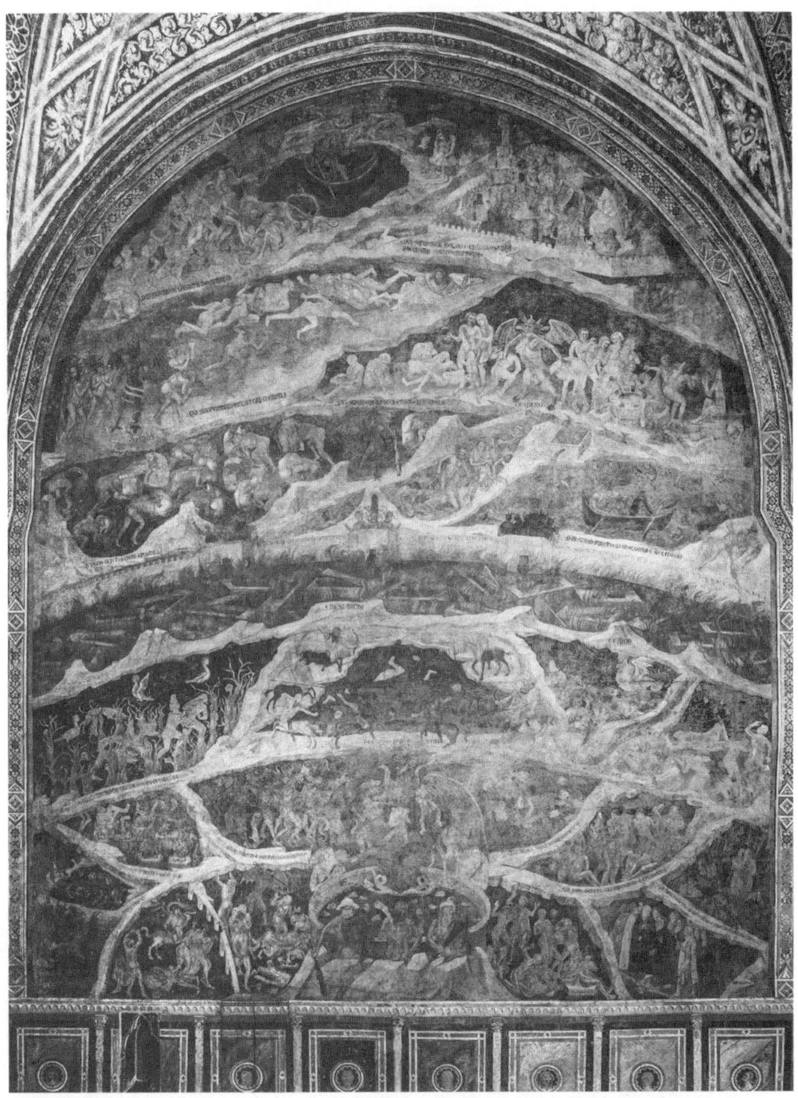

Gegenüber der Seligkeit des Paradieses sind die Qualen der Verdammten gemalt, auch sie je nach Schwere ihrer Verbrechen den verschiedenen Kreisen der Hölle zugeordnet.

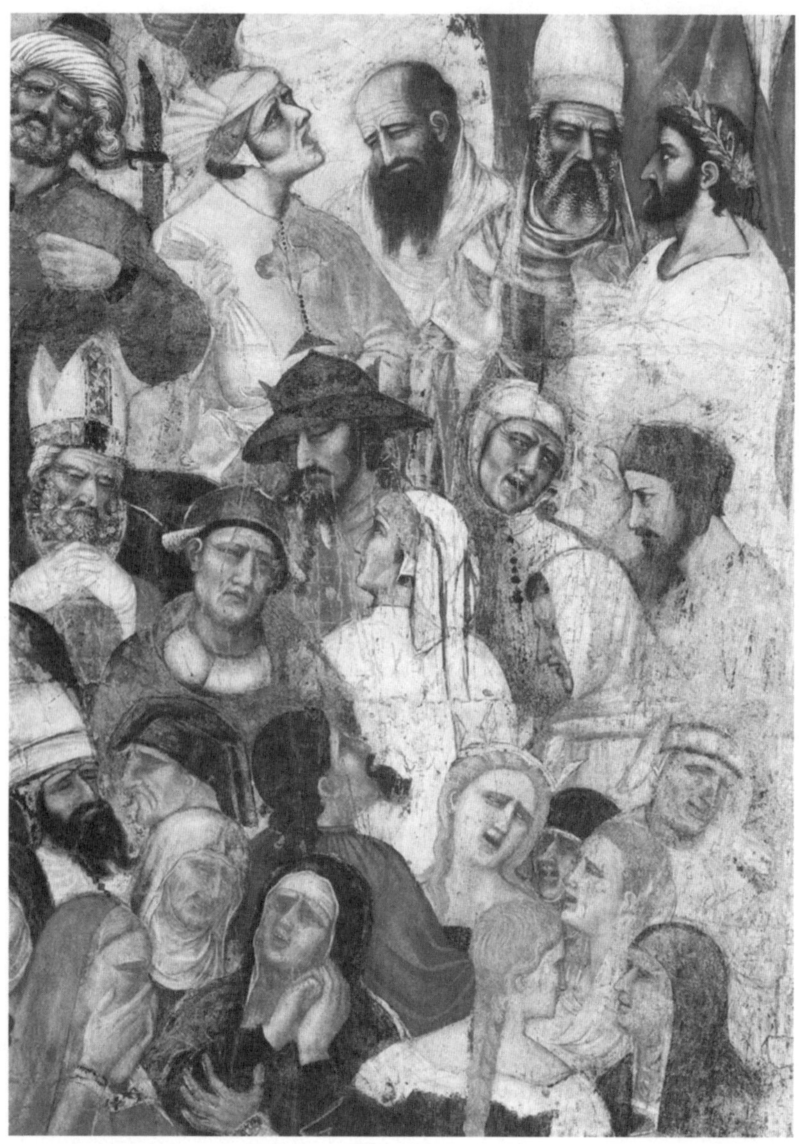

In Himmel und Hölle ist also eine strenge Hierarchie gewahrt. Das war für die Besitzenden wie die Strozzi eine beruhigende Antwort auf das nivellierende Massensterben der Pest. Allerdings ist die neue Ordnung der Ewigkeit nicht dieselbe wie zu Lebzeiten – unter den Verdammten sind auch hohe weltliche und kirchliche Würdenträger.

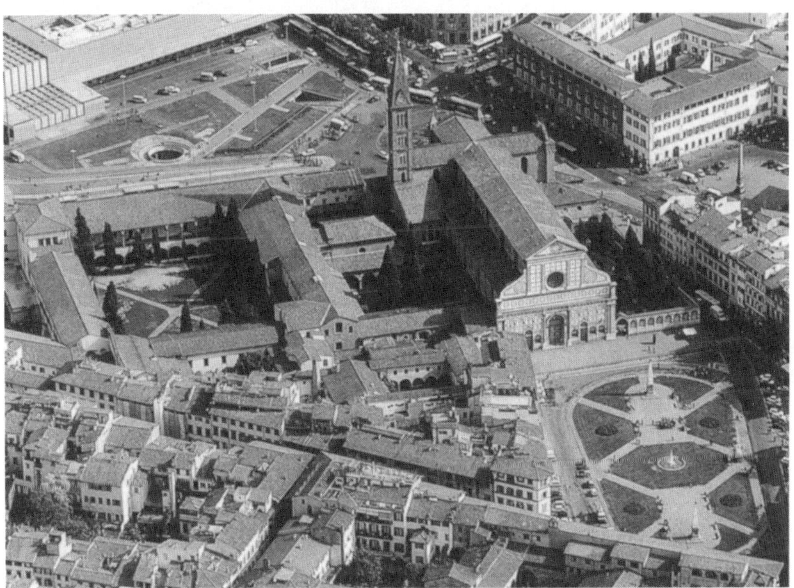

Kirche und Kloster von Santa Maria Novella aus der Vogelperspektive: Hier beschließen die lebenslustigen jungen Damen und Herren, vor der Pest zu fliehen, hier gehen sie nach deren Abklingen wieder auseinander, und hier ist die Verarbeitung des Schreckens in Bildern am intensivsten.

Dass Menschen nach den Verwerfungen durch schwere Krisen Fixpunkte und Orientierungen in einer vermeintlich besseren, über alle Zweifel der Gegenwart erhabenen Tradition suchen, um dadurch die erlebten Schrecknisse, aber auch die eigene Schuld vergessen zu können, scheint eine historische Konstante zu sein, siehe Deutschland nach 1945. Solche Reaktionen sind auch nach der Großen Pest nachweisbar, doch sollte man sie nicht zu pauschal ansetzen. Schließlich liefen die nachweisbaren Reaktionen der einfachen Leute auf das Gegenteil hinaus: Überkommene Autoritäten wurden infrage gestellt, tätige Selbsthilfe wurde aufgewertet. Im Falle der Strozzi und ihrer Kapelle aber lässt sich ein solcher Vergewisserungseffekt belegen.

Die Strozzi, die mit Handels- und Bankgeschäften reich geworden waren, gehörten schon einige Jahrzehnte vor 1348 zum innersten Kreis

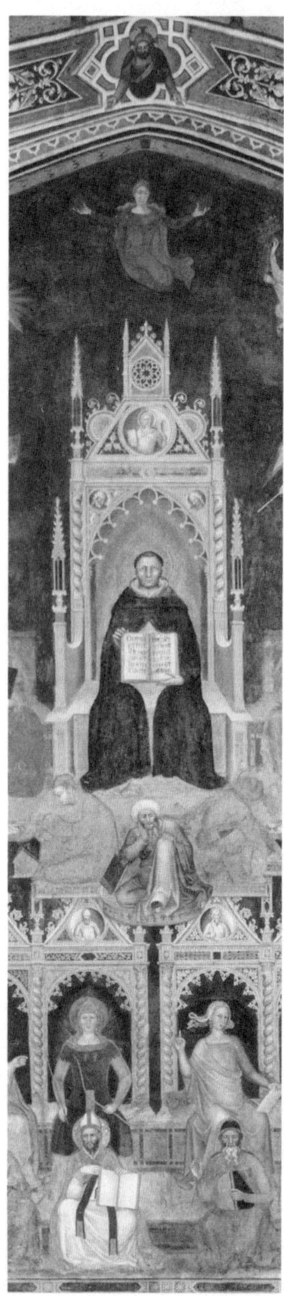

In der Spanischen Kapelle des Klosters Santa Maria Novella malte Andrea di Bonaiuto, genannt Andrea da Firenze, 1365 bis 1368 den Triumph des Dominikanerordens, dem Kirche und Kloster gehörten. Auf dem Fresko der Westwand triumphiert der heilige Thomas von Aquin über die Häretiker (links), gegenüber wird das heilsame Wirken der Predigerbrüder von schwarz-weißen Hunden, den domini canes, symbolisiert (rechts).

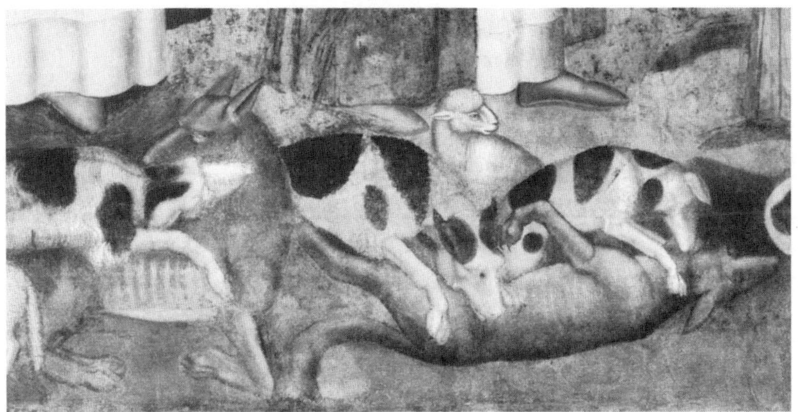

der florentinischen Oligarchie. Das zeigt die Frequenz, mit der sie republikanische Führungsämter bekleideten. Auch sie hatten der Epidemie von 1348 ihren Tribut zu entrichten. Mit Jacopo Strozzi starb der Chef ihrer führenden Kernfamilie den Pesttod. Er liegt in der Kapelle mit den Fresken von Paradies, Fegefeuer und Hölle begraben, zusammen mit später verstorbenen Angehörigen, die hier ebenso exklusiv unter sich bleiben wollten wie als Lebende in ihrem Palast, denn ein weit verbreiteter, theologisch allerdings anrüchiger Glaube besagte, dass die Toten bis zum Jüngsten Gericht unter sich bleiben wollten und Eindringlinge in ihre letzte irdische Ruhestätte als Störenfriede missbilligten, vor allem durch den andersartigen Geruch ihrer Gebeine. Die primäre Botschaft der Kapellenausmalung lautet daher, dass Jacopo wie die anderen Familienmitglieder nach dem Urteilsspruch des Jüngsten Gerichts auf der Seite der Seligen jubilieren würde. Sie besagt somit, dass oben auch nach der Pest oben bleiben würde, im irdischen wie im ewigen Leben. Diese Gewissheit konnte durch das Massensterben vielleicht zeitweise erschüttert werden, vor allem durch die Gleichmacherei des Todes und das freche Auftreten der einfachen Leute danach, doch hier, im Angesicht der Ewigkeit, war die Ordnung ein für alle Mal wiederhergestellt, und zwar für die Ewigkeit. Daran würden auch weitere Erschütterungen nichts ändern können. Die Schlussfolgerungen, die die verschiedenen sozialen Schichten aus der Pest zogen, waren gegensätzlich. Für die einfachen Leute konnten sie lauten: «Jetzt geht alles.» Für die Etablierten musste es stattdessen heißen: Zurück zu den guten alten Verhältnissen. Diese Devise ist in der Grablege der Strozzi dargestellt.

Ähnliche Aussagen verkünden die Fresken, die Andrea di Bonaiuto, alias Andrea da Firenze, ab 1365 in der Spanischen Kapelle des Klosters neben der Basilika Santa Maria Novella malte. Kirche und Kloster gehörten den Dominikanern, dem Lieblingsorden der besitzenden Schichten. Als gelehrte Theologen und wortmächtige Prediger waren die Jünger des heiligen Dominicus sehr häufig als Inquisitoren, also Rechtgläubigkeitswächter, tätig, so auch in Florenz. Diese Aufsicht in ihrer ganzen Bandbreite ist Gegenstand der Bilder. In ihnen sind die Dominikaner als *domini canes*, als «Hunde des Herrn», also als Wach- und Hütehunde der wahren Lehre, dargestellt. Sie umhegen und umschmeicheln mit ihrer schwarz-weißen Fellfärbung, die der Ordenstracht entspricht, die Guten, unter denen die prominenten Ordensmitglieder einen herausgehobenen Platz einnehmen, und umzingeln die Schlechten, die gefährlichsten Irrlehrer der älteren und neueren Zeiten. Die alles beherrschende Gestalt aber ist der heilige Kirchenlehrer Thomas von Aquin, der berühmteste Dominikaner überhaupt. An der Westwand thront er mit der ganzen Autorität des verbindlichen Auslegers der Heiligen Schrift, ja der christlichen Lehre insgesamt, in einem prachtvollen Tabernakel, weit herausgehoben vor allen anderen Heiligen, sogar vor dem Apostelfürsten Petrus und dem Heidenapostel Paulus. Vor Thomas' geistlicher Majestät schrumpfen die Häretiker zu kümmerlichen Gestalten, so dass das Ende aller Irrlehren und damit ein dauerhafter theologischer Friede in Sichtweite ist. Auf der Decke der Kapelle verkünden vier Fresken nicht weniger beruhigende Gewissheiten für Krisenzeiten. In einer Szene fährt Christus im Sturm über das Meer, was den Jüngern Angst macht, bis er über das Wasser wandelt und damit seine Gottessohnschaft bestätigt: eine Parabel über Kleinmütigkeit und Zuspruch in Zeiten der Bedrängnis. Davon erzählen auch die anschließenden Szenen der Auferstehung. Damit hat sich der Kreis der Menschwerdung des Gottessohns geschlossen. Von jetzt an läuft die Zeit zum Jüngsten Gericht ab, dessen Urteil diejenigen, die den «Hunden des Herrn» gehorchen, mit Demut und Ruhe entgegensehen dürfen.

Die Szene der Ketzer-Widerlegung und -Demütigung konnten Betrachter im Florenz der 1360er-Jahre allerdings auch unmittelbar zeitbezogen lesen, war doch jetzt die Zeit der «ammonizioni», der «Verwarnungen» der politisch Suspekten, mit anderen Worten: der Republik-Ketzer, angebrochen. So betrachtet, war die gute Ordnung, die die Dominikaner verteidigten, nicht nur mit der reinen Lehre der Kirche, sondern auch mit der Dominanz der alten Eliten identisch, die diese Vormacht in der aufgewühlten Zeit nach der Pest mühsam verteidigten.

Ghiberti und die Beinahe-Opferung von Florenz

Im Jahr 1400 kehrte die Epidemie ein weiteres Mal nach Florenz zurück, mit verheerenden Wirkungen und zum politisch ungünstigsten Zeitpunkt überhaupt. Die Stadt am Arno sah sich vom übermächtigen Mailand bedroht, ihr Fall schien nur noch eine Frage von Monaten zu sein. Gegen diese scheinbar unabwendbare Kapitulation schrieb Coluccio Salutati, der wortmächtige Kanzler der Republik, geharnischte Traktate. Auch die bildenden Künste sollten ihren Teil dazu beitragen, Patriotismus, Mut und Opferbereitschaft in der erschöpften Stadt zu stärken. Vor allem aber war der Auftrag, um den es hier geht, ein Exvoto: ein Gelöbnis für das Ende der Pest.

Zu diesem Zweck schrieb die Arte di Calimala, die Zunft der reichen Textilproduzenten und -großhändler, einen Wettbewerb für eine neue Bronzetür des florentinischen Baptisteriums aus. An dieser Konkurrenz, einer der ersten dieser Art überhaupt, beteiligte sich alles, was in der Kunst Rang und Namen hatte. In die engste Wahl kamen zwei Probestücke, eines aus der Hand des vierundzwanzigjährigen Goldschmieds, Bildhauers und späteren Stararchitekten Filippo Brunelleschi, das andere von dem ein Jahr jüngeren Goldschmied Lorenzo Ghiberti, der vor der

Epidemie nach Rimini geflohen war. Diesem erkannte die Jury nach intensiven Beratungen schließlich den Preis zu; im November 1403 wurde ein Vertrag mit Ghiberti geschlossen, der ihm ein sehr hohes Honorar zusicherte, solange er am Bronzeportal arbeitete. Diese Tätigkeit erstreckte sich schließlich über gut zwei Jahrzehnte; im April 1424 wurde die Tür mit ihren achtundzwanzig Reliefszenen eingeweiht.

Das Probestück, das die Kandidaten einreichen mussten, hatte die im letzten Moment verhinderte Opferung Isaaks durch seinen Vater Abraham zum Thema, wie sie im 22. Kapitel des ersten Buches Mose erzählt wird. Ghiberti fasst diese in zwei dramatischen Szenen zusammen. Die erste zeigt, wie Abraham seinen Sohn auf den Esel setzt, um zum Opferort aufzubrechen. Dabei kommt es zu einem eindringlichen Blickwechsel: Isaak, der nichts vom Zweck der Reise ahnt, sieht Abraham mit höchster Intensität ins Gesicht, so, als ob er die Lauterkeit der väterlichen Absichten prüfen wolle.

Nach der biblischen Erzählung baute Abraham danach einen Altar, schichtete Holz darüber, fesselte seinen Sohn und legte diesen darauf. Für diese zweite Szene hat sich Ghiberti beträchtliche Freiheiten herausgenommen: Er zeigt Isaak nicht wehrlos auf der Schlachtbank ausgestreckt, sondern knieend wie einen athletischen jungen Heros auf dem Altar. Sein muskulöser Oberkörper federt kraftvoll zurück und versucht so, sich dem Schlachtermesser des Vaters zu entziehen. Das lockige Haupt ist trotzig zurückgeworfen und zum Himmel gerichtet, wo der Engel heranschwebt, der mit segnend ausgestreckter Hand dem grausamen Geschehen Einhalt gebietet. Er kommt keinen Moment zu früh, denn Abraham hat mit grimmiger Miene bereits mit dem Messerarm so energisch ausgeholt, dass der Ärmel seines Gewandes nach oben flattert – in Richtung des Widders, der anstelle Isaaks als Opfer dargebracht werden wird.

Die dramatische Szene zieht den Betrachter unwiderstehlich auf die Seite des kraftvoll Widerstrebenden. So vollzieht man unwillkürlich Isaaks Bewegung vor der sich nähernden Klinge nach, leidet mit ihm, identifiziert sich mit ihm – und empört sich gegen einen Vater, der in blindem Gehorsam einen so unmenschlichen und widersinnigen Befehl

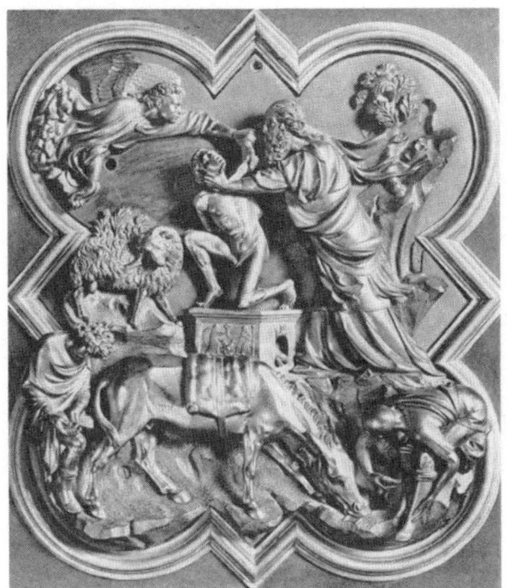

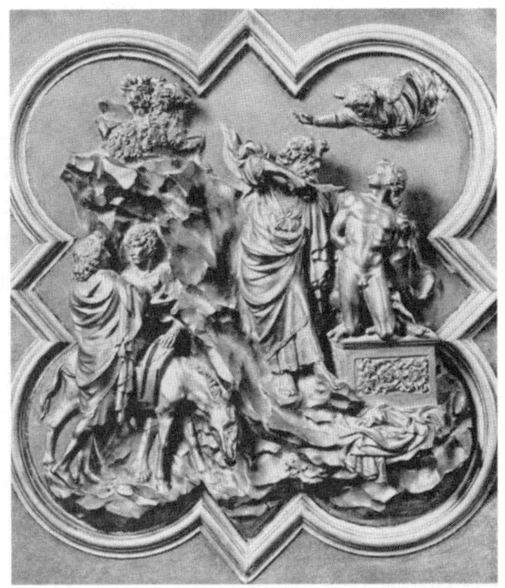

Lorenzo GhibertisProberelief (rechts) trug den Sieg im Wettbewerb um die neue Bronzetür des Florentiner Baptisteriums davon, da sie die zentrale Szene, die von einem Engel im letzten Moment verhinderte Opferung Isaaks durch seinen Vater Abraham, dramatischer und packender darstellt als die seines Konkurrenten Brunelleschi (links). So konnten sich die von einer Pestepidemie heimgesuchten Florentiner mit dem tapferen Knaben bestens identifzieren.

auszuführen bereit ist. In den historischen Zusammenhang übersetzt, lautet die Botschaft des mitreißenden Bronzereliefs somit: Dem Tapferen hilft das Schicksal, gegen fremde Despoten, aber auch gegen die zerstörerische Kraft der Pest, deren Bekämpfung die Bronzetür ja ihre Existenz verdankt. Damit sind die Rollen eindeutig verteilt: Isaak ist Florenz, auf das 1401 kein politischer Beobachter mehr einen Pfifferling gesetzt hätte, und Abraham steht für das übermächtige Mailand und seinen «Tyrannen» Gian Galeazzo Visconti. Dass dieser schon im Jahr darauf mit einundfünfzig Jahren plötzlich starb, nach heutiger Diagnose wohl eher an Malaria als an einem verspäteten Aufflackern der Pest, wie die Florentiner glaubten oder hofften, verlieh Ghibertis Vergegenwärtigung des biblisch-zeitgenössischen Geschehens im Nachhinein das Siegel hoher Authentizität.

Der Widerstand gegen ein scheinbar übermächtiges Schicksal, den Ghibertis frühes Meisterstück so eindrucksvoll veranschaulicht, richtet

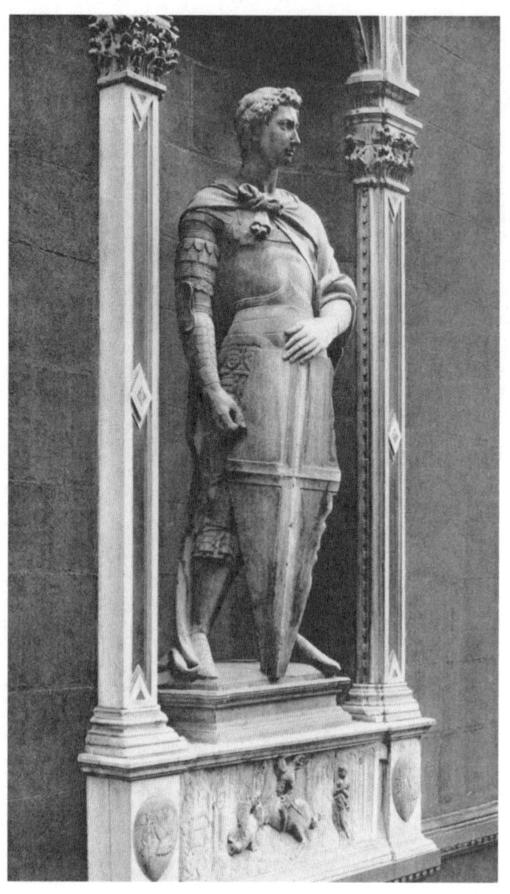

Mit Donatellos frühen Statuen hält ein neues, optimistisches Menschenbild in der Plastik Einzug. Der edle Ritter Georg hat im Relief unter seinen Füßen den Drachen bezwungen und ist mit stolzer Selbstbeherrschung allzeit bereit, Florenz vor neuer Unbill zu schützen. Die Erfahrung des Massensterbens hat in der Kunst die Schönheit des Diesseits aufgewertet.

sich gegen alle Kräfte, die den Menschen seiner Selbstbestimmung berauben und unterjochen. So stimmt die Botschaft des Bronzereliefs voll und ganz mit Coluccio Salutatis hochtönenden republikanischen Manifesten und Leonardo Brunis Hohelied auf Florenz als Hort der Freiheit und Gerechtigkeit überein, auch wenn ausgeschlossen werden kann, dass der junge Goldschmied Ghiberti diese gelehrten lateinischen Texte gelesen hat.

Dasselbe gilt für seinen acht Jahre jüngeren Bildhauerkollegen Donatello, der aus einem extrem «bildungsfernen» Unterschichtmilieu stammte und ein Jahrzehnt später mit den Statuen des David und des heiligen Georg die plastischen Pendants zum Isaak der Baptisteriumspforten meißelte: selbstbewusste junge Männer voller Tatendrang, der David obendrein mit seiner gerade noch gebändigten Aggressivität, wie aus dem täglichen Leben gegriffen.

Herrschte in diesen Stilwende-Jahrzehnten am Arno also eine veränderte Haltung zum Dasein, erfüllt von Optimismus, angetrieben von Lust auf alles Neue, experimentierfreudig, hoffnungsfroh, zukunftsgläubig? Zieht man die schriftlichen Zeugnisse heran, ergibt sich genau der umgekehrte Eindruck: Ein halbes Jahrhundert nach dem ersten Auftreten der Pest war vom Geist der Autoritätendämmerung, der Aufmüpfigkeit und Selbsthilfe in breiten Kreisen nichts mehr zu spüren. Solche Regungen waren durch die geballte Gegenwehr der fester denn je im Sattel sitzendenden Oberschichten und durch die monotonen Wiederholungen des Massensterbens in der Zwischenzeit erloschen. Niedergangsstimmung, Verfallsklagen, Angst vor der nächsten Katastrophe und Resignation herrschten vor. Selbsternannte Rettergestalten wie Cosimo de' Medici waren im Aufwind.

Die «Renaissance» als ganzheitlicher Aufbruch neuer Menschen in eine schöne neue Welt ist eine Erfindung von Historikern, die die Botschaft der Kunstwerke mit dem Lebensgefühl der Zeitgenossen gleichsetzt. Stattdessen ist hier von einer ausgeprägten Gegenläufigkeit auszugehen. Ein optimistischeres Bild vom Menschen, seinen Fähigkeiten, sich mithilfe der göttlichen Gnade zum Guten und Schönen zu wenden und so stetig weiter zu vervollkommnen, entwickelte nur eine kleine intellektuelle und kreative Elite aus Gelehrten, Literaten und Künstlern. Für die große Mehrheit der angeblichen «Renaissancemenschen» aber herrschen in einem grauen und stets ungesicherten Diesseits Angst, Elend, Hunger und Hoffnung auf ein besseres Jenseits vor. Vor diesem Hintergrund gehen die Mächtigen daran, ihre Dominanz mit der Macht der schönen neuen Bilder zu zementieren; und die Künstler, die ihnen dabei zu Diensten stehen, beschwören mit ihren revolutionär erweiterten Stilmitteln, vor allem mit der jetzt erschlossenen Zentralperspektive, ein Lebensgefühl, das auch eine Reaktion auf die Verheerungen der Epidemie ist und sich in der humanistischen Elitenkultur stetig weiterentwickeln sollte.

8. Kinder der Pest: Die Heilige und der Kapitalist

Caterina da Siena: Ein Frauenleben im Zeichen der Pest

Die Erschütterungen und Verwerfungen der Pest konnten vorher verschlossene Wege öffnen. Seit den fernen Zeiten der «Pornokratie» des zehnten Jahrhunderts, in der römische Aristokratinnen ihre Liebhaber und Söhne zu Päpsten erheben ließen, hatten Frauen im Umkreis der Kurie kaum noch eine Rolle gespielt. Das änderte sich vierhundert Jahre später schlagartig. So trat die schwedische Hochadlige Birgitta, die über ihre Mutter mit dem schwedischen Königshaus verwandt war, schon vor dem Einbruch der großen Pest als gewichtige politische Ratgeberin in ihrer Heimat auf. Sie war selbstbewusst genug, Papst Clemens VI. zu tadeln und zu ermahnen, nach Rom zurückzukehren. 1349, auf dem Höhepunkt der europäischen Epidemie, zog sie selbst nach Rom, wo sie als Kloster- und Ordensgründerin wirkte. Von hier aus versuchte sie weiterhin durch ihre Korrespondenz mit Kaiser und Papst Einfluss auf die große (Kirchen-)Politik zu nehmen und gewann dabei nicht nur Gehör, sondern auch großen Respekt. Diese Hochschätzung spiegelt sich in ihrer Heiligsprechung im Jahr 1391, keine zwanzig Jahre nach ihrem Tod, durch Papst Bonifaz IX., den zweiten römischen Papst in der Zeit des Schismas zwischen Rom und Avignon. Dass Birgitta mit ihren Visionen und Aufrufen das Ohr der Mächtigen fand, hängt sicher mit ihrer vornehmen Herkunft zusammen, doch dürfte auch der «Pest-Faktor» eine Rolle spielen. Nach so schweren Erschütterungen, auch der höchsten Autoritäten, war die Bereitschaft, rettende Botschaften aus ungewohntem Munde aufzunehmen und zu beherzigen, zweifellos gewachsen.

Ganz allein durch die Umbrüche der Pest ist dagegen die Karriere der

Caterina di Jacopo di Benincasa zu erklären. Sie wurde um 1347, ein Jahr vor der Pest, als eines der letzten von fünfundzwanzig Kindern eines Färbers in Siena geboren – also in einem sozialen Milieu, das schlechte Chancen hatte, das Wüten der Seuche zu überleben. Als Tochter eines kleinen Handwerkers hatte Caterina keinerlei Aussichten auf höhere Bildung. Des Schreibens war sie daher nur begrenzt mächtig, die Gelehrtensprache Latein hat sie nie gelernt. Bei ihrem frühen Tod im Jahr 1380 aber war sie als von Gott berufene Ratgeberin der Mächtigen und als Visionärin im Rufe der Heiligkeit weithin berühmt. Sie hinterließ einen – diktierten – *Dialog über die göttliche Vorsehung* sowie nahezu vierhundert Briefe, von denen nicht wenige an Päpste und weltliche Herrscher gerichtet sind.

1461 sprach Papst Pius II. die Färberstochter heilig. Dieser Akt war ein Geschenk des Pontifex an den Ursprungsort seiner adeligen Familie und sollte ein Geschäft auf Gegenseitigkeit einleiten: Als Gegenleistung für diese Kanonisation, die dem Ansehen der Stadt Siena zugutekam, erwartete Pius II. mehr Rechte für die sienesischen Aristokraten, die damals von der Macht ferngehalten wurden. Das Nachleben der Heiligen zeigt sich also eng in die politischen Händel der Zeit verwoben.

Aber auch ihr Leben war politisch. Caterinas unerschütterliches Selbst- und Sendungsbewusstsein kumulierte im Glauben an eine vierfache Berufung: die Kirche insgesamt zu erneuern, einen Kreuzzug gegen die «Ungläubigen» im Heiligen Land zustande zu bringen, den Papst nach Rom zurückzuführen und schließlich, nach der Spaltung der Kirche in einen römischen und einen avignonesischen Papst, die Legitimität des wahren Stellvertreters Christi nachzuweisen und die Christenheit damit aus der quälenden Ungewissheit darüber zu erlösen, wer ihr das ewige Heil vermitteln konnte.

Dieser selbsterteilten Mission lag das Bewusstsein einer persönlichen Erwähltheit zugrunde, wie es im Jahrhundert nach der Pest in auffälliger Häufung anzutreffen ist. Päpsten wie Calixtus III. Borgia, Pius II. Piccolomini und Sixtus IV. della Rovere soll schon in jungen Jahren der Pontifikat geweissagt worden sein, vorzugsweise von späteren Heiligen, im Falle Calixtus' III. zum Beispiel durch den dominikanischen Bußprediger Vicente Ferrer. Die Überzeugung, dass die Vorsehung ungewöhnliche

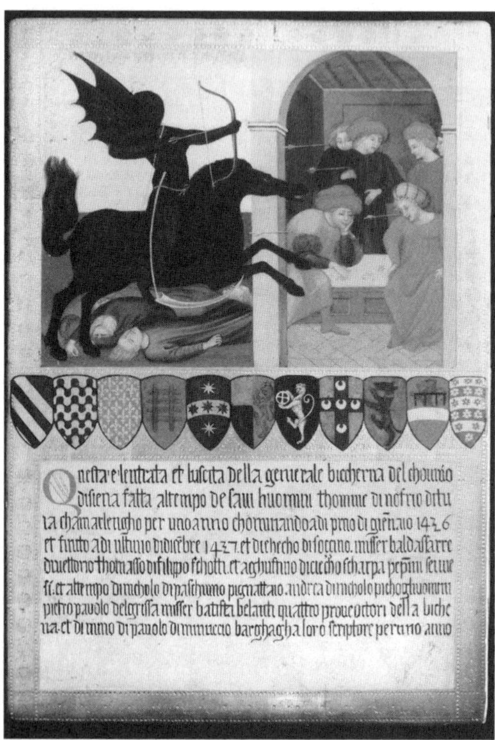

Bilder mit direktem Bezug auf die Pest sind selten, besonders in Italien, wo das Grauen des Massensterbens kaum ein Thema der Kunst ist. Eine Ausnahme ist Giovanni di Paolos Bild, das die Seuche durch einen geflügelten schwarzen Reiter auf einem Rappen symbolisiert, der mit seinem gespannten Bogen tödliche Pfeile abschießt. Wie die Figuren am Zahltisch andeuten, diente das 1437 entstandene Bild als Einband eines Registerbandes, in dem die Steuerbehörde der Republik Siena ihre – durch die Pest stark verminderten – Einnahmen notierte. Unter den Wappen, die die Szene säumen, sind auch die Halbmonde der Familie Piccolomini zu sehen.

Wege einschlug und auch diejenigen zu höchsten Würden emportrug, die nach ihrer Geburt nicht dazu prädestiniert waren, dürfte sich durch die Folgen der Pest, die solche unerwarteten Aufstiege in großer Zahl herbeiführte, verbreitet und gefestigt haben. Natürlich musste sich diese Erwählung in den verschiedenen Stadien des Lebens durch weitere Zeichen und bestandene Prüfungen bestätigen; die Lebensgeschichte der Caterina da Siena ist reich an beidem.

Zu ihrer Vita gibt es vier grundverschiedene Quellentypen. Der ausführlichste erzählende Bericht ist die *Große Legende (Legenda maior)*. Er ist, wie der Titel anzeigt, keine einfache Biographie, sondern eine nach ihrem Tod verfasste Hagiographie, also eine Heiligengeschichte, die von

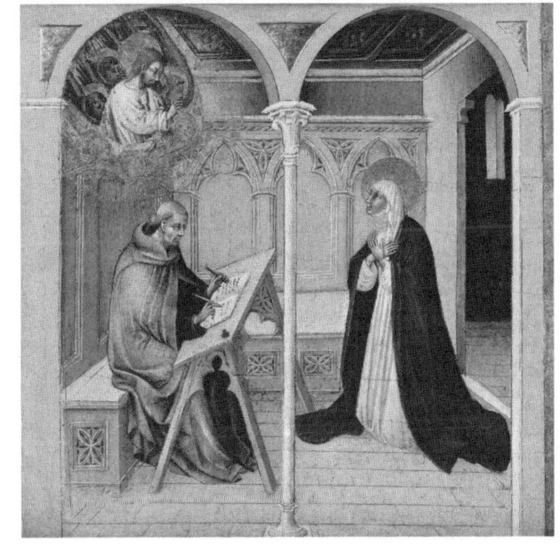

Caterina da Siena beim Diktat ihres theologischen Hauptwerks, des Dialogo. Ihr Landsmann Giovanni di Paolo zeigt die Färberstochter, die nach der Legende die Pest gleich mehrfach bezwang, um 1461 mit dem Nimbus der Heiligen, den ihr im selben Jahr die Kanonisation durch Papst Pius II. Piccolomini verlieh.

der Gewissheit ihrer Heiligkeit ausgeht und als Basis für ihre künftige Heiligsprechung dienen soll. Dazu kommen Caterinas eigene Texte, vor allem die Briefe, die über wichtige Lebensstationen Auskunft geben, sowie Zeugnisse über sie von dritter Hand, die in der Regel ebenfalls als Material für die Kanonisation gesammelt wurden, und schließlich nüchterne Notizen zu Reisen, Quartieren und Unterredungen mit einflussreichen Persönlichkeiten. Der bei Weitem größte Teil dieser Überlieferung aber ist «Legende». Darum lässt sich zwar keine faktengenaue Biographie der Heiligen rekonstruieren, wohl aber nachvollziehen, wie aus einer Frau der unteren Mittelschicht eine verehrte Mystikerin, eine Wundertäterin, eine Ratgeberin der europäischen Politik und eben eine Heilige wurde.

Alles begann, folgt man der *Großen Legende*, früh, im zarten Alter von sechs Jahren, mit einer Christus-Vision und dem daran anschließenden Gelöbnis, ein asketisches Leben zu führen. Die Fama, dass im Handwerkerviertel von Siena eine Mystikerin heranwuchs, machte schnell die Runde, denn Caterina berichtete ausgiebig von ihrem inneren Erleben, und zwar in einer volkstümlichen, packenden Sprache. Schnell scharte sie einen Kreis um sich, ihre «Familie», von der sie «Mamma» genannt wurde, und früh trat sie dem Laienorden der Dominikaner-Tertiarinnen bei, der eigentlich nur für würdige Witwen vorgesehen war. Durch ihre Zirkelbildung zog sie die Aufmerksamkeit der höheren kirchlichen Stellen auf sich. So wurde sie vor ein Generalkapitel der Dominikaner zitiert, das ihre Lehre – Nächstenliebe, Buße, Vertrauen auf den Papst – approbierte, sie aber zugleich durch die Beiordnung eines «geistlichen Leiters» zu kontrollieren versuchte. In diese Position wurde der Dominikaner Raimondo da Capua berufen, der von jetzt an als ihr Patronagemakler und «Manager» agierte und später zu ihrem Biographen wurde. Er vermittelte Kontakte zu den höheren kirchlichen Autoritäten, so dass 1370 Caterinas politische Karriere begann. So schrieb die Tertiarin aus Siena an Papst Gregor XI., um ihn zum «Kreuzzug» und zur Rückkehr nach Rom zu bewegen – und der Pontifex wandte sich an sie.

Die Kirchenführung hatte also erkannt, wie ihr die wortgewaltige Laienpredigerin nützlich sein konnte. Ihr Auftrag lautete: ein umfangreiches Gebet für den Papst und die Kirche zu verfassen. Damit zeichnete sich eine Interessengemeinschaft, ja eine regelrechte Symbiose ab. Als derselbe Papst einige Jahre später nach kurzem Rom-Aufenthalt an die Rhone zurückkehrte, reiste auch Caterina dorthin und machte ihm schwere Vorhaltungen. Danach war sie eine Zeitlang an der Kurie Persona non grata.

Kurz zuvor aber hatte Caterina im Siena des Jahres 1374, glaubt man dem frommen Zeugnis ihres Biographen Fra Raimondo, die Feuerprobe, oder besser: die Pestprobe, bestanden, und das gleich mehrfach: «Da stellte sich die heilige Jungfrau, in deren Brust der Herr wohnte, beim Kranken ein und gebot dem Fieber und der Pest zu verschwinden, und ohne irgendein körperliches Heilmittel verließen diese Anzeichen den Patienten Matteo, der sich sogleich erhob und mit uns Gemüse und Zwiebeln aß, ohne davon Schaden zu nehmen.»[14] Danach war ein an der Pest erkrankter Einsiedler an der Reihe: «Als Caterina das hörte, ließ sie ihn aus der kleinen Zelle oder Einsiedelei, wo er außerhalb der Stadt lebte, in die Casa della Misericordia (= «Haus des Mitleids», Caterinas sienesisches Wirkungszentrum) bringen, besuchte ihn selbst mit ihren Begleiterinnen, ordnete alles zur Pflege des Kranken Notwendige an und flüsterte ihm schließlich ins Ohr: Hab keine Angst, so krank du auch bist, du wirst dieses Mal nicht sterben.»[15] Doch nach Heilung sah es nicht aus, im Gegenteil: Der Kranke wurde immer hinfälliger und stand an der Schwelle des Todes. Starb er, war Caterinas Ruf als künftige Heilige ruiniert. Als er seine Seele vollends auszuhauchen schien, rief sie ihm zu: Ich befehle dir, nicht zu sterben! Und der Eremit wurde wieder gesund. Caterina hatte «die Operationen der Natur besiegt», wie die hagiographische Biographie festhielt.[16]

Der dramatischste Bericht über Caterinas Pestwunder stammt von Fra Raimondo selbst, ist folglich in Ichform verfasst und als solcher ein Unikat der Überlieferung: «Eines Nachts wollte ich nach kurzer Ruhe aufstehen, um die Laudes zu feiern; da fühlte ich in der Leistengegend starken Schmerz, und als ich die Stelle mit der Hand anfasste, fühlte ich die Schwellung. Und darüber erschrak ich sehr, wagte nicht aufzustehen und bereitete mich auf den Tod vor. Da bald der Tag anbrach, wollte ich die heilige Jungfrau treffen, bevor sich die Krankheit verschlimmerte. Danach stellte sich das Fieber und der Kopfschmerz ein, wie üblich bei dieser Krankheit. Und obwohl ich erschöpft war, bemühte ich mich, die Laudes zu Ende zu feiern.»[17] Danach schleppte sich der Todkranke zu Caterinas Haus, wo er längere Zeit auf sie warten musste. Endlich kam sie, legte ihm ihre Hand auf den Kopf, betete stumm, war entrückt: «Ich aber hatte das Gefühl, als würde mir aus jedem Körperteil etwas herausgezogen, wie mit Gewalt, und ich begann, mich besser zu fühlen.»[18]

Die Kunde von diesen Heilungen machte rasch die Runde, und so war der Ruf der Wundertäterin etabliert; vollendet wurde er kurz darauf von den Stigmen – den Wundmalen Christi –, die allerdings für andere nicht sichtbar waren. In den sechs Lebensjahren, die ihr jetzt noch blieben, dehnte sich Caterinas Wirkungsradius immer weiter aus. Parallel dazu wuchs ihr Sendungsbewusstsein, wie zahlreiche Briefe an die Mächtigen Europas und an die Päpste belegen, die sie allesamt als ihre Kinder anredete. Zu verkünden hatte sie ihnen einfache Botschaften, die in eindrucksvolle Bilder gekleidet sind: Der Mensch hat einen freien Willen, mit dem er die Kräfte des Bösen in sich selbst und in der Welt bekämpfen kann – vorausgesetzt, er nutzt die Gnade, die ihm Gott anbietet. Diese Gnade, die durch den Opfertod Christi in die Welt gekommen ist, hilft ihm, die verfluchte Selbstsucht, Quelle aller Übel, zu besiegen. Durch die

Liebe zum Erlöser verwandelt sich der Egoismus des Menschen in tätige Nächstenliebe.

Als sie 1380 mit dreiunddreißig Jahren starb, also im selben Alter wie der Überlieferung nach Christus, war sie mit ihren Großprojekten gescheitert. Die Kirche war nicht reformiert, der Kreuzzug eine Chimäre, ein Papst war zwar in Rom, doch ein zweiter residierte in Avignon, und der römische Papst, für dessen Legitimität sie all ihre Autorität in die Waagschale geworfen hatte, verlor stetig an Ansehen. Caterinas Ruf aber wuchs immer weiter. 1939, vierhundertachtundsiebzig Jahre nach ihrer Heiligsprechung, wurde sie zur Patronin Italiens, 1970 zur Kirchenlehrerin, 1999 zusammen mit Birgitta von Schweden und Edith Stein zur Patronin Europas erhoben – ein Frauenschicksal im Zeitalter und Zeichen der Pest, undenkbar ohne die Pest und die von ihr erzeugte Legendenbildung.

Francesco Datini: Ein Leben in Angst und Reichtum

Caterina da Siena fand in der Treibsandzeit der Pestepidemien Halt und Gewissheit im Glauben an Christus und an sich selbst, an ihre Berufung und an ihre Mission. Francesco di Marco Datini hingegen glaubte nur an zwei Dinge, die so nicht in der Bibel standen: an die grenzenlose Bösartigkeit des Menschen und an die alles beherrschende Macht des Geldes. Am Ende hatte er davon mehr als jeder andere Mensch, aber Erlösung fand er in seinem Reichtum nicht. Im Gegensatz zu Caterinas Leben lässt sich seine Vita mit gesicherten Fakten detailliert rekonstruieren. In einem ihm allein gewidmeten Archiv in seinem Heimatort Prato lagern mehr als einhundertvierzigtausend seiner Geschäftsbriefe und über fünfhundert Rechnungsbücher. Das Material war für Jahrhunderte unter einer Treppe eingemauert und wird die historische Zunft noch Jahrzehnte beschäftigen. Sechshundertzehn Jahre nach seinem Tod ist von seinem immensen Reichtum immer noch viel vorhanden: Eine von Datini selbst gegründete Stiftung kümmert sich bis heute um die Armen von Prato und fördert

Kunst, Wissenschaft und Restaurierungen. Das international renommierte Institut für Wirtschaftsgeschichte in Prato trägt Datinis Namen, und seine Statue prangt inmitten seiner Heimatstadt.

Der Ausgangspunkt dieser einzigartigen Lebensgeschichte ist die Pest. Francesco di Marco Datini wurde um 1335 als Sohn eines Gastwirts geboren, den die Quellen als arm bezeichnen. Armut ist denn auch das Gespenst, das durch das ganze Leben des künftigen Großkapitalisten geistert. 1348, mit dreizehn Jahren, verlor er durch die Große Pest kurz nacheinander Vater und Mutter und erbte Grundbesitz im Wert von fünfzig *fiorini*, etwas mehr als einem Handwerker-Jahresverdienst. Mit diesem Erbe hätte Datini eine neue Taverne aufmachen und in Prato ein bescheidenes Mittelstandsleben führen können. Doch ein so geringes Kapital bot keinerlei Sicherheiten gegen die Angst vor Armut und Verlassenheit. Und so machte sich der Waisenknabe mit fünfzehn Jahren auf den Weg in die große weite Welt, wo das Geld darauf wartete, von einem klugen Geschäftsmann wie ihm abgeholt zu werden. Die besten Aussichten dafür taten sich in Avignon auf, wo der Papst und die Kurie residierten. Dort ließ sich Datini zwischen 1350 bis 1375 nieder, und dort entfaltete er sein Talent, das auf seine Art nicht weniger einzigartig war als die Begabungen der Humanisten und bildenden Künstler, die sich an der Rhone um Gunst und Aufträge der Mächtigen bemühten. Es bestand darin, mit untrüglichem Scharfblick zu erkennen, welche Waren von zeitloser Aktualität waren und deshalb dem, der sie zum richtigen Zeitpunkt und zum richtigen Preis anbot, immerwährende Profite einbringen würden. Zu diesem Zweck musste man hellsichtig erkennen, wie man den Einkaufspreis für die zur Produktion solcher Güter nötigen Rohstoffe niedrig und dadurch die bei deren Verkauf zu erzielende Gewinnspanne hoch halten konnte. Diesen kühl kalkulierenden Blick hatte der junge Mann aus Prato wie kein zweiter. Alles, was er in seinem langen Leben anschaute und anfasste, sah er mit dem dazugehörigen Geldwert, und stets zog er den optimalen Mehrwert aus der Vermarktung.

Seine ersten Geschäfte machte Datini in Avignon mit Waffen und Kriegsgerät aller Art. Krieg, so seine nüchterne Kalkulation, würde es aufgrund von Neid und Habsucht der Menschen immer geben, nach den

Erschütterungen der Pestzeit sogar mehr denn je. Das Geschäft des Tötens blühte jetzt ja wie nie zuvor – Päpste, Könige und Söldnerführer hatten unbegrenzten Bedarf an Menschen- und Menschenvernichtungsmaterial. Letzteres lieferte Datini an alle Seiten, ohne besondere Vorlieben und ohne Skrupel. Speziell der Krieg zwischen England und Frankreich, der am Ende mehr als hundert Jahre dauern sollte, war eine immerwährende Absatzgarantie, ebenso wie die zahlreichen Konflikte auf der italienischen Halbinsel, die von der Firma Datini ebenfalls reichlich alimentiert wurden. Um die Gewinnspanne zu vergrößern, produzierte er Eisen und Kupfer selbst. So kamen zu seinen Waffenfabriken immer mehr Anteile an Bergwerken hinzu.

Die Menschen wollten jedoch nicht nur töten, sondern auch ihre Seele retten. So erweiterte der kluge Geschäftsmann Datini seine florierende Firma um eine weitere Sparte: den Handel mit frommen Bildern, speziell für Andachtszwecke, und weitere Devotionalien, die die Reisenden nach ihrem Besuch in der Stadt des Papstes als Andenken mit nach Hause nahmen. Ein weiterer Geschäftszweig, der nach menschlichem Ermessen nie versiegen würde, war der Lebensmittelhandel. Und wenn man schon Wein aufkaufte und weiterverkaufte, bot es sich an, diesen auch gewinnträchtig an die Endverbraucher zu bringen – der Sohn des Gastwirts wurde so der Inhaber einer Ausschankkette.

Nach zehn Jahren, im Alter von fünfundzwanzig, besaß das Pestwaisenkind ein ansehnliches Firmengeflecht, doch der große Sprung nach vorne stand noch bevor. So eröffnete Datini einige Jahre später eine «Wechselstube» in Avignon. Dahinter verbarg sich eine Bank, die Geld verlieh, aber wegen des kirchlichen Verbots des gewerbsmäßigen Geldverleihs nicht so heißen durfte. Dieses Verdikt hinderte die Päpste und die Kardinäle allerdings nicht daran, selbst zu den größten Kreditnehmern zu werden, wovon Datini kräftig profitierte – weitere «Wechselstuben» erwirtschafteten hohe Gewinne.

Die Pest hatte vielen Menschen die Augen geöffnet und den Blick auf den Menschen geschärft, und was sich dabei zeigte, war kein Ebenbild Gottes, sondern ein Abgrund an List, Eigennutz und Zerstörungslust. Zu dieser Erkenntnis kam auch Datini, ebenso wie die ein gutes Jahrzehnt jüngere Caterina da Siena. Doch die Schlüsse, die die beiden «Pestkinder» daraus zogen, fielen ganz unterschiedlich aus. Die Heilige setzte auf die Gnade Gottes, die das Böse im Menschen in Nächstenliebe verwandelte, der Großunternehmer Datini hingegen zog daraus den Schluss, dass allein umfassendes Misstrauen Erfolg garantierte. Die Welt war für Datini voller Neider, die nur darauf lauerten, ihm sein sauer verdientes Geld wieder abzujagen und ihn dorthin zurückzustoßen, wo er angefangen hatte: in Armut und Verlassenheit. Aus dieser Urangst des verwaisten Fünfzehnjährigen erwuchs ein wahrhaft monströser Geiz, der so einzigartig dasteht wie der geschäftliche Erfolg, den er begleitete und aus dem er hervorging: Je reicher Datini wurde, desto grausamer wurde er von der Furcht gepeinigt, alles wieder zu verlieren; und um diese immer wieder auflodernde Panik zu bekämpfen, überwachte er alle Ausgaben in seiner Firma und in seinem Haus mit Argusaugen. Wenn in einem Haushaltsinventar auch nur ein alter Stofffetzen fehlte, waren tagelange Suchaktionen angesagt.

Als um die Mitte der 1370er-Jahre absehbar wurde, dass es mit Avignon als Sitz des Papstes demnächst ein Ende haben würde, liquidierte Datini, was sich günstig zu Geld machen ließ, und zog nach Florenz um, wo sich seine Firma binnen Kurzem zu einem wirklichen Weltunternehmen entwickelte. Vom Schwarzen Meer über Alessandria in Nordafrika, Valencia und Mallorca zog er in seinem Kontor seine Fäden, ohne jemals einen einzigen aus der Hand zu geben. Dabei erweiterte er sein Angebot um Gewürze, Getreide und menschliche Handelsgüter. Der Ankauf und Verkauf von Sklavinnen und Sklaven aus Afrika erwies sich als besonders profitabel. Gewissensbisse kannte Datini nicht, genauso wenig wie die florentinische Oberschicht, die ihm diese «Ware» teuer bezahlte.

So souverän der alternde Großhändler auch von Florenz und in seinen letzten Lebensjahren von Prato aus agierte, so hatte er neben seinem pathologischen Geiz doch eine zweite Schwachstelle: Er investierte nicht in nützliche Netzwerke, weil er nicht an die Loyalität glaubte, die durch Geld und gemeinsame Interessen hervorgebracht wird. Die fehlenden Investitionen in soziale Beziehungen rächten sich regelmäßig, ohne dass der Leidtragende daraus klug wurde. So war der reichste Mann seiner

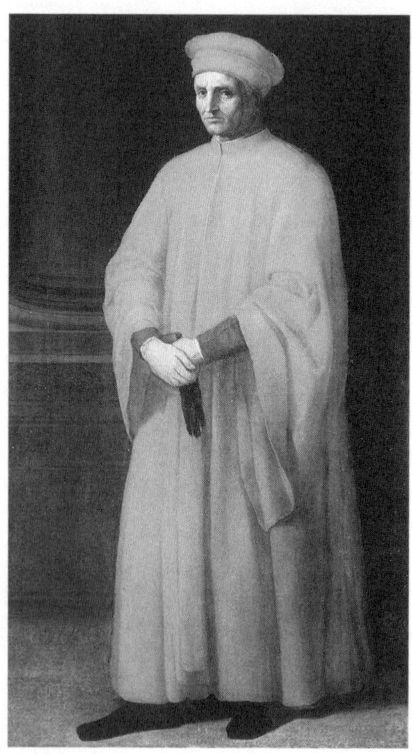

Das Gemälde Alessandro Alloris zeigt, wie sich seine Mitbürger Francesco Datini zweihundert Jahre nach seiner Lebenszeit vorstellten. Das Bild sollte die Erinnerung an den weltumspannenden Kaufmann zum Ruhme Pratos am Leben halten, doch traf der Maler mit dem mürrisch-defensiven Gesichtsausdruck des Porträts die Wesenszüge des Dargestellten besser, als es seinen Auftraggebern lieb sein konnte.

Zeit an seinem Wirkungsort auf groteske Weise ungeschützt, wenn öffentliche Untersuchungen in Sachen Steuergerechtigkeit angesagt waren; während die anderen ihre Hinterziehungen mithilfe bestochener Steuerbeamter mühelos vertuschen konnten, musste Datini dafür peinliche Bußgelder bezahlen. Und wenn es zum Prozess wegen ausstehender Gehaltszahlungen an ehemalige Teilhaber kam, wurde er unweigerlich zur Leistung überzogener Entschädigungen verdonnert. Für das Florentiner Establishment war er der Prototyp des hässlichen Pest-Gewinnlers schlechthin. Da man ihm geschäftlich nichts anhaben konnte, genoss man umso mehr die juristischen und politischen Demütigungen, die man ihm zufügen konnte.

Eine einzige der Investitionen, die der alternde Tycoon tätigte, entwickelte sich anders als von ihm vorgesehen: die Ehe mit seiner fünfundzwanzig Jahre jüngeren Frau Margherita. Damit sich das Geld, das sie kostete, rentierte, sollte sie nicht nur im Haushalt, sondern auch als Hilfskraft in seinem Büro dienen, und dazu musste sie lesen und schreiben lernen. Mit dieser forcierten Alphabetisierung stellte sich jedoch ein Prozess der Emanzipation ein, den Datini absolut nicht goutierte: Madonna Margherita schrieb jetzt nicht nur Geschäftsbriefe, sondern korrespondierte, so sein Dauervorwurf, mit Gott und der Welt und vergeudete dadurch wertvolle Ressourcen. Als der reiche alte Mann mit fünfundsiebzig sein Ende nahen fühlte, richtete er die Stiftung ein, mit deren ehernen Regeln er über den Tod hinaus die Verfügung über sein immenses Vermögen behielt – bis heute. Trotzdem starb er mit der Welt und mit Gott gänzlich unversöhnt. Am Ende stand sogar ein vernichtendes Fazit: was für ein Hundeleben, kaum eine Nacht mehr als vier Stunden geschlafen, stets von der Angst vor der Armut gepeinigt!

Die Erfahrung der Pest, deren sämtliche Wellen Datini überlebte, hatte ihn eine große Wahrheit gelehrt: Geld regiert die Welt, ohne Geld bist du verloren. Dass dieses Geld erst zu einem lebenswerten Leben führte, wenn man es in Lebensgenuss und sozialen Status investierte, verschloss sich ihm lebenslang. So wurde aus Pest Angst, aus Angst Reichtum und aus Reichtum wiederum Angst.

EPILOG

Alte Gewissheiten und neue Hoffnungen

Wer im Sommer 2020 Feuilletons, Kommentare von Theologen und Philosophen, Einschätzungen von Ökonomen und Futurologen las, musste den Eindruck gewinnen, dass «nach Corona» alles anders wird, ja werden muss. Dabei schwankten die Vorhersagen zwischen ganz hell und ganz düster. Die einen glaubten, die Stunde einer endlich ökologisch ausgerichteten Volkswirtschaft sei angebrochen, die alle Möglichkeiten der Digitalisierung nutzt, um Arbeit und Alltag menschen- und klimafreundlicher zu gestalten, manche meinten sogar, am Horizont die Morgendämmerung eines neuen Menschen zu erkennen, der im Widerstreit von «Haben oder Sein» endlich das Wesentliche erkennt. Andere malten Schreckensvisionen an die Wand, die von einer rechtspopulistischen Gesellschaft und Regierung bis zu einem App-gesteuerten Überwachungsstaat chinesischer Provenienz reichten.

Betrachtet man die Gegenwart nicht isoliert, sondern als schnell vorübergehendes Ergebnis eines langen Entwicklungsprozesses, dann relativiert sich vieles. Die Kenntnis der Vergangenheit erlaubt zwar keine sicheren Voraussagen für die Zukunft, doch eine gewisse Wahrscheinlichkeit haben die aus ihr geschöpften Prognosen trotzdem für sich.

Konkret bedeutet das: Wenn man aus der Geschichte der großen Seuchen etwas für die Zeit der Corona-Pandemie und ihre Folgen lernen kann, dann dass noch keine Epidemie jemals eine neue «Epoche» eingeläutet hat. Solche Theorien sind nichts als intellektuelle Prunkrhetorik, die mit ihren ebenso kühnen wie unbeweisbaren Vorhersagen der Gegenwart den schaurig-schönen Kitzel der Zeitenwende verschaffen soll.

Das heißt jedoch nicht, dass nach der Großen Pest alles wie vorher war, im Gegenteil. Sie hat Wandel bewirkt, aber Wandel vollzieht sich nicht abrupt, nicht als schroffer Abbruch oder kühner Aufbruch, sondern allmählich und gleitend – und diejenigen, die ihn am eigenen Leibe spüren müssten, wandeln sich mit, so dass er oft erst mit beträchtlichem Zeitabstand tiefenscharf wahrgenommen wird.

Das bezeugt die Erfahrung der Jahre 1347 bis 1353 auf allen Ebenen. In allen wichtigeren Pestberichten steht nicht das – meist Jahre oder Jahrzehnte zurückliegende – Erlebnis der Seuche, sondern das Ringen um ihre Bewältigung und damit die Abschätzung ihrer Folgen im Vordergrund. Je größer die zeitliche Distanz zwischen den Ereignissen und dem Zeitpunkt ihrer Niederschrift ausfiel, desto tiefer war meistens die Enttäuschung über die Konsequenzen. Die Welt war nicht mehr dieselbe, aber sie war schlechter statt besser geworden.

Als allgemeinste Aussage für die ferne Vergangenheit des vierzehnten Jahrhunderts – und das wird wahrscheinlich auch für die Zukunft nach dem «Coronajahr» 2020 gelten – lässt sich somit festhalten, dass die Erfahrung der Pandemie keine völlig neuen Ideen oder Verhaltensweisen hervorgebracht, sondern mit ihren Erschütterungen lange vorher angelegte Überzeugungen, Grundhaltungen und Entwicklungstendenzen gefestigt und verstärkt hat. Damit ist zugleich erklärt, warum die Auswirkungen im Einzelnen so unterschiedlich, ja konträr ausfallen konnten. Das gilt für die vor allem in den unteren und mittleren Schichten verbreitete Sehnsucht nach einer starken Herrschaft und den gleichermaßen verbreiteten Drang, die Dinge selbst in die Hand zu nehmen und sich selbst zu helfen. Das Bindeglied zwischen diesen scheinbar unvereinbaren Haltungen war das Misstrauen gegenüber den etablierten Gewalten, die ihre Autorität durch die auflösende, ja zersetzende Macht der Epidemie fast überall infrage gestellt sahen und daher weitreichende Rechtfertigungsstrategien entwickeln mussten. Dies gelang in der Regel dann, wenn die vorher bestehenden Machtpositionen durch Alter, Herkommen und betont fürsorgliche Politik gefestigt waren; es scheiterte wie im Falle des Papsttums dann, wenn die Herrschaftsgrundlagen schon zuvor durch ideologische Einsprüche und Unbehagen am Auftreten von führenden

Amtsträgern unterhöhlt waren. Beides, die Ablehnung der traditionellen Machtverhältnisse und das Streben nach Selbsthilfe, konnte – wie das Beispiel Venedigs 1355 zeigt – im Einzelfall auch zusammenfallen. Nicht Aufbrüche, sondern Rückwendungen zu älteren, scheinbar verbrieften Gewissheiten und den daraus abzuleitenden Handlungsmustern überwiegen daher bei Weitem.

Dazu gehört auch die Alternative zur Einzelherrschaft, die während und nach der Pest umgesetzt wurde, zum Beispiel im Ciompi-Aufstand von 1378: eine genossenschaftlich-kollektive Herrschaftsausübung oder zumindest Herrschaftsteilhabe, die gleichfalls in der Vergangenheit angelegt war. Auch im Frühjahr 2020 war an Meinungsumfragen und «Politikbarometern» deutlich zu beobachten, dass die plötzliche Infragestellung gewohnter Sicherheiten und Lebensformen als Primärreaktion die Sehnsucht und Suche nach Geborgenheit in fürsorglicher Vormundschaft auslöste. Politiker, die den stärksten Schutz gegen die angebliche oder tatsächliche Bedrohung versprachen, erzielten europaweit demoskopische Traumwerte. Davon profitierten in der Regel die Regierungsparteien. Allerdings zeichnete sich danach auch die «libertäre» Gegenbewegung gegen die zahlreichen Einschränkungen ab: Auf die Angst vor der Ansteckung folgte die Wut über den Verlust der Freiheitsrechte und die Furcht vor den wirtschaftlichen Folgen des «lockdowns» – Ähnliches ließ sich nach dem Abklingen der Pandemie von 1347 bis 1353 vielfach belegen.

Neben dem archetypischen Grundmuster von Unterordnung und Auflehnung sticht eine ausgeprägte Polarisierung des sozialen Verhaltens zwischen zügellosem Hedonismus und vertiefter Frömmigkeit hervor – jedenfalls, wenn man den Pestberichten trotz ihres moralisierenden Grundtons Glauben schenkt. Die Seuche zeigte mit unerhörter Brutalität die Hinfälligkeit alles Irdischen und schien damit die urchristliche Grundeinstellung zu bestätigen, dass dieses Jammertal schnell und klaglos durchwandert werden müsse, um danach die ewige Seligkeit zu gewinnen. Sich demütig auf den Tod vorzubereiten, war demnach die einzig angemessene Antwort auf die Allgegenwart der Ansteckung. Doch konnte das Massensterben auch radikale Gegenwirkungen hervorbringen und die christlichen Normen und Werte insgesamt einreißen. Diese hatten zur Verzweiflung der Geistlichkeit in den unteren Schichten immer nur eine dünne Tünche über älteren, tiefer verwurzelten Bewusstseinshaltungen und Verhaltensweisen magisch-naturreligiöser Art gebildet, die jetzt wieder krass hervortreten konnten. Auch unter Intellektuellen konnte der sinnentleerte serielle Tod heftige Reaktionen gegen die verordnete christliche Weltdeutung provozieren, wie die kritische Grundhaltung gegenüber Klerus und Kirche in Boccaccios Novellen andeutet. Dass der Mensch in seinem kurzen und stets bedrohten Dasein so viel Lebensgenuss wie möglich mitnehmen sollte, da ein Weiterleben nach dem Tod äußerst ungewiss war: Dieses heidnisch-skeptische Lebensgefühl des «Pflücke den Tag, denn es könnte dein letzter sein!», das im «christlichen Abendland» immer als eine mehr oder wenige untergründige Strömung lebendig war, dürfte unter dem Eindruck der Katastrophe vor allem in den gebildeten Schichten deutlicher hervorgetreten sein. Ein Nachhall findet sich noch unter den führenden Humanisten des fünfzehnten Jahrhunderts, zum Beispiel in Lorenzo Vallas Lob der *voluptas*, des körperlichen Lustgewinns und Wohllebens, und in der Belletristik Enea Silvio Piccolominis, wo die Helden einem ausgeprägten Epikureismus frönen. Dass beide Autoren das Bekenntnis zum «Carpe diem» später mit einem ausdrücklichen Bekenntnis zum Christentum verbanden, lässt die nicht-christliche Herkunft dieser Idee nur noch deutlicher hervortreten

Darüber hinaus stechen zwei weitere Grundmuster des Pest-Verhaltens heraus: der Wille zum Vergessen und Verdrängen und damit verbunden das Streben, in die vermeintlich gesicherte Normalität der Vor-Pandemie-Zeit zurückzukehren. Von einer intensiven «Aufarbeitung» der «traumatischen» Pesterlebnisse in Literatur, bildender Kunst, Philosophie oder Theologie kann somit keine Rede sein. Anderslautende Ergebnisse der Forschung sind auf selektive Wahrnehmungen und unhistorische Projizierungen zurückzuführen. Der Effekt, dass die Pandemie bereits vorhandene Mentalitäten, Trends und Moden bestätigt und verstärkt, zeigt sich auch bei den tonangebenden Intellektuellen des vierzehnten Jahrhunderts, seien es konservative Theologen oder literarisch innovative

Humanisten. Letztere nutzten die Beschreibung und Ausdeutung der Katastrophe zudem zum Nachweis höchster sprachlicher Kunstfertigkeit und damit zur Selbstdarstellung und Selbstanpreisung. Auch das war nicht neu, denn darin bestand seit der Antike und besteht bis heute in hohem Maße der Zweck von Literatur. Die Beschäftigung mit dem Thema Pest – das zeigte sich am Paradebeispiel Francesco Petrarcas – ist nicht durch die Wahrnehmung von Fremdheit geprägt, sondern durch den Versuch, das Ereignis in ein lange zuvor ausgearbeitetes Bild von der Welt und vom Menschen einzuordnen.

Das eigentliche Medium der Auseinandersetzung mit der Katastrophe sind also die Berichte über die Seuche und ihre Folgen selbst. Die Einseitigkeit fast aller Darstellungen und ihr Hang zu krassen Übersteigerungen verrät das Bemühen, die bestürzende Erfahrung des Massensterbens durch Niederschrift zu bewältigen. So erklärt sich auch, dass die Pestberichte von Klischees und Gemeinplätzen dominiert werden – auch das eine Parallele zur Medienlandschaft des Jahres 2020. Nichts hilft so wirkungsvoll dabei, Feindbilder zu konstruieren und damit Wut und Aggression zu kanalisieren, wie die übersteigerte Ausmalung überstandener Schreckensszenarien. Gerade dadurch spiegeln die Pestberichte der Jahre 1347 bis 1353 die Grundbefindlichkeit der Angst wider, speziell der Angst vor dem Unbekannten und der damit verbundenen Hilflosigkeit. Diese Angst schlägt sich in den extremen, manchmal grotesken Überzeichnungen der Pestsituationen und Opferzahlen nieder. Solche Übersteigerungen aus der Perspektive des Rückblicks haben zudem eine wichtige therapeutische Funktion. Zum einen sollen sie zeigen, dass es andere schwerer getroffen hat, zum anderen, dass das Schlimmste überstanden ist. Und drittens klingt in ihnen unterschwellig eine Beschwörung an: Das Unheil ist überstanden – und es wird auch nicht mehr zurückkehren. Ihren bezeichnenden Ausdruck findet diese Bannung des Grauens durch seine übersteigerte Darstellung in den kruden Ausmalungen des angeblichen Ordnungs- und Werteverlusts, die sich zu regelrechten Weltuntergangsbeschwörungen steigern können. Dass auch in den Zeiten des Massensterbens politische Routine weiterläuft, Menschen in Gremien gewählt, Geschäfte getätigt, Fresken gemalt werden, ist für die meisten Chronisten undenkbar – und doch ist es so gewesen.

Für die Zeitgenossen aber ist die Gleichzeitigkeit des Unerhörten zu den Gewohnheiten und Banalitäten des Alltags eine Entwürdigung des durchlebten und überlebten Schreckens. Der Verlust der Lebenssicherheit muss mit dem Verlust aller Ordnungen und Werte einhergehen, sonst ist er nicht auszuhalten. Man muss nicht den Freud'schen Todestrieb ins Spiel bringen, um in solchen Visionen des Grauenvollen auch eine Lust am Untergang zu erkennen – Furcht und freudige Erwartung der Apokalypse kommen in der Regel in charakteristischer Verschmelzung daher. Auch dafür bietet die Medienlandschaft des Jahres 2020 vielerlei Belege.

Durch seine Funktion, ein Trauma zu bewältigen, wird der «Pestbericht» zu einer der komplexesten und schwierigsten Textgattungen überhaupt. Um die Berichte richtig zu verstehen und nicht ihren durchweg problematischen Tatsachenbehauptungen aufzusitzen, muss man sie auf die Lebenssituation ihrer Verfasser beziehen und so ermitteln, wann sie von wem mit welchen Absichten geschrieben wurden. Wahrscheinlich werden Historiker des einundzwanzigsten oder zweiundzwanzigsten Jahrhunderts zu ähnlichen Ergebnissen gelangen, wenn sie die Medienflut zu Covid-19 analysieren.

Wenn die Jahre 1347 bis 1353 die Menschen des Jahres 2021 etwas lehren können, dann ist es Gelassenheit. Nicht nur das Weltende, sondern auch der von so vielen Seiten beschworene «Systemumbruch» wird aller Wahrscheinlichkeit nach auf sich warten lassen. Im Unterschied zu Luchino Visconti, dem charismatischen «Pestbezwinger» des Jahres 1348, haben die selbsternannten «starken Männer» des Jahres 2020 in Europa und jenseits des Atlantiks – um es sehr vorsichtig auszudrücken – die Folgen der Corona-Infektion durchweg schlechter in den Griff bekommen als ihre «liberalen» Gegenparts. Im Gegensatz zu den Jahren 1347 bis 1353 ist die Attraktivität eines politischen Modells, das die Macht in den Händen eines Einzelnen bündelt, daher nicht erhöht, sondern stark verringert worden. Dasselbe dürfte für China und den dortigen Umgang mit dem Virus gelten, weil der Preis für die Eindämmung der Seuche, der umfassende Verlust individueller Selbstbestimmung, für Europa mit seinem in Jahrhunderten gewachsenen Konzept der Menschenrechte unannehmbar ist. So spricht alles dafür, dass nach Überwindung der Corona-Pandemie der Wille zum Vergessen und zur Rückkehr in die vertrauten Bahnen überwältigend sein wird. Das ist keine besonders stimulierende, doch eine einigermaßen beruhigende Perspektive.

ANHANG

Anmerkungen

Die Pest und die Menschen

1 Michele da Piazza, 82 ff.; sämtliche Zitate aus diesem Text

2 Haeser, Anhang 17 f.

3 Haeser, Anhang 18

4 Haeser, Anhang 18

5 Haeser, Anhang 18 f.

6 Im lateinischen Original: Sane, quia ab oriente in occidentem transiuimus … (Haeser, 18 f.). Dass de Mussis Piacenza nie verlassen hat, ist im Übrigen seit Langem bekannt: A. G. Tononi, Giornale ligustico di Archeologia, Storia e Letteratura XI (1884) 139–152; er wurde um 1280 geboren und starb 1356, erlebte die Pest also nicht, wie häufig beschrieben, als junger Mann, sondern in sehr fortgeschrittenem Alter.

7 Zitiert nach Barry/Gualde, 466

8 Haeser, Anhang 23; der deutsche Text hier wie in den folgenden Zitaten an die dortige Übersetzung angelehnt.

9 Haeser, Anhang 23 f.

10 Haeser, Anhang 37

11 Haeser, Anhang 23 f.

12 Boccaccio, 5 f.

13 Haeser, Anhang 22

14 Haeser, Anhang 22

15 Zitiert nach Barry/Gualde, 466

16 Butler, 37

17 Zu diesen gehören: Giovanni di Balduccio; Andrea Pisano; Nino Pisano; Tommaso Pisano; Nardo di Cione; Orcagna (Andrea di Cione); Taddeo Gaddi; Lippo Memmi; Tommaso da Modena; Tommaso di Stefano; Barna da Siena; Jacopo del Casentino; Bernardo Daddi; Agnolo di Ventura; Angelo da Orvieto; Giovanni Baronzio; Andrea da Firenze (Bonaiuto); Giovanni da Campione; Giusto de' Menabuoi; Guariento; Maso di Banco; Neri Fioravanti; Ambrogio Lorenzetti; Alle-

gretto di Nuzio; Paolo Veneziano; Stefano Fiorentino; Francesco Talenti; Jacopo Talenti; Lippo Vanni; Vitale da Bologna; Jacopo Passavanti; Zanobi da Strada; Niccolò da Poggibonsi; Andrea Lancia; Giovanni Boccaccio; Francesco Petrarca; Guglielmo da Pastrengo; Conforto da Costozza; Paolo da Certaldo; Lapo da Castiglionchio; Bartolomeo Caracciolo; Opicino da Canistris; Buccio di Ranallo; Bartolomeo da Valmontone

18 Muratori XV, 1020
19 Muratori XI, 524 f.
20 Muratori XV, 1021
21 Der ausführliche Pestbericht in: Villani, S. 3–9
22 Der Pestbericht in: Piazza, 82 ff.
23 Muratori XV, 448 f.
24 Der Pestbericht Marchionnes in: Carducci/Fiorini XXX, 230 ff.
25 Carducci/Fiorentini XXX, 232

Die Menschen und die Pest

1 Villani, 4 f.
2 Villani, 5
3 Villani, 5
4 Villani, 7
5 Villani, 8
6 Villani, 8
7 Villani, 8
8 Villani, 9
9 Villani, 9 f.
10 Villani, 10
11 Villani, 10 f.
12 Villani, 11, so auch das vorangehende Zitat
13 Sämtliche Zitate aus dem Bericht Marchionnes in: Carducci/Fiorini, 230–232
14 Der gesamte Pestbericht in: Boccaccio, 5–13
15 Boccaccio, 7
16 Boccaccio, 5
17 Boccaccio, 8
18 Boccaccio, 9 f.
19 Boccaccio, 10
20 Boccaccio, 13
21 Agnolo di Tura, 555

22 Alle Zitate nach: Anonimo Romano, cap. XXIII
23 Haeser, Anhang 19
24 Haeser, Anhang 19
25 Azario, 46 f.
26 Agnolo di Tura, 533
27 Muratori XV, 1021
28 Villani, 6 f.
29 Sämtliche Zitate zu den venezianischen Pestmaßnahmen nach Comandé, 85–124
30 Venezia e la peste, 77 f.
31 De Monacis, 314 f.
32 De Monacis, 313
33 De Monacis, 315 f.; der gesamte Pestbericht 312–318
34 Haeser, Anhang 37 f.
35 Haeser, Anhang 37
36 Haeser, Anhang 37
37 Haeser, Anhang 37
38 Alle Zitate aus dieser Bulle nach Simonsohn, 397 f.
39 Der ausführliche Klagebrief in: Petrarca, Epistolae 1, 437–442
40 Chronique, 210 ff. der gesamte Pestbericht mit den nachfolgenden Zitaten
41 Sies, 25
42 Sies, 25
43 Sies, 27
44 Böhmer, 475 f., auch die nachfolgenden Zitate
45 Der Pestbericht des Matthias von Neuenburg in: Böhmer, 149 ff. Die Seitenzahlen der Angaben beziehen sich auf die deutsche Übersetzung von G. Grandaur S. 172–181, mit der meine eigene Übertragung verglichen wurde; die nachfolgenden Zitate 172 f.
46 Matthias von Neuenburg, 173
47 Matthias von Neuenburg, 175
48 Matthias von Neuenburg, 173
49 Matthias von Neuenburg, 174
50 Matthias von Neuenburg, 174
51 Matthias von Neuenburg, 174
52 Matthias von Neuenburg, 175
53 Matthias von Neuenburg, 175 f.
54 Matthias von Neuenburg, 176 f.
55 Matthias von Neuenburg, 179
56 Matthias von Neuenburg, 180 f.

57 Der Geißler-Bericht bei Brandt, 9 ff.
58 Die nachfolgenden Zitate nach Würth, 128–131
59 Der Pestbericht bei Böhmer, 431 f.
60 Rutz, 13
61 Nach Ziegler, 124 f., so auch die nachfolgenden Zitate
62 Zitiert nach Gottfried, 59

Die Menschen nach der Pest

1 Carducci/Fiorini, 232
2 Machiavelli, Istorie Fiorentine, 189 f.
3 Dominici, 177 f.
4 Morelli, 187 f.
5 Capponi, XXV
6 Machiavelli, Istorie Fiorentine, 389 f.
7 Petrarca, Epistulae metricae, 104
8 Petrarca, De remediis, Vorrede
9 Petrarca, Familiares IV, 1 (Brief an Francesco Diongi da Borgo San Sepolcro), wie auch die folgenden Zitate
10 Der Brief in: Petrarca, Familiares, I, 437–442
11 Petrarca, Lettere senili, 1, 143
12 Petrarca, Familiares IV, 1 (Brief an Francesco Diongi da Borgo San Sepolcro)
13 Salutati, Epistolae, 40
14 Vita di Santa Caterina, 116
15 Vita di Santa Caterina, 117
16 Vita di Santa Caterina, 118
17 Vita di Santa Caterina, 118
18 Vita di Santa Caterina, 118 f.

Quellen und Literatur

Wichtige Quellen

Agnolo di Tura, Cronaca Senese (Hg. A. Lisini/F. Iacometti), Bologna 1993

Annales Pistorienses, in: Rerum italicarum scriptores (Hg. Ludovico Antonio Muratori) Bd. XI, Milano 1728

Anonimo Romano, Cronica (Hg. Giuseppe Porta), Milano 1979

Pietro Azario, Liber gestorum in Lombardia (Hg. Francesco Cognasso), Bologna o. J.

Giovanni Boccaccio, Decameron (Hg. Vittore Branca), Torino 1956

Caspar Camentz, Acta aliquot Francofurtana, in: J. F. Boehmer, Fontes Rerum Germanicarum IV, Stuttgart 1868 (dort auch die Cronica des Mathias von Neuenburg)

Gino Capponi, Ricordi (Hg. G. Folena), Padova 1962

Chronique dite de Jean de Venette (Hg. Colette Beaune), Paris 2011

Giovanni Dominici, Regola del Governo di Cura Familiare (Hg. D. Salvi), Firenze 1860

Friar John Clyn, Annals of Ireland (Hg. R. Butler), Dublin 1849

Limburger Chronik (Hg. O. Brandt), Jena 1922

Niccolò Machiavelli, Istorie Fiorentine (Hg. S. Bertelli), Verona 1968

Marchionne di Coppo Stefani, Cronaca Fiorentina, in: Rerum italicarum scriptores (Hg. Giosuè Carducci/ Vittorio Fiorini) Bd. XIII, Città di Castello 1903

Michele da Piazza, Cronaca (1336–1361) (Hg. A. Giuffrida), Palermo 1980

Lorenzo de Monacis, Chronicon de rebus venetis (Hg. Flaminio Corner), Venezia 1758

Mathias von Neuenburg, Chronik (Hg. und Übersetzer G. Grandaur), Leipzig 1899

Monumenta Pisana, in: Rerum italicarum scriptores (Hg. Ludovico Antonio Muratori) Bd. XV, Milano 1730

Giovanni Morelli, Cronica, Firenze 1718

Gabriele de Mussis, Ystoria de morbo sive mortalitate quae fuit anno Domini 1348. In: H. Haeser, Geschichte der epidemischen Krankheiten, Jena 1865; dort auch

die Pestberichte des Johannes Kantakuzenos (die Übersetzung im Text modernisiert) und des Guy de Chauliac
Francesco Petrarca, Epistulae metricae. Briefe in Versen (Hg. O. und E. Schönberger), Würzburg 2004
Francesco Petrarca, Familiares (Hg. G. Fracassetti), Firenze 1895
Francesco Petrarca, Lettere senili (Hg. G. Fracassetti), Firenze 1892
Francesco Petrarca, De remediis utriusque fortune (Hg. P. Stoppelli), Roma 1997
Raimondo da Capua, Vita di Santa Caterina (Hg. B. Pechi), Firenze 1839
Coluccio Salutati, Epistolae (Hg. F. Novati), Firenze 1893
Simonsohn, F. (Hg.): The Apostolic See and The Jews, Bd. 1, Toronto 1988
Matteo Villani, Cronica (Hg. Ignazio Moutier), Firenze 1825

Quellensammlung:
Bergdolt, K. (Hg.): Die Pest 1348 in Italien. Fünfzig zeitgenössische Quellen, Heidelberg 1989

Sämtliche Übersetzungen stammen, wenn nicht anders angegeben, vom Verfasser.

Ausgewählte Literatur

Aberth, J.: From the brink of the Apocalypse. Confronting famine, war, plague and death in the Middle Ages, London 2001
Albini. G.: Guerra, fame, peste. Crisi di mortalità e sistema sanitario della Lombardia tardomedievale, Bologna 1982
Audouin-Rouzeau, F.: Les chemins de la peste. Le rat, la puce et l'homme, Rennes 2003
Barry, S./Gualde, N.: La Peste noire dans l'Occident chrétien et musulman, 1347–1353, in: Canadian Bulletin of Medical History 25 (2008), 461–498
Benedictow, O. J.: The Black Death, 1346–1353. The Complete History, Woodbridge 2004
Bergdolt, K.: Der Schwarze Tod in Europa. Die Große Pest und das Ende des Mittelalters, 4. Auflage München 2017
Bergmann, H. J.: «Also das ein Mensch Zeichen gewun». Der Pesttraktat Jakob Engelins von Ulm, Bonn 1972
Biraben, J. N.: Les hommes et la peste en France et dans les pays européens et méditerranéens, Paris 1976
Brunetti, M.: Venezia durante la peste nera del 1348, Venezia 1909
Bulst, N.: Der Schwarze Tod. Demographische und kulturgeschichtliche Aspekte

der Katastrophe von 1347–1352. Bilanz der neueren Forschung, in: Saeculum. Jahrbuch für Universalgeschichte 30 (1979), 45–67

Byrne, J. P.: The Black Death, Westport 2004

Calvi, G.: La peste, Firenze 1987

Capitani. O. (Hg.): Morire di peste: testimonianze antiche e interpretazioni moderne della «peste nera» del 1348, Bologna 1995

Carpentier, E.: Une ville devant la peste. Orvieto e la peste noire de 1348, Paris 1993

Cohn, S. K.: The Black Death Transformed. Disease and Culture in Early Renaissance Europe, London 2003

Comandé, A.: Venezia 1348: percezione, interventi e ricadute sociali della «grandissima moria», Venezia 2013 (tesi di laurea, digital)

Erkoreka, A.: Epidémies en Pays Basque. De la peste noire à la grippe espagnole, in: Histoire des sciences médicales 42 (2008), 113–122

Goehl, K./Mayer, J. G.: Was tun, wenn die Pest kommt: Götter lästern oder Juden brennen?, in: Editionen und Studien zur lateinischen und deutschen Fachprosa des Mittelalters. Festgabe für Gundolf Keil zum 65. Geburtstag, Würzburg 2000

Gottfried, R. S.: The Black Death. Natural and Human Disaster in Medieval Europe, London 1986

Guilleré, C.: La peste noire à Gérone, in: Annals de l'Institut d'Estudis gironins 27 (1984), 87–161

Haverkamp, A. (Hg.): Zur Geschichte der Juden im Deutschland des späten Mittelalters und der Frühen Neuzeit, Stuttgart 1981

Herlihy, D.: The black death and the transformation oft the West, Cambridge/Mass. 1997

Horrox, R. (Hg.): The Black Death, Manchester 1994

Kelly, J.: The great mortality, New York 2005

Kelly Wray, S.: Communities and crisis. Bologna during the Black Death, Boston 2009

Lucenet, M.: Les grandes pestes en France, Paris 1985

Mc Neill, W. H.: Plagues and Peoples, New York 1976

Meiß, M.: Pittura a Firenze e Siena dopo la morte nera. Arte, religione e società alla metà del Trecento, Torino 1982

Melhaoui, M.: Peste, contagion et martyre. Histoire du fléau en Occident musulman médiéval, Paris 2005

Naphy, M./Spicer, A.: Black Death and Pestilence in Europe, London 2004

Nohl, J.: The Black Death. A Chronicle of the Plague compiled from contemporary sources, London 1971

Panzac, D.: Quarantaines et lazarets. L'Europe et la peste d'Orient, Aix-en-Provence 1986

Platt, C.: King death. The Black death and its aftermath in latemedieval England, London 1996

Rutz, A.: Altdeutsche Übersetzungen des Prager Sendbriefs («Missum Imperatori»). Untersuchungen zur mittelalterlichen Pestliteratur, Bonn 1972

Sies, R.: Das Pariser Pestgutachten von 1348 in altfranzösischer Fassung, Hannover o.J.

Vasold, M.: Die Ausbreitung des Schwarzen Todes in Deutschland nach 1348. Zugleich ein Beitrag zur deutschen Bevölkerungsgeschichte, in: Historische Zeitschrift 277 (2003), 281–312

Venezia e la peste. 1348–1797, Venezia 1979

Würth, I.: Geißler in Thüringen. Die Entstehung einer spätmittelalterlichen Häresie, Berlin 2012

Ziegler, P.: The Black Death, London/Glasgow 1972

Bildnachweis

S. 27: © akg-images/Pictures From History | *S. 72:* © akg-images/VISIOARS | *S. 78:* Aus: André Chastel, Die Kunst Italiens, Darmstadt 1961, nach S. 288 | *S. 127:* © Hervé Champollion/akg-images | *S. 132:* Aus: Luciano Berti u.a., Die Uffizien in Florenz (Museen der Welt), München 1993, S. 39 | *S. 144:* © akg-images | *S. 146:* © akg-images/Pictures From History | *S. 181:* Aus: Franco Borsi/Stefano Borsi, Paolo Uccello, Paris 1992, S. 183 | *S. 182:* Aus: Mauro Minardi, Paolo Uccello, Bologna 2017, S. 246 | *S. 205:* Foto: Lampman, Wikimedia Commons (CC BY-SA 3.0), https://de.m.wikipedia.org/wiki/Datei:Arundel4.JPG | *S. 206:* Aus: Jan Białostocki, Spätmittelalter und beginnende Neuzeit (Propyläen Kunstgeschichte, Bd. 7), Berlin 1972 | *S. 207:* Aus: Otto von Simson, Das Hohe Mittelalter (Propyläen Kunstgeschichte, Bd. 6), Berlin 1972, S. 44, Abb. 377 | *S. 208:* Aus: Millard L. Meiss, Das große Zeitalter der Malerei, München/Wien/Zürich 1971, S. 94 | *S. 210:* Aus: Andrea De Marchi, Santa Maria Novella. La Basilica e il convento, Florenz 2017, S. 166 | *S. 211:* Aus: Ebd., S. 167 | *S. 212:* Aus: Ebd., S. 176 | *S. 213:* Aus: Ebd., S. 10 | *S. 214:* Aus: Ebd., S. 227 | *S. 215:* Aus: Ebd., S. 225 | *S. 219, 220:* Aus: Jan Białostocki, Spätmittelalter und beginnende Neuzeit (Propyläen Kunstgeschichte, Bd. 7), Berlin 1972 | *S. 224:* Aus: Klaus Bergdolt, Der Schwarze Tod in Europa, München 2017, S. 40 | *S. 225:* © akg-images/Liszt Collection | *S. 232:* © akg-images/Orsi Battaglini

Karte Seite 25: © Peter Palm, Berlin

Personenregister